鏡のなかの自己

ミラーテストと「自己認知」の歴史

THE MIRROR AND THE MIND
A HISTORY OF SELF-RECOGNITION
IN THE HUMAN SCIENCES

カーチャ・グンター
飯嶋貴子 訳

青土社

鏡のなかの自己

目次

第二部　誤認

夢があり、鏡があるという不思議
日常に疲れ果てた市井の人々が、鏡像の織りなす想像と無限の宇宙を内包しているという不思議
——ホルヘ・ルイス・ボルヘス

鏡のなかの自己

ミラーテストと「自己認知」の歴史

家族へ

はじめに　逍遥しながらの実践

鏡像自己認知テスト《ミラーテスト》は、少なくともその実験上の設定においてはきわめてシンプルだ。一枚の鏡が広い空間に置かれ、多くの場合、それは壁に立てかけられているか、床に垂直に立てられている。被験者、おそらく幼い子どもか動物が鏡の前に置かれる。このような状況は、世界中の数えきれない家庭で日常的に再現されている。これほどありふれたことはないだろう。それでも、適切なタイミングにそこにいて、適切な被験者に注意を払えば、何か非日常的なものが見えてくることがあるかもしれない。被験者はまず、鏡に映った像に驚くかもしれない。慎重に、あるいはもしかしたら攻撃的にそれに近づくかもしれない。というのもその像は、怪しいと同時に敵意があるようにも見えるからだ。ところがたいていの場合、少し時間が経つと物事は変化しはじめる。被験者はもはやピリピリしているようには見えない。リラックスして、楽しそうにも見える。もしかしたら微笑んでいるかもしれない。猜疑心が遊び心に置き換わったのだ。被験者は手を動かすかもしれない。その目は、実際の身体《からだ》と鏡に映った身体との間を行き来するかもしれない。口を大きく開けて鏡に向かってかがみ込み、自分の歯を映してみたり、歯と歯の間にはさまった滓を取ろうとしたりするかもしれない。このプロセスを通じて私たちにわかるのは表向きの動作、つまり〝出会い〟のさまざまな段階における身体の動き方だけだ。しかしこうしたことを、被験者が鏡を覗き込むことによって、ゆっくりと自分自身を見るようになるという内的な心理劇が外的に表れていると見るのは簡単であり、おそらくは避けられないことだろう。私たちは、自意識の始まりを目の当たりにしているのだろうか?

鏡に関する本を書いていると誰かに話すと、さまざまな反応が返ってきた。中世研究家の仲間は、“Videmus nunc per speculum et in aenigmate”(「コリント人への手紙」13.12, Vulg.)(「私たちは今、鏡におぼろげに映ったもの[神]を見ている」)という聖パウロの言葉を引き合いに出した。また別の人は、若い頃はよく、自分が本当に存在しているかどうかを確かめるために鏡を見ていたと打ち明けた(その結果がどうだったかについては話さなかった)。ある人は、映画『ブラックスワン』での鏡の使われ方に感銘を受けたという話をしてくれた。この映画で鏡は、(ナタリー・ポートマン演じる)主人公ニナ・セイヤーズに、自身の隠された暗いアイデンティティを明らかにした。また、水面に映った自分の姿に夢中になってしまったナルキッソスの神話や、他のイヌの骨を奪おうとして、愚かにも川面に映った自分めがけて飛び込み、最初に持っていた骨まで失ってしまったイソップ物語のイヌの話を思い出す人もいた。この本を書こうと思った私自身の動機は、まだ幼かった双子の娘が鏡で遊ぶ姿を観察したという個人的な経験から来ている。どこにでもある、ありふれた存在であるにもかかわらず、鏡が不思議で魅力に尽きないのは、自分は何者かという問いに関する新たな真実を教えてくれるように思えるからだ。

鏡の歴史

鏡は常に日常的なものだったわけではない。磨いた銅や金属合金で鏡を作っていた古代の世界では、鏡は選ばれた少数の人々しか手に入れることはできなかった。[1] その価値は、鏡を製造する際に選ぶ金属の種類によって決まっていた。エジプト人やシュメール人は銅、青銅、金、銀の鏡を作っていた。古

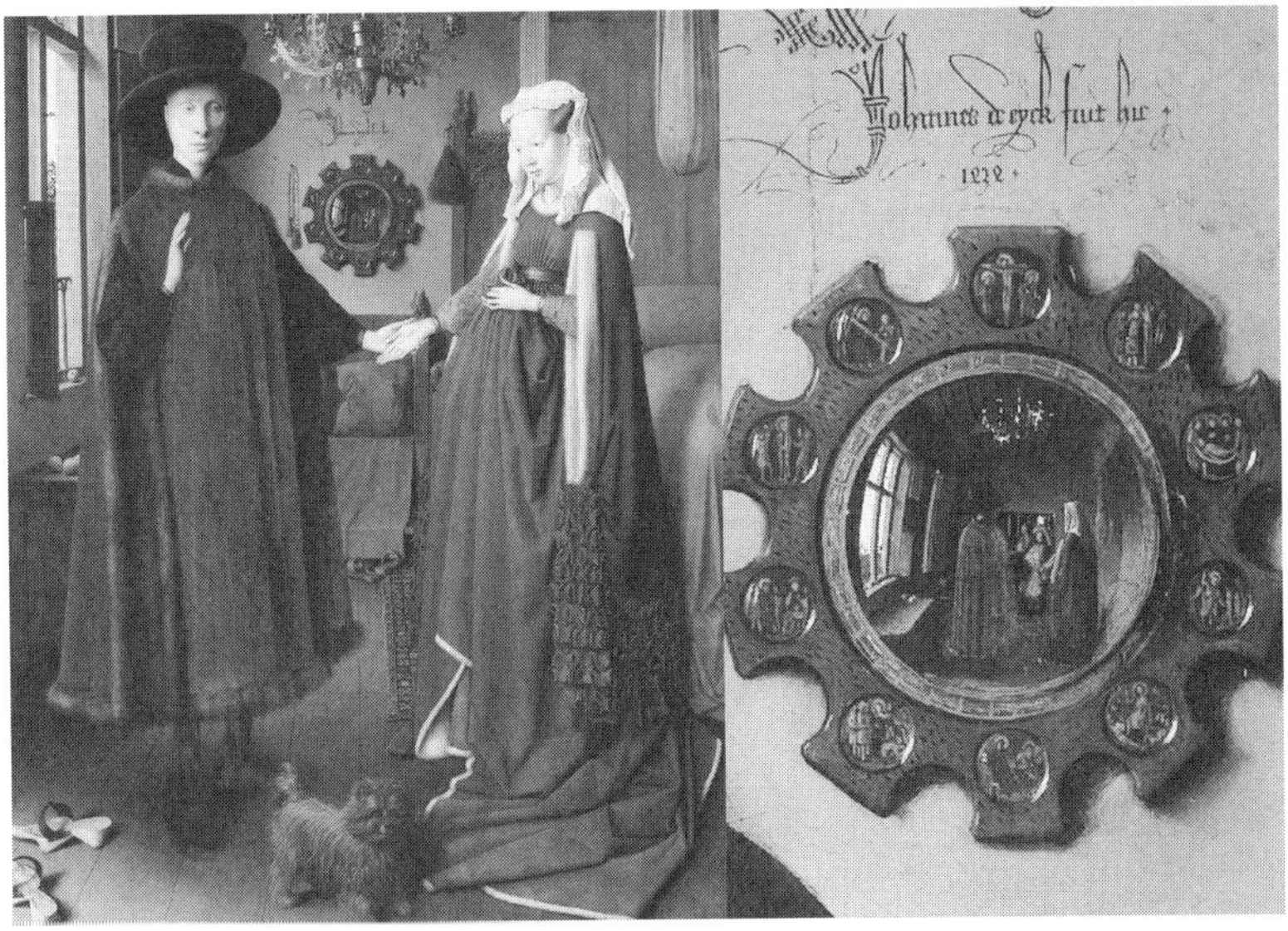

図0・1　ヤン・ファン・エイク、《アルノルフィーニ夫妻の肖像》1434年。鏡は、事実を物語る役割も果たしている。そこには2人の人物が部屋に入ってくる様子が映し出されており、そのひとりはファン・エイク自身であると思われる。出典：Wikimedia Commons.

代ローマ人は黒曜石と呼ばれる黒い火山岩を使用していた。古代の鏡に共通していたのは、どれもみなかなり小型で、直径が一三～二〇センチ程度のものだったということだ。こうした特徴は、金属層をガラスに蒸着して作られる中世初期のガラス製の鏡にも見られた。金属を溶かすのに熱が必要だったことや、じゅうぶんに平らな状態のガラスを吹くという作業がなかなか大変だったことから、中世のガラス鏡は、ヤン・ファン・エイク〔一五世紀初頭の初期フランドル派の画家〕の有名な絵画、《アルノルフィーニ夫妻の肖像》（図0・1およびカラー図版1）にあるような、小型で歪んだ見え方のするものだった。[2]

サイズを劇的に拡大し、コストを削減するということが、一六世紀、ムラノというヴェネツィア近郊の島出身のガラス職人によって実現された。彼らは何世紀にもわたるガラス製造の専門知識を頼りに（また海水を含む最高品質の原料の数々や、燃やすと透明な炎が出るタイプの木材を利用して)、汚れのない透きとおったガラスを作ることに成功した。その洗練された技術のおかげで、さらに大型の鏡も作れるようになり、その大きさは二六〇平方センチメートルにもなった。こうしてヴェネツィア共和国にかなりの富がもたらされ、その製品はヨーロッパや中東で高く評価された。[3] そのため、ヴェネツィアの人々は秘密を固く守った――ムラノの労働者は国外へ出ることはおろか、外国人と話すことさえ禁じられた。[4]

一六世紀末、フランス人がヴェネツィアの独占販売を打ち破った。政府が多くの補助金を出していたサンゴバンという会社が、なんとかしてムラノからパリへ幾人かの職人を誘い出し、このパリの地で、彼らは大型のガラス鏡の鋳造方法を完成させた。[5] その後一五〇年の間、フランスで鋳造されたガラス鏡がスタンダードとなった。その最も有名な例が、一六八二年に一般公開されたヴェルサイユ宮殿の鏡の間である。[6] フランスのガラス職人はガラスに反射膜をつけるために水銀を使っていたため、それが職人たちの健康に深刻な影響を及ぼした。しかも水銀は灰色がかった緑の色味を残すため、反射を濁す原因ともなった。こうしたことから鏡職人は、何か別の手法はないかと捜索しつづけていた。その最も有名なのが、一八五六年、ドイツの化学者ユストゥス・フォン・リービッヒが開発した方法だった。[7] リービッヒはアルデヒド反応(彼は、アルデヒドが銀塩を光沢のある銀色に還元することを発見した)を利用して、ガラスに銀の重ね塗りを施した。[8]「光学機器と視覚化の世紀」[9] を生きたリービッヒは、顕微鏡や望遠鏡、またヘルマン・フォン・ヘルムホルツの有名な検眼鏡(*Augenspiegel*)などの科学機器で使用する鏡を改良するために、自身の手法を発展させた最初の人物だった。リービッヒの手法は当初、既存の手法に太刀打ちできなかったが(リービッヒがライセンスを売却したバイエルン州フュルト近郊の工場は、生産開始からわずか二年で閉鎖を余儀なくされた)、一九世紀を通して安全規則により水銀の使用が制限されるようになったため、リービッヒの手法が主流となっていった。[10] それはまた、生産工程のスピードアップにもつながった。[11] 一九世紀末には、鏡は至るところに存在した。店舗(鏡の破損に対する特別な保険が開発され、デパートは内装に鏡を多用するようになった)[12]、カフェやロビー、そしてほとんどの一般家庭に鏡が置かれた。現在、鏡はほとんど気にも留めないほど当たり前のものとなった。[13] それは最も人目につくところと同じくらい、最も人目につかないところにも行き渡っている。また、ミラーテストという名のもとに、近代の心の科学の歴史にも浸透している。

心理学とその関連分野

心の科学の歴史は伝統的に、さまざまな知的運動の連続として語られてきた。[14] その話はしばしば、一八七〇年代にライプツィヒで発展したヴィルヘルム・ヴントの実験的な内観法から始まり、その後数十年かけてアメリカに進出したとされる。ヴントの教え子たちは、アメリカの心理学の下部構造を構築することに深く関わっていた。スタンレー・ホールは一八八七年に『アメリカ心理学誌』を創刊し、一八九二年にはエドワード・スクリプチャーと共にアメリカ心理学会(APA)を設立した。ところが一九一〇年代になると、ヴントの内観法は主観的経験、すなわち信頼できない経験に寄りすぎていると懸念する者が現れはじめた。とりわけ一九一三年の「行動主義声明」の中で、ジョン・B・ワトソンは内観法を完全に回避し、もっぱら外的行動のみに焦点を当てようとした。個々の刺激が特定の反応とどのように結びついているかを研究することにより、心理学は「予測や制御」といった目標に向かって邁進することができ、それを社会的に広く応用できるのではないかと彼は考えた。[15] しかし、一九四〇年代には、行動主義も攻撃を受けることになった。ニューヨークの伝説的なメイシー会議（一九四六—五三年）をはじめ、幅広い学際的な対話を促進しようというサイバネティシャンの努力をもとに、発達心理学の学者らが一九四八年、新しいコンピューターの専門家、神経心理学者、言語学者らと共に、カリフォルニア工科大学で開かれたヒクソンシンポジウムに集まり、行動主義科学の狭く限定された領域から脱する方法を模索した。一九六〇年代には、いわゆる認知革命によって意識の研究に再び注目が集まり、この分野を一変させた。心は結局のところ、記憶などの中枢機能において、また言語研究の中で、科学的に調査することができるようになった。この物語《ナラティブ》は数々のすぐれた研究によって複雑化してきたが、その段階的な構造と話の大筋は変わらずに存続している。[16]

本書はミラーテストを検証し、それが登場するあらゆる場所を追うことで、あまりなじみのない道を切り開いていく。ミラーテストは私たちに、心の科学の学問的豊かさをとことんまで追求させるという意味で、特に重要である。本書でこれから明らかになるように、このテストはしばしば異なる学問分野の周縁に位置し、心理学と神経学を結びつけただけでなく、心理学を進化生物学や精神分析学、人類学、言語学、サイバネティクスとも結びつけた。さらにミラーテストは、基礎研究と応用研究との間、研究と治療との間を行き来もした。また、国境を考慮に入れることもなかった。これから見ていくように、ミラーテストの分析にはドイツ、フランス、イギリス、アメリカ、その他の国々の間を行きつ戻りつすることが必要なのだ。

ミラーテストは国と国、学問と学問の境界線を越える道標として辿ることができるが、文字によって参照できる明確化されたネットワークという意味では、知的伝統を形成することはなかった。鏡の研究者の中にはゆっくりと拡大していった「正典」——ダーウィン、プライヤーから、ラカン、アムステルダム、ギャラップまで――に訴える者もおり、本書の最初の二章では、ほとんどの歴史家におなじみの知的遺産と影響の種類を分析する。しかし後半の章では、これら前の世代の研究者の存在にほとんど気づかず、個人的に研究をおこなっていた科学者を取り上げる。こうした科学者の研究では、鏡がしばしば思いがけなく登場する。鏡が一般的な家庭用品となった今、鏡に対する反応に偶然遭遇することがあるかもしれないし、場当たり的なものとして、それを研究プロジェクトに組み込んだりすることもできるかもしれない。

これらのさまざまな事例において鏡に眼を向けるようになった動機には、むしろ共通する問題意識があった。正典とされるほとんどの心理学が成人男性に焦点を当ててきたのに対して、鏡像認知は乳児や動物の心理学的研究に適していると考えられ、一方でロボット工学の領域に進出することもあった。この問題に関して一九世紀に支配的であったのはヴントではなく、彼の同胞のヴィルヘルム・プライヤーだった。だからこそ私たちは、心の科学の裏道と思えるようなところを旅して、多くの学問に無視されてきた人物や運動を発見する必要があるのだ。特にこの裏道の旅は、多くの女性たちに注意を向けさせる。たとえばミリセント・シン、シャーロッテ・ビューラー、ベウラ・アムステルダム、ヒルデ・ブルックなど、その時代の周縁化と闘った女性たちだ。ミラーテストが主流と並行する道を歩み、実際に主流へと流れ込んだとき、私たちは以前の学問に基づく方法で従来の物語を再考するようになる。この心理学的研究の流れは、行動主義の始まりとされたときよりもずっと前から、行動の解釈と内観法の危険性について疑問を投げかけていた。しかしこの研究は、より高次の機能の出現に焦点を当てながらも、一貫してコミュニケーションと概念の形成に関心を抱きつづけ、一九六〇年代の「認知革命」に関与できた。

非言語的な心の研究が前面に押し出されたのは、一九世紀後半の三〇年ほどのことだった。というのもそれは、浮上したばかりにもかかわらず非常に多岐にわたる影響力を持つ問題に対処する有望な方法だったからだ。過去一〇〇年の間、人間というカテゴリーが政治的に大きな意味を持つようになっていた。政治権力はもはやより大きな社会的全体性――神が定めた「存在の連鎖」の一部にすぎない全体における自分の位置づけ――としては考えられていなかった。むしろ、市民が集まって、自分たちの統治における役割を要求するのは、「人間」として（というより多くの場合「男性」として）であった。第一に、「男性」としての人々は、特定の領地、またはギルド、あるいは階級の一員として社会的領域に入るのではなく、個人としてその領域に入った。第二に、これらの個人はその理性によって権限を与えられた。人間の本質的な能力を考えた場合、理性はしばしば自由の価値と進歩の信念を正当化するために用いられ、大西洋の国々全般の新しい権利の宣言や憲法の基礎になるものとして宣言された。多くの人々にとって、理性と個性は人間の言語にその究極の基盤が見出され、それは他の動物に見られるコミュニケーションの形態とは質的に異なると考えられていたのだ。

ダーウィンの進化論は、この力関係の基盤を揺るがした。それは彼が人間の境界線を脱構築したからではなかった。風刺画家がダーウィンをサルに見立ててどれほど揶揄しようと、進化論者が人間を他の生物と混同するようになる危険性はなかった。ダーウィンの研究が与えた衝撃はむしろ、人間性を自然の懐に返すことで、新しい力関係に不可欠なこうした特性に対する私たちの独占的支配力を彼が弱めているように見えたことだった。自然淘汰の法則は、個人としての私たちの尊厳とどのように折り合いをつけたのだろうか？「人間の起源」を考えると、人間の理性は他の動物の精神力と質的に異なるとは考えられないだろうか？　極めて重要なのは、人間の言語は特別だということをダーウィンが否定したということである。

こうした背景から、ミラーテストは特に魅力的なものとなった。それは言語の問題を避けて通ることができた。というのもこのテストは、人間以外の動物や、言葉を話し始める前の子どもにも利用できるため、学者らは宗教的な観念や魂に関する形而上学的な主張に頼ることなく、人間の優位性を再び主張することができたからである。ほとんどの人が、約一〇〇年の間、鏡の中の自分を認知できる生きものは人間だけだと考えていただけでなく、鏡像認知はまさに人間を他と区別するように意図された特性を示していると考えていた。第一に、人は鏡の中の自分を一個人として同定する。他の動物がミラーテストに合格できないのは、単に自分とは別の動物をそこに見ているからだと想定された。第二に、それはより高度な思考が生み出したもののように見えた。結局のところミラーテストでは、認知、すなわちあるひとつの像にひとつの概念を当てはめることが要求された。つまりミラーテストは単に、人間を他の生きものと分け隔てるシボレス〔ある社会集団の構成員と非構成員を見分けるための文化的指標〕の役割を果たすだけではなかったということだ。それは、人間を持て囃し、人間が自分で作り上げた像の正しさを保証するようなやり方でなされた。ミラーテストは、ダーウィン革命によって人間の自尊心にぽっかりと空けられた穴を埋める手段を提供したのだ。

一八七〇年から一九七〇までの一〇〇年で、鏡像自己認知は人間の特異性の定義の中心となった。他の境界区分（その最も顕著なものが言語である）も周期的に繰り返し現れてはいたが、鏡像自己認知が最も信頼できるものだったようだ。[17] 特に鏡像認知は、テストすることができるという特別な利点があった。[18] 鏡は人間の独自性を示す実験的証拠を生み出すことができるとされていたため、科学者はそれを利用して、人間は、人間だけが、鏡に映った自分の姿を認知できることを示した。[19] にもかかわらず、テストとしての鏡像自己認知は、別の解答の可能性を残しておくことでその権威を得たため、研究者は、動物も自分を認知することができるかもしれないという見込みについても真剣に受け止めなければならなかった。テストの意味合いが劇的に変わる可能性は常にあったのだ。実際、一九七〇年以降、人間以外の動物たちが乗ったノアの方舟がこのテストに合格することが示されたことから、ミラーテストは動物の権利を主張する研究者が好んで用いるツールとなった。このことはおそらく、科学者が過去一五〇年以上の間、執拗に鏡像自己認知テストに立ち戻ってきた理由のひとつを示している。つまりそれは、単に既存の理論を確認する手段というだけではなく、ひとつの実験システムとして、常に人々を驚かせてきたのである。[20]

鏡と物質文化

理屈の上ではミラーテストにどんな望みをかけていようとも、実際にやってみると、人々は物質文化の制約から生じるさまざまな困難に直面した。[21] 科学史家は以前から、実験システムと科学機器の物質性に関心を寄せてきた。本書のほとんどの部分は物理科学に焦点を当てたものだ。たとえば、泡箱〔荷電粒子を観測する装置〕やガイガーカウンター〔放射線量を測定する装置〕といった「物理学の機械」に関するピーター・ギャリソンの著書『イメージと論理』を例に挙げよう。[22] これらの機械により、物理学者は電子や光子、陽子やクォークといった物質の最小形態である「ミクロの世界」を研究することができた。このような粒子の物理的特性が、機械との相互作用によって、その活動を象徴するものを作り出すからだ。たとえば泡箱は、亜原子粒子が超高熱の液体水素の中に小さな泡の経路を作り出すように構成されたものである。ギャリソンの機械は、科学的対象とその対象に関する知識との間を媒介することができた。なぜなら、こうした対象と物質的に相互作用することができたからだ。[23] ハンス・ヨルグ・ラインベルガーのアプローチはギャリソンとは異なる。ラインベルガーは、機械（彼のいう「実験システム」の要素）と科学的対象（彼のいう「認識論的事物」）の両方のレベルで、より大きな不安定性を仮定する。実験システムはその「差異を伴う再生産」の能力によって、予期せぬ科学的事象を生み出すことができた。つまりそれらは「未来を作る機械」だったのだ。[24] ところが、ギャリソンが述べているように、この機械が認識論的事物を生み出す手助けができたのは、物理的特性を共有していたからだ。ラインベルガーの主な例は、タンパク質の試験管内合成である。もちろんこれらは「概念を具現化する事物」だった。[25] ラインベルガーの実験システムの内部にある「水溶性RNA」から出現した転移RNAは、情報転送の言語を紹介したフランシス・クリックの「アダプター仮説」を具現化するものだった。しかしラインベルガーが自ら明らかにしているように、彼の「認識論的事物」は「物質的な実体またはプロセス——物理的構造、化学反応、生物学的機能——」だった。[26] 物質文化に関するこれらふたつの正典的説明には、科学者が利用する装置と研究対象との間の共通点が見てとれる。すなわち、物質文化は物質的な事物を研究するのに有効であるということだ。[27]

最近になって、物質文化の研究は、アレッサンドロ・モッソの脳プレチスモグラフィーからEEG（脳波）やfMRIスキャン、また写真、映画、書記体系までをも網羅する媒体を検討することにより、心の科学への道を切り開いてきた。[28] コーネリアス・ボルクが指摘しているように、心電図のような、他の器官の活動によって生成される生理学的刻印とは対照的に、脳の活動によってEEG内に生成される波形は、単に人体が生み出す痕跡であるばかりでなく、被験者によって生成され、したがって被験者を明らかにする書記形態でもあると考えられていた。[29] 科学史家はこれらの「サイコグラフィー」が、ジュール・ド・マレーのグラフ手法（*methode graphique*）の伝統にのっとり、心の動きを即座に、そしてそのまま伝えるネイチャーライティングそのものの形式としていかに魅力的であったかを明らかにしてきた。[30]

鏡もひとつの媒体である（ただし後述するように、どのようなタイプの媒体なのかは厄介な問題だ）。しかし鏡の機能は他の媒体の機能とは異なる。ほとんどの場合、この媒体は科学者が被験者を知るようになるための手段である。鏡は研究する側とされる側の間に立てられ、この二者間の情報の流れを制御する。ところが鏡それ自体は、研究者に何か新しいものや異なるものを提供してくれることはない。自己認知テストでは、科学者が鏡に映る姿を見ることは（あったとしても）ほとんどない。むしろ鏡を覗き込んでいるのは被験者であり、科学者はこの被験者がどのように反応するかに関心があるのだ。

最も基本的なレベルでいうと、鏡は、そこに映し出された対象が空間の別の位置に存在しているという幻想を生み出すように、首尾一貫した方法で光線の経路を変化させる装置である。その像は反転しているが、それがはっきりとわかるのは、多くの場合、書かれた文字を鏡が映し出しているときだけであり、ほとんどの場合、私たちが見ているものは鏡なしで知覚できるものと変わらない。[31] だからこそ、いとも簡単に鏡像を実物と勘違いしてしまうのだ。鏡はもしかしたら、普通は見ることのできない角度から対象を観察するのには有効かもしれないが、通常、鏡が映し出す像にはなんら驚きも新しさもない。

しかし、私たちがそこに映し出された自分の身体に注意を向けるとき、何か違うことが起こる。なぜならそのとき、私たちは空間にもうひとつの身体以上のものを見ているからだ。私たちは身近にあるものを、普段は見ることのできない視点から見ることで、なじみがあるようでいてなじみのない対象を見ている。私たちが鏡の中に見ているのは、他人の目を通して見られているかのような自分だ。自分の身体を自分自身である何か、自分が感じる何かから、自分とは別個の、自分と分離した対象として出会う何かへと変えることで、鏡はともすると普通ではないような、さまざまな認知行為を誘発する。それは私たちに、自己受容感覚〔身体の位置や動きなどに基づいて形成される意識や感覚〕を持つ自己を外の世界に投影することを促す。結果的に、鏡像はさまざまな主観的印象――私たちは鏡の中に自分の欲望や恐れを見る――や、自己または自我といったより高次の概念の伝達手段ともなりうる。そしてこれは特に、乳児や動物など、このようなテストに必要な言語能力を欠いているという理由でしばしば高次機能の研究から除外されてきた被験者にとって重要である。ここでは、科学者がその研究をおこなうためのより透明なアクセスポイントであるというよりはむしろ、被験者が鏡に映る自分の姿を見るときに生じる、まさにその歪みを通して心というものが明らかにされるのである。

とはいえ、研究者はすぐさまこうした歪みを手に入れられるわけではない。ミラーテストはほとんどの場合、非言語的または前言語的な被験者に関わるため、自分の体験を説明することを彼らに求めることはできなかった。その代わり科学者は、被験者の行動の調査と解釈に頼った。行動に焦点を当てることにより、鏡像自己認知テストの中心的問題のひとつを推進することができる。すなわち、私たちは実際に、被験者が鏡の中に見ているものをどのように知ることができるか？という問題だ。一方で、解釈は簡単なように見える。大人の人間として鏡を見るとき、私たちは自分の身体の反映を見ている。したがって、他の生物にも同様の認知を求めるのはしごく当然のことである。攻撃的な反応は、被験者が鏡像を別人として捉えていることを示唆しているかもしれない。笑顔はおそらく、何かピンと来るものがあったことを示すものであり、被験者が自分を認めたという証拠なのだろう。しかしまた一方で、こうした解釈がどれほど直観的なものであっても、これらを研究することはきわめて困難であることもわかった。
これが、鏡像自己認知テストを単純に考えてはいけない理由だ。これから見ていくように、科学者はその周囲にさまざまな実践や技術を構築して、行動のあいまいさを制御したり整理したりする傾向があった。彼らは表記法を工夫し、厳密なテストプロトコルをまとめ、しばしば質問票を作成した。そしてビデオ録画が利用できるようになれば、それを早くから採用した。ミラーテストの研究はこのように、物質文化に関する文献の中でも、記録するという慣習に関わるもうひとつの流れと合致する。[32]ウルスラ・クラインがベルセリウスの公式を、化学者が化学反応に取り組み、理解するための「紙の道具」と表現して以来、歴史家は知識の生産を理解するために、実験の現場から注意をそらすことで関心を広げてきた。[33]最近ではアンケ・テ・ヘーセンやアンドリュー・メンデルソン、ヴォルカー・ヘスといった学者が、ノートや医療カルテといった「紙の技術」がさまざまな種類の情報をまとめるために使われ、科学を日常に開放していたことを明らかにしている。[34]このように学者らは、科学的モデルから「話をするもの」まで、科学的物質文化としてみなされるものの範囲を広げてきた。これにはガラスの花、ロールシャッハテスト、シャボン玉などさまざまなものが含まれる。[35]
鏡の研究者はまた別の方法で、すなわちそれを周辺の、しかもまったく異なるさまざまな科学的理論、とりわけ神経学とその神経科学的な部分を受け継いだ学問のみならず、人類学や言語学などとも折り合わせることによって、鏡像との出会いのあいまいさを制御しようとした。これらの学問分野は、鏡前行動を解釈するための信頼できる科学的根拠を提供した。たとえば、子どもの脳はさまざまな感覚中枢と運動中枢間で連合を形成して発達するという知識に基づき、鏡の研究者はこうした連合が鏡前行動に及ぼす影響を見ようとし、そこに特定のつながりが生まれる瞬間を突き止めようとさえした。

本書の構成

本書は、大まかにいえば連続したふたつの問題を最前面に押し出すことによって、鏡を使った実験の歴史にアプローチする。第一部（「自己同定」）では、一八世紀後半から一九七〇年頃までのミラーテストの歴史を探るが、主にこの期間の最後の一〇〇年間に焦点を当てる。当時の研究者にとってミラーテストの中心的な問題は、被験者が実際に、鏡に映った自分の姿を自分自身として認知しているかどうかを決定することだった。この問題が生じたのは、鏡像認知が人間と人間以外の動物との間の、以前は優勢だった境界区分の代役として登場したからだった。第一章では言語の起源、ひいては人間の特異性に関する議論の確実な証拠を探す試みにおいて、育児日記の伝統がどのように生まれたかを検討する。ところが、一八四〇年頃に最初に編纂され、それから三〇年も経ってから出版された育児日記の中で、ダーウィンは、人間の言語はそれまで考えられていたよりも動物のコミュニケーションに近いと論じた。研究者らは代わりとなる境界区分を探し求めることになり、それを鏡の中に見出した。それはかつて育児日記の伝統において、ごく些細な役割ではあるが繰り返し登場していたものだった。

しかしヴィルヘルム・プライヤーをはじめとする心理学者は、非言語的生物である乳児や人間以外の動物に焦点を当て、言語は無視することで、被験者の行動を理解するための最もパワフルなツールの使用を自ら禁じた。被験者が何を経験しているかを彼らに尋ねることができなかったため、鏡の研究者らは、鏡に対する被験者の反応が何を意味するかを決定する新しい方法を探し求めた。第二章で見るように、鏡像認知テストの幅広い目的と、その結果を解釈することの難しさとの間の緊張が、関連する活動に大きな革新をもたらした。まずは一八八〇年代と一八九〇年代に、学術的な心理学研究に携わるための場をさまざまな女性たちに提供することとなった。そして二〇世紀の最初の一〇年間、この分野の正典となった人々にとって、それは軽視されながらも影響力のある問題点をも提起した。

ミラーテストの中心的な緊張が最も顕著になるきっかけを作ったのは、サイバネティクス研究者のグレイ・ウォルターだった（第三章）。一九五〇年代、ウォルターはさまざまな種類のロボット「亀」を製作した。彼の主張によれば、このロボット亀を鏡の前に置くと、それはまるで自分を認知しているかのように振る舞うというのだ。ところが他の鏡研究者は、被験者の心というブラックボックスを覗き込むことができなかった一方で、ウォルターにはそれができた。この特別な洞察力により、彼は自己認知の瞬間を目撃したと早合点する人たちを嘲笑した。この緊張は、一九六八年頃にベウラ・アムステルダムとゴードン・ギャラップが同時期に開発したマークテストが紹介されるまで、鏡の伝統の指針となる問題点であり続けた（第四章）。マークテストは物議を醸していたものの、身体の一部につけられた、自分では見ることのできないマークを被験者が鏡の中に見たときに何が起こるかを確かめることによって自己認知できているかどうかを決定する、比較的安定した手段を提供するものだった。

被験者が鏡に映った姿を認知できるかどうかをどのように決定するかという問題を解決するにあたり、マークテストはもうひとつの疑問の余地を与えた。すなわち、ここでいう認知とは何を意味するか？ということだ。このような問いかけの変化は、本書の幕間で紹介するフランスの心理学者、ルネ・ザゾの経歴に象徴されている。マークテストを自身の研究に統合する際、ザゾはそれぞれ異なる認知の段階をより分け、鏡像は錯視であるという事実に特別な注意を払った。第二部の「誤認」では、鏡像の幻想的側面がどのようにこのテストの幅広い再考に結びついたかを論じる。第五章で見るように、一九三〇年代、ラカンはすでに、有名な「鏡像段階」においてこの移行を予見していた。鏡像段階では、赤ん坊が鏡に映った自分の姿を誤って認知し、鏡像の一体性を心理的一体性の印だと捉える。ラカンは、鏡像は奇妙で疎外されたものであり、それを映し出すのと同じ程度にわれわれのものの見方を形成すると主張した。

一九七〇年代以降、似たような洞察がさまざまな分野の鏡研究者を駆り立てた。彼らは互いに見知らぬ者同士でありながら、驚くほどよく似た主張を展開した。第六章では、パプアニューギニアのビアミ族の「鏡を見たことがない」社会を発見したと自負するエドマンド・カーペンターの研究を掘り下げる。この経験により、彼は鏡の有害な影響について熟考し、マーシャル・マクルーハンから引き出した、この媒体の性質に関してそれまで人々が抱いていた信念を覆した。一九八〇年代から一九九〇年代にかけての拒食症の研究者らにとって（第七章）、鏡は拒食症患者がその病気の原因だと考える身体に関する歪んだ感覚への接続点と、それを変える手段の両方を示すものだった。最後の第八章では、神経科学におけるいわゆるミラーニューロンと呼ばれるものの発見と並行した発展について検証する。これらの鏡は物理的な物体ではなく、脳のきわめて重要な構成要素として内在化されていた。ところが、自己と他者の差異を超えた同一性を可能にすることで、ミラーニューロンは社会性、言語、人間と動物の差異といった、鏡が伝統に提起してきて多くの重要な問題を復活させ、それらを改革したのだ。

第一部　自己同定

第一章　鏡に映る我が子　鏡像自己認知テストの出現

五月一三日［一八四〇年］。三、四日前、鏡の中の自分に微笑みかけた――鏡に映る自分の姿が人間だということが、どうして彼にわかるのか？　それがわかっているから笑っているのだということは、かなり確実のような気がする――彼は私の姿に微笑みかけ、私の像が目の前にあるのに、その声は自分の背後から聞こえてくるということに驚いているようだった。

……

一〇日［六月］――鏡を見ながら、彼は背後に映っている人の像が実物ではないことに気づいた。だからその顔に何か変な動きがあると、振り向いて背後にいる実際の人間を見たのだ。

……

九月二三日。誰かが彼に「ドディはどこ？」と尋ねると、彼は振り向いて、鏡の中に自分自身を探す――。

……

一二月三〇日。鏡の中の自分にキスをし、自分の像に顔を押し当てた。オランウータンととてもよく似ている。

――チャールズ・ダーウィン、「乳児の日記」

これは、鏡を前にした子どもの行動に関する比較的ありふれた記録のように見えるかもしれない。[1] 驚くようなことは何ひとつ起こっていない。ところが観察されている赤ん坊はただの子どもではなかった。ドディとは一八三九年一二月二七日に生まれたウィリアム・エラスムスの愛称で、彼が振り向いて鏡の中に見ていたのは、彼の父親のチャールズ・ダーウィンだった（図1・1）[2]。

息子の行動に関するダーウィンの記録は、心理学の領域にいち早く踏み込んだ珍しいもので、ドディの成長を詳述した一八三九年から一八五六年までの日記に初めて記されたものだった（これにダーウィンは、後に生まれた子どもたちの同じ成長段階における観察記録を付け足している）。これはダーウィンの知的軌跡の重要な時期で、ビーグル号での航海から帰還して三年後、自然淘汰の理論に取り組む一方で、動物と子どもの表現の問題、特に感情について研究していた時期だった。自分自身の子どもたちを入念に観察することは、ダーウィンが「赤ん坊の自然史」と名づけた、自然学者としての彼が取り組んだより大きなプロジェクトの一環だった。[3] ダーウィンの育児日記は実際、彼がその主要な理論を開発した、もうひとつの科学ノートとして見るのが最もふさわしいだろう。[4]

鏡はこの日記の中で興味深い位置を占めている。前述の引用が示しているように、ダーウィンが鏡に興味を持ち始めたのは、後になってからのことだった。ドディの最初の反応が現れてから数日経って初めて、それが注目に値するものだと考えたのだ。しかしそれからというもの、ダーウィンは自分の子どもたちの鏡前行動へと執拗に立ち返った。鏡であろうとその他の反射するものであろうと、そこに映し出される像は、最初に記載された生後四か月半から一歳を少し超えるまでの間に見られた行動からダーウィンが得たすべての観察のうち、五分の一以上の記録に登場する。こうした経験の関連性についてはオリジナルの日記からは明らかではないが、ダーウィンはそのキャリアの別の側面でこれら

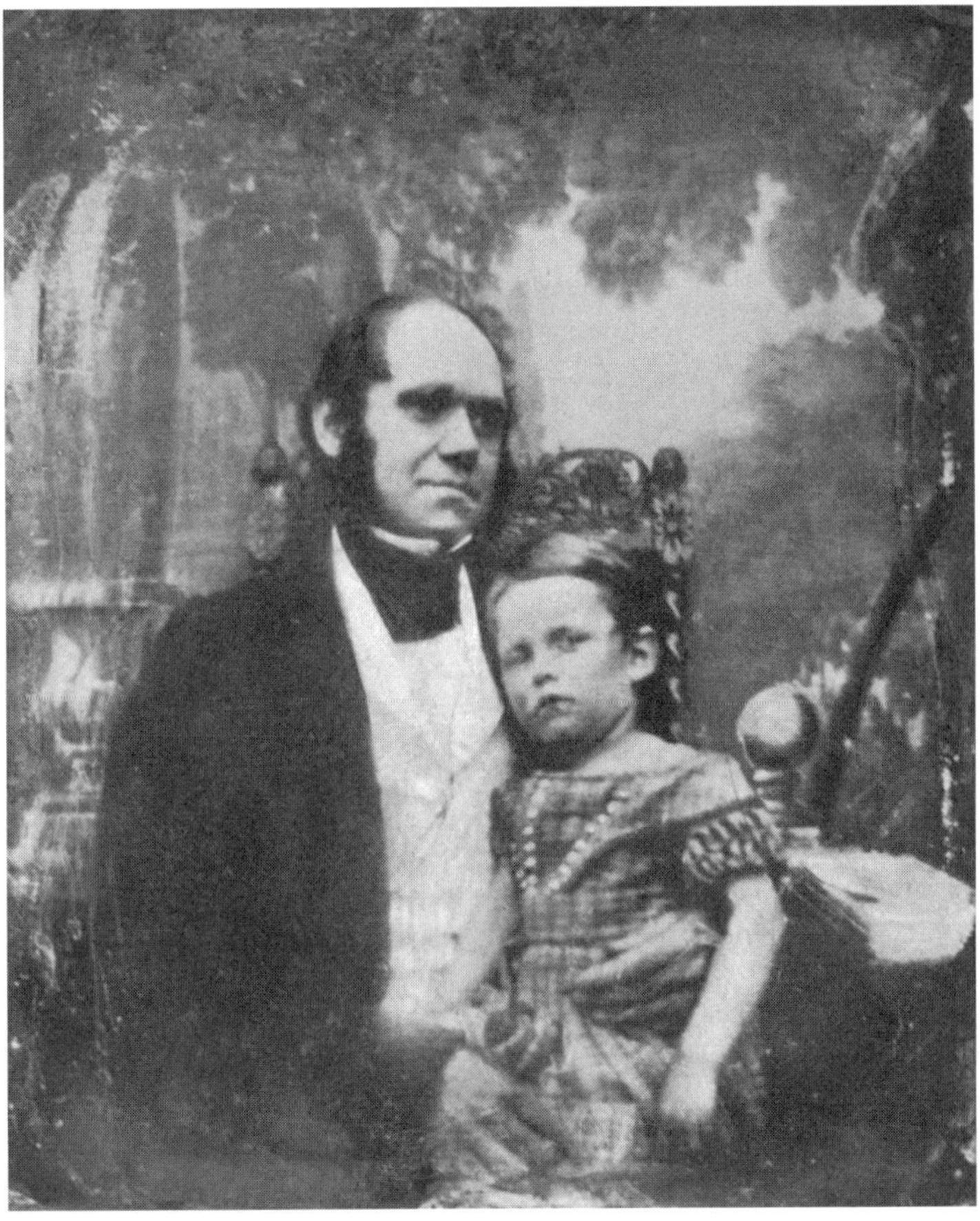

図1.1　チャールズ・ダーウィンと長男のウィリアム・エラスムス（「ドディ」）、1942年。
出典：Wikimedia Commons.

の体験を取り上げている。その際、彼は自分の観察に立ち返りつつ、一八七二年には『人及び動物の表情について』という本を執筆し、「乳児の日記的素描」（一八七七年）と題された短い論文を『マインド』〔一八七六年に創刊された心理学と哲学の評論雑誌〕に投稿した。[5]

この後者の論文の中で、ダーウィンは「観念連合」と「理性」について論じた項目で（実際にその項目の主な対象として）鏡前行動を取り扱っている。この「観念連合」と「理性」というふたつの用語は、後に論じるように、人間の独自性に関する議論の中心となっていた。子どもの鏡前行動と先の引用にあるオランウータンとの比較は、一八七七年の論文には入っていなかった。その代わりに、ダーウィンは情動反応に焦点を当てた新しい動物の例を追加した。ドディは鏡像に微笑みかけたが、「私が小さな鏡を使って試した高等類人猿はドディとは異なる動作をした。手を鏡の後ろに回し、そうすることで自分の気持ちを示したのだが、彼らは自分の姿を見ることに快感を得るどころか怒り出し、二度と鏡像に目を向けようとはしなかった」[6]。これはこの論文の中で、ダーウィンが人間の行動と動物の行動との間の単なる量的な差異ではなく、質的な差異を主張している唯一のケースだった。

ダーウィンはドディの情動反応について、それ以上の分析はしなかった。動物から引き出された怒りとの対比から何を感じ取るべきか、また鏡前行動は乳児の認知発達について何を伝えているのか、私たちには見えてこない。私たちにとって重要なのは、ダーウィンがそれを自己認知と関連づけようとしなかったということだ。他の鏡前行動の説明の中でダーウィンは、最も興味を抱いたのはドディが鏡に映った姿をひとつの像として理解していたかどうか（したがって、彼は父親の声が他の場所から聞こえてくることに驚いたか否か、また彼は自分の名前をそれと関連づけたかどうか）だと述べている。[7] ダーウィンが自身の一八七七年の論文を特に重要なものだとは考えず、後にその運命に対して不信感を露わにしたのは、おそらくこの論文の結論が不明確だったためだろう。[8] なぜならそれは、ミラーテストの新しい国際的な伝統を解放し、鏡に映った自分の姿に対する子どもの反応に人間の特異性の鍵を見出すものだったからだ。

この不信感と躊躇は、ミラーテストの伝統を打ち立てることになったテキストとも合致している。ミラーテストが人間と他の動物との間の主要な境界区分として牽引力を得たのは、それ自体の利点というよりも、もうひとつの境界区分が失敗したことへの反応としてである。その時点まではダーウィンの分析におけるふたつのきわめて重要なカテゴリー――「観念連合」と「理性」――と密接に結びついていたこのもうひとつの境界区分は、ダーウィンの研究によって決定的な打撃を受けたのだ。ダーウィンの論文が発表されるまでの一〇〇年間、人間の言語は人間の差異を生み出す中心的な場であり、文化が自然から出現するための手段であるということはほとんど普遍的に受け入れられていた。ミラーテストがなぜこれほどまで重要視されたかを理解するには、まずこの初期の境界区分の運命を辿らなければならない。それは生後一年の子どもの発達を記録するという実践的行為と密接に結びついていた。

育児日記と言語の問題

一八世紀後半、多くの人々は、明瞭な言語を話す能力が人間を他のすべての動物と区別すると考えていた。このように、人間の言語と動物の伝達手段との間には隔たりがあるとされていた。神学者であり、統計学者であり、プロイセン科学アカデミーの永久会員でもあるヨハン・ペーター・ジュースミルヒは、この隔たりは神から与えられたものでしかありえないと主張した。ジュースミルヒの一七六六年の著書『最初の言語は人間からではなく創造主のみから生まれたことを証明する試み』は多くの読者を獲得し、その結果、プロイセン科学アカデミーがこの問題に特化した小論文コンテストを開催するに至った。[9] 彼らはこう述べている。「天賦の才（*Naturfahigkeit*）のみに依存する人間は、自分で言語を発明することができただろうか？　できたとしたらそれをどのように発明したのだろうか？」[10]

五〇ダカット金貨の賞金が、当時、文学的名声を得ようとしていた若き聖職者だったヨハン・ゴットフリート・ヘルダーの手に渡った。ヘルダーは論文の中で、人間の言語の独自性についてジュースミルヒに同意し、次のように述べている――「理性が内側からのものであるように、それは外側から来るわれわれの種の真の差別化である」と。[11] これは、思慮深さのような意味を持つ *Besonnenheit* という、人間が持つ気質を指し示すものだった。*Besonnenheit* は、あるひとつの知覚にひとつの記号、すなわち「特徴的な印」（*Merkmal*）を付加することによって、それを別のものと区別するという行為の中に現れた。人間が羊の鳴き声に「特徴的な印」（「メエメエ鳴く羊」）をつけるようになったのが、その一例だ。[12] にもかかわらず、ヘルダーは神学者ジュースミルヒに、言語の起源に関する純粋に自然主義的な説明を提示することで挑戦した。ヘルダーは、言語は模倣の形態を通じて出現すると考え、オノマトペを非常に重視した。この感覚的で「詩的な」基礎に基づいて、より高次の「天のスピリチュアルな概念」が構築されたのだ。[13] 後の著作の中で、ヘルダーは言語に関する主張をより幅広い文化的歴史的分析へと拡張した。ヘルダーにとって言語は、人類のより大きな文化的経験の鍵となるものだった。彼はこの考えを一七八五年に、おそらく最も壮大に表現している。「アンフィオンの竪琴によって建立された街はこれまでになく、砂漠を庭園に変える魔法の杖も存在しなかった。しかし人間の偉大なる補佐役である言語は、これらを実現したのだ」。[14]

ヘルダーの論文はその年のコンテストで最も有名になったが、私たちの注目を集めることになるのはもうひとりの参加者だ。ドイツのカッセル郡にあるカレル大学でラテン語とギリシャ語の教鞭を執っていた哲学者ディートリッヒ・ティーデマンもまた、ヘルダーと似たようなタイトルで論文を提出していた。『言語の起源を説明する試み』と題されたその論文は、審査員団から「非常にすばらしい」と奨励された。[15]絶賛とはいかないまでも好意的な反応というのが適切だろう。ヘルダーと同様、ティーデマンも人間の言語の絶対的な特異性を主張しつつ、それに天賦の起源を与えようとした。[16]ところがティーデマンはこうした議論を、より観念的ではない根拠に基づいて構築しようとしていた。たとえば、人間の独自性を主張する際、彼は *Besonnenheit* の認知的機能を提示するのではなく、動物は明瞭な音を生み出す心理的能力に欠けるという事実（彼はそう見ていた）を提示した。その主張は、現在では実証的に確認することができる。[17]ティーデマンのアプローチは「言語の起源」の文献に共通する弱さに抵抗する試みだった。それは、自然から文化への移行において、過去の奥深くにあり、厳格な研究が近づくことのできないような瞬間に焦点を当てるものだった。時代と歴史の中で失われた瞬間を再構築しようとする学者らには、思考実験以上に強固な基盤がなかった。この問題に対するティーデマンの取り組みは、論文を書き終えてから一〇年以上の年月を経た一七八一年八月二三日に第一子のフリードリヒを迎えたとき、彼がなぜ育児日記をつけることになったかの説明となる。

育児日記をつけている間、ティーデマンは観察者（ほとんどの場合両親）が保育所の中に入って、自分の子どもの成長を記録するという、ヨーロッパで広く普及していた慣習を実践していた。[18]その理由はさまざまである。既存の哲学的（たとえばヨハネス・ニコラウス・テテンスの『人間の本質とその発展に関する哲学的な試み』など）または小説的（たとえばジャン＝ジャック・ルソーの『エミール』など）心理学に、より経験的な基礎知識を与えようとする者もいた。[19] また一方で、ドイツの教育者ヨアヒム・ハインリヒ・カンペらは、より実践的な目標を追求し、教育改革のためのデータを収集した。[20] また、既存の教育システムを打破し、子育て独自のアプローチをするための余地を確保することを正当化する手段として、育児日記を利用する者もいた。[21]

ティーデマンの野望は過度に賞賛されたものだった。彼は日記を利用して、創造物における人間の地位を理解しようとしたのだ。誕生から三歳までのフリードリヒの成長を年代順に記録していたティーデマンは、論文コンテストで彼が辿った社会的歴史的発展を、地域規模と個人規模で検証できるのではないかと考えた。ここでは、人間の特異的形質の出現をリアルタイムで間近に研究することができた。[22] ティーデマンの『児童の精神的諸能力の発達に関する考察』は一七八七年に発表された。[23]

ティーデマンはコンテストに応募した論文の中で、人間と動物の違いを、音を出すという明確な能力まで遡った一方で、『児童の精神的諸能力の発達に関する考察』では、育児日記というより確実な証拠によって、より広範な回答を与えることができ、皮肉にもヘルダーの見解に近づいていった。ティーデマンは、彼が「魂のより高次の力」(*hohere Seelenkrafte*)と称するものの中に、動物と人間の間の差異を位置づけた。すなわち、人間が持つ判断(*Urteil*)と比較(*Vergleichen*)の能力だ。この差異の最初の兆候が現れるのは生後四か月で、このとき「子どもは無声音や単純な音を発声するなど、かなり長い時間を練習に費やす」[24]。こうした練習によって、子どもは「[音と発音の]明確な概念(*Vorstellungen*)を得、その後それらを繰り返す(*nachsprechen*)ようにもなる」[25]。比較を通じて、子ども自身の発話と周囲の気配の両方にある、より繊細な差異を見出そうとする絶え間ない試みが言語の基礎を形成し、生後八か月には「周りにあるさまざまな日用品はどこにあるかと尋ねると、指でそれらを指し示すようになった。

つまり彼はそうした対象の明確な感覚のみならず、明瞭な音の感覚も持っていて、さらにはこれらの音がそれらの対象や印象を表しているということも知っていたということだ」[26]。これがティーデマンにとっての決め手となった。フリードリヒは「動物が多大な努力をもってしても稀にしか達成できず、決して自力では達成できない、すべての観念連合の中で最も困難なもの、観念（*Vorstellung*）とその記号との間の関連、すなわち言葉」を習得したのだ[27]。

ティーデマンの後、育児日記の執筆者が動物と人間の差異に焦点を当てるようになると、言語が再び前面に出てきた。それはルイ一六世の財務大臣の娘婿でスタール夫人と姻戚関係にあったアルベルティーヌ・ネッケル・ド・ソシュールが一八二八年に著した『進歩主義教育』の中に見られる。そしてそれは、物理学者ベルトルト・ジギスムントの『人類と世界』（一八五六年）において特権的な位置を占めていた[28]。このような背景から、フランスの文人イポリット・テーヌ（一八二八—九三年）は娘のジェヌヴィエーヴの成長の最初の数年間を検証し、その記録を一八七六年、『フランスと海外の哲学的考察』の中で発表した[29]。

テーヌが育児日記を動員したのは、進化をめぐる進行中の論争に貢献するためだった。一八七三年から始まった一連の講義で、オックスフォード大学のサンスクリット学者マックス・ミュラーは、人間の言語は私たちが類人猿の子孫ではない可能性があることを示す決定的な証拠だと述べた[30]。ミュラーによれば、人間の言語において言葉は「一般概念」を意味するものであり、数えきれないほどの異なる個人に適用できる[31]。ミュラーの主張では、この「合理的な」言語は「最下層の野蛮人の間でも」識別することができる一方で、その痕跡は「最も旧い世界［ユーラシアとアフリカ］の最も先進的な類人猿の中にさえ見つけることはできなかった」[32]。このことからミュラーは、人間は他の動物にはないとされる心の別個の機能、すなわち理性を持っているに違いないという結論に至った。または一八六一年の講義で彼が述べているように、人間の言語は「われわれのルビコン川〔「一線を越える」の意〕であり、どんな野獣もそこを越えることはできない」のだ。[33] 言語に関するこうした推論から、ミュラーは次のように結論づけた。ダーウィンが生物学からどれほど抗しがたい証拠を引き出そうと、「人間は何らかの下等動物の子孫ではありえない。なぜなら人間以外で、抽象化と一般化という機能、もしくはこの機能のほんのわずかな発芽を保持している動物は存在せず、したがって人間以外のいかなる動物も、われわれが言語によって意味することを発展させることはできなかったはずだ」と。[34]

これは、ミュラーが情緒的言語から合理的言語が出現することを説明したがらなかったということではない。人間はかつて、「急進期」と彼が呼ぶものが始まる前、合理的言語を失ってしまったことを示唆しているのだ。そうした言語が「緩慢な成長、または……瞬間的な進化」として起こったものかどうかについては、ミュラーは推測を避けている。[35] にもかかわらず、彼はその最後の講義の大半を、この推移がどのように起こったかを理解することに費やした。そして、合理的言語はその起源を情緒的なもの、すなわち、「ふーん、などの不意の発声や、ワンワンなどの模倣音」の言葉に見出したと彼は主張する。[36] この推移は、人間が「無限の種類の模倣」を生み出し、「その多くが伝統的、社会的手助けなしでは認識することも、ほとんど理解することもできない」方法によって助長された。そしてミュラーはそれぞれの言語に紛らわしいさまざまな擬声音があることに言及している。たとえば雄鶏は、ドイツでは「キッケリキー（*kikeriki*）」と鳴き、中国では「キアオ（*kiao*）」、モンゴルでは「ドゥコール（*dchor*）」と鳴く。[37] これらの言葉はその後「合理的」になり、人間はこれらの言葉を使ってより大きな個人の集団を意味するようになった。たとえば、単に単体の母親とか父親ではなく両親と表したり、ひとつ以上の種を含む動物のより大きなグループを表したりといったことだ。[38]

テーヌの論文はミュラーの主張の反論とみなされることが多い。[39] しかし少なくとも直接的に、また は単純にそうではないことは明らかだ。テーヌはこの論文をふたつのセクションにわけて書いた。第一のセクションはジェヌヴィエーヴの初期の数か月を追ったもので、第二のセクションは主に、より幅広い言語の問題に焦点を当てたミュラーの講義からの引用で構成されている。テーヌはその第二のセクションを、このオックスフォードの学者とほぼ同意見であることを指摘することから始めている。つまり、彼の育児日記は「本質的なところでは、ミュラーが文献学に基づいて導き出している結論を心理学的レベルで提供した」ということだ。[40] 実際、テーヌが赤ん坊の成長と人類の成長とを関連づけたのは、ミュラーによる後者の説明、すなわち彼の最後の講義における「急進期」の幕開けの分析によるものだった。赤ん坊の言語は、ミュラーが人間と動物に共通するものとして特定する情緒的なタイプの言語から始まった（ジェヌヴィエーヴの「さえずりのような声」）。ところが赤ん坊は表現の「繊細さ」が多様であるという点で、他の動物を凌いでいた。そしてこれが、テーヌによれば、「彼［人間］の中にある言語と一般観念の源泉」だった。[41]

ところが自分の子どもを観察したことによって、テーヌは少しだけ異なる方向、すなわちミュラーからの乖離とまではいえないものの、この議論の条件を根本的に変えるような方向に議論を進めることができた。初期のころ、ジェヌヴィエーヴは反射的な行動と模倣を頼りにさまざまな音を出すための「自然発生的な見習い」を始め、まずは母音から始めて徐々に子音を加えていった。その結果、テーヌが鳥のそれにたとえた「非常にはっきりとしたさえずり」となった。その音は多彩ではあったが意味はなさなかった。こうしたプロセスを経て、彼女は生後一二か月までに「言語の材料」を自分で作り上げた。

この段階でジェヌヴィエーヌは、「その表現力のあるイントネーションの繊細さと豊かさ」の点で、まさしく動物と一線を画していたとテーヌは指摘している。[42] しかし彼女は人間に特有のものを侵してはいなかったと、彼ははっきりと述べている。[43]

にもかかわらず、より変化に富んだ微妙な発音ができるようになったことで、ジェヌヴィエーヌは動物の言語から離れ、一般化された意味を自分が口に出した音に付属させるための下地を作ることができた。生後一二か月で、ジェヌヴィエーヌは初めて実際の言葉、「べべ（赤ちゃん）」（最初は部屋にある何かの絵、「光り輝くフレームの中で多彩な色を放つもの」にこの言葉を当てはめた）と発音し、それに続いて「パパ、ママ、テテ（乳母）、クァクァ（犬）」その他の言葉を発した。[44]「べべ」という言葉の独特な使用からもわかるとおり、ジェヌヴィエーヌの言語は単に他人から学んだものというだけではなく、言語の自律的能力から生まれたものでもあるとテーヌは考えた。「それは私たちが予測もしないような概念をそれら［言葉］に与え、私たちの枠組み（*cadres*）の外側で、そしてそれを超えたところで自発的に一般化する」のだ。[45]「人間に固有の形質」である決定的なポイントは、「ふたつの連続した印象が、非常に異なっていながらも、ある共通のものを残すことだった。それははっきりとした印象、誘発、衝動であり、その最終的な効果は捏造されたり示唆されたりした何らかの表現、すなわち身振りや叫び、発声、名前などである」。[46]

テーヌにとってこの緩慢で非常な努力を要する発達が示唆しているのは、ミュラーと同じく、発達は「程度の差」まで辿ることができ、脳のより大きな発達とより微細な構造に関係したものであり」、特異な能力があるかどうかに関係しているのではないということだった。[47] テーヌが要約しているように、「したがってサルは人間と同じスケールにいるものの、何段階も下であり、人類の最下層であるオーストラリア先住民のレベルにまで上昇させるための手本も教育も持たないのだ」[48]。テーヌは自分の子どもが初めて言語に関心を持ったことを、いわゆる原始社会のそれと結びつけて論文を締めくくり、最後にミュラーの主張の本筋である進化論の否定に暗黙のうちに異議を唱えるような一説を加えた。子どもにおける言語の段階的発達は、「人間の胎児が、下等動物のクラスで固定的に見出される身体的特徴を一過性の状態で示す」ことに匹敵するとテーヌは考えた[49]。

テーヌの微妙ながらも重要なミュラーからの逸脱は一八七七年、彼の育児日記がイギリスの雑誌『マインド』に掲載するために翻訳されたのをきっかけに加速した。翻訳者は第一部のみを英語にし、第二部のミュラーに関するより肯定的な説明の部分は割愛した。おそらくそれで、ダーウィンはこの論文が自分の考えに近いと考え、彼は数十年も前に書いた育児日記に立ち返ることができたのかもしれない。一八七七年の『マインド』誌の論文でダーウィンは、テーヌの出版物をきっかけに、自分がウィリアムについて書いていた「日記に目を通すことになり」、発表の場を見出すことができなかった考えを著書『人及び動物の表情について』で明らかにすることができたと述べている[50]。このような奇妙な逆転現象があって、進化論に対するミュラーの攻撃は、フランス語を介した二方向の翻訳プロセスを経て、言語学から心理学、生物学へというダーウィン理論の確認へと変化していったのだ。

ダーウィンはミュラーに対する自身のより幅広い議論の一環として、テーヌの学説を動員し、人間と動物の言語間の力強い連続性を示そうとした。テーヌの子どもと同様、ドディも食べものを表す自分だけの言葉（「マム」）を発明した。この言葉を口にするとき、ドディはそれに「最も強く強調された疑問形の音」を与えた。ダーウィンにとってそれは、本能的な要素の持続を示すものだった。つまりそれは「巣の中にいる雛鳥たちが食べものを求めて叫ぶ鳴き声と酷似しており、それはもちろん本能的で、その時期に特有のものである」ということだ。このことからダーウィンは、「明瞭な言語を使用する前、人間は類人猿のハイロベート（手長猿）と同じように真の音階で音を発声した」と結論づけた。[51]

しかしダーウィンは、動物の能力に対する理解がテーヌよりも寛大であったことを記しておくことは重要だろう。一歳のときに最初の観念連合を確認したというテーヌに異議を唱え、ダーウィンはそれを生後七か月とした。というのも、たとえ最初の言葉は一歳の誕生日頃に初めて話されるということには同意したとしても、生後七か月の段階ですでに、子どもは両親の話を理解する能力があることを示したからだった。[52] ダーウィンはまた、「話された言葉を理解する方法を簡単に学ぶことができる」動物にも、ある種の連合を確認した。[53] ダーウィンが『人間の由来』に書いているように、「人間を下等動物と区別するものは、明瞭な音声の理解ではない……イヌは多くの言葉と文章を理解する。この点でイヌは、多くの言葉と短い文章は理解するけれど、まだ一語も発することのできない生後一〇か月から一二か月の乳児と同じ発達段階にある」。[54] 力の差異は実質的なものというよりも、むしろ程度の問題だった。つまり「下等動物が人間と異なるのは、唯一、最も多様化された音や概念をひとつに結びつける、ほとんど無限ともいえる人間のより大きな力においてのみである」。[55] またはダーウィンが『マインド』誌の論文で述べているように、「乳児の心と、私が知る限り最も賢い成犬の心との違いのうち、関連する観念を指導によって、また自発的に生じるその他の観念によって習得する能力が、私にとって最も強く印象に残った」。[56] こうした動きの複合効果は、人間は動物の子孫であるはずがないというミュラーの主張のみならず、人間の言語は動物から段階的に進歩したものだというテーヌの主張にも異議を申し立てるものだった。

ダーウィンの『マインド』誌の論文は人間と動物の差異を弱め、その差異を探求することで育児日記の伝統を促進しただけではなく、その伝統に新しい息吹を与えることにもなった。『マインド』誌だけでも、ダーウィンの論文発表後数年にわたって、この論題に関する複数の論文が出版され、中には心理学者のフレデリック・ポロック（一八七八年）やジェームス・サリー（一八八〇年）、物理学者のフランシス・ヘンリー・チャンプニーズ（一八八一年）などの学説も含まれる。また別のところでは、ダーウィンの論文をきっかけに育児日記をつける文化が広まり、活況を呈した。一八八〇年代から一九三〇年代にかけて、男性と女性の著者によって書かれた研究が、少なくとも本一冊分の長さのものが二八点、それよりも短い論文が三二点出版されている。

しかし、ダーウィンの学説はこの論争の条件を変えた。ティーデマンの日記の受容を例に挙げると、もともとこれは、出版部数の少ない『ヘッセン州の学問と芸術への貢献』という雑誌に一七八七年に掲載され、その後一〇〇年の間、あまり知られることはなかった[57]。しかし一八八一年にフランスの心理学者ベルナール・ペレスがこれをフランス語で編集、翻訳、論評し、その撰集が一八九〇年に今度は英語に翻訳され、七年後にはドイツ語の第二版が出版された[58]。ペレスが編集した版では、ティーデマンの所見の「最も重要な部分」に焦点を当てるために、彼が「陳腐で不必要」とした箇所を省略している一方で、それらをテーヌやダーウィンの発見とともに自分自身の発見と並べている[59]。そしてペレスは言語の問題については、子どもは生後八か月で人間以外の動物を引き離し、「記号と事物の間の関連」、すなわち「動物が多大な努力をもってしても稀にしか達成できず、決して自力では達成できない」ことを達成するというティーデマンの主張と明らかに矛盾しているテーヌやダーウィンにこだわった。ペレスにとってこれは明らかなエラーだった。砂糖の観念または肉の観念を、これらの事物を表現する言葉と結びつける子どもとイヌとの間に、精神的な面での違いはまったく見られない」と彼はいう[60]。

一八八二年にティーデマンの論評への補遺として著した『児童心理学——生後三年間』で、ペレスは人間の言語と動物の言語の共通性についてさらに強く主張した。[61] ダーウィン以後、言語によって人間と人間以外の動物の境界を示すという考えを維持することは難しかった。[62]

自意識と鏡：ダーウィンからプライヤーへ

そして鏡へと立ち返る。鏡はダーウィン以前にも育児日記に登場していたが、目立つことはなく、ほとんど他の問題よりも下位にあった。ドイツ人の助祭イマヌエル・ダヴィット・マウハルトの一七九八年の日記がその一例だ。[63] 娘のシャルロッテ（「ロッシェン」）は生後一一か月のときに手鏡をもらった。「ロッシェンはどこ?」と聞かれると、「彼女は鏡の後ろ側を見て、［その姿が］見あたらないと、鏡を自分の顔のすぐそばまで引き寄せて、なんとかその像にもっと近づこうとした」。マウハルトにとってこれは、その子が「近接性と距離の観念」を持ち合わせていることを示していた。[64] ネッケル・ド・ソシュールの翻訳に対する教育者エマ・ウィラードの補遺でも取り上げられているこの母親は、鏡が幻影を識別する能力を明らかにできるかということに最も気を取られていたようだった。[65] 私たちは、ジギスムントの『子どもと世界』にある、鏡を前にした動物と人間の情緒的区別に関するダーウィンの議論の伏線を読みとることもできるが、ジギスムントは主に、その動作がこの子どもの社交性について何を示しているかに関心があった。ジギスムントにとって、赤ん坊のジェヌヴィエーヌが鏡に映った像に向かって微笑んだ（彼の息子A.は生後二七週でこの動作をした）のは、「多くの幼い動物と、かなり多くの大人の動物に広く普及している社交性（*Geselligkeitstrieb*）」への欲求の最初の生き生きとした表現だった。[66] しかし動物は、自分の鏡像を見てもめったに喜びを示すことはなかった。「サルはその姿を見て歯を剥き出して笑ったが、イヌはそれに攻撃をしかけて吠え、キジバトはそれを前にしてクンクンと鳴きながらお辞儀をした[67]」。

鏡はしばしば言語という文脈で議論された。これまで見てきたように、ティーデマンにとって人間は「より高次の魂の力」（*hohere Seelenkrafte*）を持つ点で他と区別されたが、それは「判断」（*Urteil*）と「比較」（*Vergleichung*）が組み合わさった機能から構成されていた。[68] これら高次の力の存在は、「意味のある言葉の発音」だけでなく、記憶の中や鏡に対する子どもの反応などさまざまなかたちで明らかになった。[69] この三つのものはすべて、類似する点を見分けることが必要とされている。たとえば同音異義語の識別、現在の感覚的印象と過去のそれとの識別（彼は言葉を話す前の息子を例に挙げ、過去にある特定の場所に行ったことのある息子が、遠くからその場所を指差したのを見て、彼がそれを認知していることを示した）、または人間の類似する外観（鏡に映った子ども自身の姿と他人の姿）の識別などだ。[70] しかし、ティーデマンの研究の主眼でもあったように、鏡は魂のより高次の力を示す一方で、それは唯一のテストではなく、そうした高次の力が初めて明確になる瞬間を捉えるものでもなかった。「意味のある言葉の発音」は、他のふたつの動作が現れる生後一七か月と大きく異なり、生後八か月に最初に現れた。[71] したがって言語は、ティーデマンのシステムの中で特権的な地位を保持し続けたのだ。[72]

しかし、ダーウィンが言語の境界区分をいったん脇に置いたことを考えると、彼が鏡に関する人間と動物の違いを主張したことは大きな意味を持つようになった。この変化は、ペレスのティーデマンに対する扱い方にも見てとれる。彼は、鏡像の「認知」は生後一七か月になってようやく現れるという考え方に反論し、それよりもかなり前に気づく可能性があると主張した。[73] この主張は、認知発達は言語と直接的な相関関係はなく、したがって自意識（彼はこれを動物と人間の両方にあるとした）は、子どもが自分を一人称単数でいうことができるようになる前から見られるはずだという、ペレスのより広範な主張と合致するものだった。[74]

この主張を最も全面的に発展させたのが、一八八二年に出版され、後に一九世紀で最も影響力のある育児日記となる『子どもの心』を著した心理学者・生理学者のヴィルヘルム・プライヤーだ。[75] この書籍は一九二三年までに九版を重ねた。[76] プライヤーは、人間は自己概念（*Ichbegriff*）を所有することで人間以外の動物と区別され、これはまず鏡に対する子どもの反応によって気づくと主張した。[77] プライヤーは熱心なダーウィン主義者だった。彼は一八五九年に出版された『種の起源』の初版をなんとかして手に入れようとしたが、あっという間に品切になってしまった。一八六一年、ついに第二版のコピーを探し当てたとき、彼はいたく感銘を受けた。彼がドイツの大学に提出した最初の博士論文では、ダーウィンの適者生存の原理を、ある具体的なケースに当てはめている（この原理によってアイスランドの飛べない鳥、ウミスズメの絶滅を説明することができると彼は述べている）。[78] プライヤーはその後、ドイツで最も高名なダーウィン理論の普及者となった。ふたりの往復書簡——一〇年以上続いた——の中でプライヤーは、感謝の念を抱くダーウィンに自分の積極的な擁護を伝えた。彼にはまだ支援が必要だったのだ。[79] 教員資格取得後、プライヤーは一八六九年、「ダーウィン主義の大学」と呼ばれるイェーナ大学の生理学教授に就任した。[80]

しかしイェーナ大学では、ダーウィンに対するプライヤーの関心は科学的な文脈による影響を受けることとなった。ドイツ語圏の国々では、心理学は伝統的に哲学と強い結びつきがあった。しかし当時の主流だったヘーゲル観念論は、自然科学の進歩に遅れをとっているという考えが広く普及しており、多くの人々にとって、心理学はそれ自体で新しい道を切り開く必要があると感じられていた。ヘルマン・フォン・ヘルムホルツや、特にヴィルヘルム・ヴントをはじめとする多くの人にとって、これは特に哲学とも生理学とも異なる、明確に心理学的な方法を構築し、それを促進することを意味していた。たとえば彼らは、感覚は神経機能に依存すると認識していたが、その研究は生理学から独立したものでなければならないと主張した。ヴントは刺激と、報告された感覚との相関関係を測定することに注力していた。それに対してプライヤーは、生理学的基盤を無視したあらゆる心理学に疑念を抱いていた。ヴントの基礎となる一八七四年の著書『生理学的心理学の原理』に対する書評で、プライヤーはこのことを非常に明確にしている。人は精神的プロセスを物質的なものと関連づけることができ、または心の動き（*Seelenleben*）を哲学的に熟考することもできるという見解を示した。つまり、心理学は哲学的に（したがって非科学的に）もなりうるし、最新の生理学に基づいて自らをアップデートすることもできるということだ。[81]

プライヤーが生理学に訴えるとき、彼は発生学を利用して進化のプロセスを説明するという長い伝統の中に身を置いていた。それは、プライヤーのイェーナ大学の同僚で進化動物学者のエルンスト・ヘッケルによって、「個体発生は系統発生を繰り返す」という最も一般的な表現で語られた伝統だ。[82] この見解においては、発生学と進化論は互いに認めあっていた。進化論は発生学を、記述的なものから遺伝子的な考え方へと移行させ、発生学はダーウィンの主張の現代的証拠を提供した。すなわち、胚の発生は種の進化を繰り返し、魚類のようなものから両生類、最終的には哺乳類になるというものだ。ヘッケルやその他の人々にとって、個体発生は誕生後も続くものだった。[83] プライヤーの『子どもの心』の初版が一八八二年に登場したとき、ヘッケルはすでに著書『人類発生学』を出版しており、ここで彼は「子どもの心の段階的な発達」を追跡し、心理学者がこのテーマに関心を持たないことを嘆いた。[84]プライヤーも、子どもの精神的発達の研究を発生学と結びつけた。彼は『子どもの心』のちょうど三年後の一八八五年に、『胚の特殊生理学』を出版した。[85]

そんな中でプライヤーはダーウィンの『マインド』誌の論文と出会い、一八七七年七月、ダーウィンにその写しを依頼した。それはまさにこの論文が掲載された月だった（彼が指摘しているように、『マインド』誌はドイツでは「ほとんど知られていない雑誌」だった[86]）。ところがその論文を受け取ったプライヤーは、それほどの感銘を受けなかった。後に述べているように、それは「やや大雑把」で、「著者の名声から期待されるような価値はなかった」のだ。[87]その価値はむしろ、「ダーウィンという人物が、生後一年の子どものすべての行動を……観察対象とすることを、自分の尊厳に見合わないとは思っていないという事実」の方にあった。[88]つまりプライヤーは、それが主に他の研究、特に自分自身の研究を促進するために役立つと考えたのだ。これについては特にタイミングがよかった。プライヤーの妻ソフィーは、当時妊娠五か月だった。そして一八七七年一一月二三日、彼女は息子のアクセルを産んだ。

その後三年の間、プライヤーは自分の息子の精神的発達を観察した。それは尋常ではない忍耐が要求されるプロジェクトだった。彼は「ほぼ毎日、少なくとも一日三回、朝昼晩、保育所にいた」。[89]一日一日を別々のシートに記録し、裏面は白紙にして、「切り取って新しいノートに貼り合わせ」、内容ごとに整理できるようにした。[90]プライヤーは熱狂に包まれていた。「ほとんど毎日、何らかの心因性の事実を記録することができた」からだ。[91]

彼より前の多くの人々と同様、プライヤーも先天的なものと後天的なものとの間の区別に非常に関心を持ち、これと関連づけて、著書全体で人間と動物の差異について論じた。一方でダーウィンの研究に倣い、境界区分としてのかつての重要性を言語に認めることを拒否した。プライヤーの論拠はダーウィンの論文にある多くの主張、とりわけ動物が言語を〔使用しないまでも〕理解する能力を参考にしたものだった。

全体として、人は乳児や離乳児を、きわめて知的な動物より高次の認知発達の段階に位置づけしようとする。しかしそれはその言語能力によるものではない。イヌも狩猟の言語だけでなく、飼い主が話す言葉の多くを理解し、飼い主の表情や身振りから文章全体の意味を推測する。そしてたとえ明瞭な音は発しなくても、言語のすべての音を知っているパタン〔オーストラリアなどに生息する冠羽のあるオウム類〕は、より一層これが当てはまる。子どもは顔の表情や身振りやしぐさを通じてひとかたまりの言葉を理解していることを示し、すでに多くの言葉を意味もわからず模倣しているが、話す言葉はほんの数語で、理解もしていない。そうした子どもが、賢くて計算高く、それでいて構語機能を持たない〔発語しない〕ゾウやアラブ種〔ウマの品種のひとつ〕よりも知的に勝るのはこの「言語能力という」理由からではなく、複雑な概念をどんどん形成していくことができるからである。[92]

これは、言語が重要ではないといっているのではない。なぜなら言語は「原始的で不明瞭な概念」を洗練させ、より正確にする（*prazisieren*）ことができ、「その観念を子どもの生活環境と結びつけ、ますます高度に抽象化することによってさらに発展させることができる」からである。[93] しかしそれは二次的なもので、概念形成の能力の後に続くものだった。

最も重要な点として、プライヤーにとって動物は人間の最高の概念、すなわち自己概念を欠いた存在である。この概念は『子どもの心』の実質上最後の章で議論され、幼児期の発達とそれに関するプライヤーの説明で締めくくられている。自己概念は言語を使用してテストできるものではなかった。ペレスと、このテーマに関する彼の他の声明と同じく、プライヤーは一人称単数の使用がきわめて重要であるとは考えていなかった。それは子どもが自己概念を形成した後に現れるからだ。「多くの頑固な子どもは自己感情（*Ichgefuhl*）が強く発達し、自分のことを自分の名前以外では呼ばない」。それは多くの場合、親が自分のことも子どものことも三人称で呼ぶことに起因している。[94]

自己概念が最初に現れたのは、むしろ鏡に対する子どもの反応においてだった。最初、子どもは鏡像に関心を示さなかった。一七週目あたりで、彼は「初めて紛れもない注意力をもって、初めて見知らぬ顔をじっと見つめるのと同じ表情で[95]」自分の像を見た。数日後、彼はそれに微笑みかけた。二四週目、子どもは鏡の中で自分の後ろに立っているプライヤーの方に振り向き、二五週目には、鏡に映るプライヤーの姿に手を伸ばした。三五週目、プライヤーの像に触ろうとすると、少年は「硬くてなめらかな表面」を感じて戸惑いを覚えた。[96]彼の戸惑いは不安と拒絶に変わり、再び鏡の前に来たとき、「彼はすぐさまそっぽを向いた[97]」。プライヤーはこの瞬間について次のように記している。「ここでは、把握できないこと（*das Unbegreifliche*）——文字通りの意味で——が不安要素となっていた」と。[98]このような鏡像との関わり合いは六〇週目まで続いた。このとき「『ママはどこ？』という問いに応えて彼は鏡像を指差し、それから笑いながら母親の方に振り返った」。プライヤーは、「生後一四か月になってようやく、実物と鏡像との区別が確実にできるようになった」と結論している。[99]

子どもは次の段階への準備ができていた。六七週目、彼は鏡の前でしかめ面をし、それを見て自分で笑い、七九週目には、レースや刺繍を施した布を肩の周りに巻いてドレスに見立てて着飾るなど、「虚栄心の兆候」を見せるようになった。そして生後一七か月のとき、鏡に映った姿に向かってしかめ面をするようになった。[100] しかめ面も扮装も歓迎できる行動ではないと考えたプライヤーは、この時点で鏡の実験（*Spiegelversuche*）を終了することにした。[101] しかしこれらの反応を統合すると、「まだはっきりと物を見ることのできない新生児の自我のない（*ichlosen*）状態から、発達した自己の状態への移行」を示していると彼は考えた。[102]

このことから、プライヤーにとって人間と動物は大きく異なることは明らかだった。動物の鏡への反応のしかたは、そこに映った姿に自分ではない他の動物を見ていることを示唆していた。鏡に対する我が子の反応の記録のすぐ後に、プライヤーは有名なトルコのアヒルの例を紹介した。

> 私は数週間にわたり、トルコのアヒルのつがいを一日一回、目にしていた。そのつがいはいつも他のアヒルの群れと離れたところにいた。雌のアヒルが死ぬと、雄は反射力の強い地下の小さな窓に向かって泳いでいくようになり、毎日何時間もその窓の前にいた……おそらくそこに映ったアヒルを、死んだパートナーだと思っていたのだろう。[103]

プライヤーが飼っていたネコについても、鏡を前にしたとき、「その像をもう一匹の生きているネコだと思ったに違いない。というのも鏡を設置してやると、ネコはその後ろや周りを歩き始めたからだ[104]」と彼は語っている。

プライヤーは高等猿人類については見解を述べなかったが、当時、高等猿人類は自己概念を持たないのではないかと指摘する者がいた。フランクフルトの動物学者マクシミリアン・シュミットは、一八七八年に次のような指摘をした。彼が観察していたオランウータンは、「鏡の中に見物客が映っているのを見て、それを認知した。というのも彼は鏡に映った見物客たちにしばし視線を止め、それから周りを見回したからだ。まるで彼らが本当にそこにいることを確かめようとしているかのように」[105]。にもかかわらず、動物は自分自身の鏡像を自分と同定することはできないようだった。私たちは鏡に映った類人猿を初めて見たときのオランウータンの恐怖の反応、ハッとして下唇を前に押し出し、鏡から後退りしたという話を聞いている。その後、オランウータンはその像に向かって唾を吐いて攻撃し、木のハンマーで叩き、パン屑を投げつけたという。こうした観察からシュミットは次のような結論を導いた。「彼が鏡像は自分だと認知していると証明することはできない。なぜなら彼は何の動きも見せなかったし、しかめ面をすることもなかったからだ。その現象の意味を彼が明確にわかっていたら、おそらくそのような反応をしないことはなかっただろう」[106]。これは、鏡像に自分の後ろ姿を見せたマンドリル（アフリカの小型霊長類）の動作を研究していたゴータ〔ドイツの都市〕の動物学者、ヨハン・フォン・フィッシャーも経験したことだった。「彼はそれ〔鏡〕に向かって歩き出し、そこから少し離れたところで止まり、像に向かって笑いかけると、すぐさま振り向いて自分の身体の色のついた部分を示した」[107]。フィッシャーは論文の中で、この動作に関するそれ以上の見解は示していない。しかしダーウィンはその数か月後、この論文について議論し、マンドリルは鏡の中に自身の像ではなく、可能性のある自分のパートナーを見たことを示唆しているとし、この動作を明らかな求愛行動のひとつとして見てとった。[108]

プライヤーが自信を持って子どもの鏡前行動に自意識を読み取ったことに、私たちは驚くかもしれない。これまで見てきたように、鏡はそれまで自意識と関連づけられることはめったになく、ダーウィンの説明の中にももちろん登場しなかった。その理由のひとつは、鏡像認知の性質によるものだった。鏡像を同一視することは、本当に自意識の兆候と言えるのか？　結局のところ鏡像は、特に空間的には、自己と別個のものであり、鏡像を認知することが自己の行為を省みるといった、自意識と関連づけられるような種類の行為に近いのかどうかははっきりしなかった。プライヤーはこの問題を回避する方法として、自己概念に着目したのだ。自己概念は自己についての意識――自己の行為を省みることから得られる属性を付加するもの――と、鏡像に適用される鏡像認知の両方に必要なものだった。これらの問題は、なぜプライヤーが自己と鏡に映った姿との区別を重視したかの説明にもなる。彼が述べているように、「発達した自己」の存在は「自己を鏡像と、他者と、そして鏡に映った他者を意識的に区別する」存在だった。[109]

　しかし、たとえ鏡像認知を自意識の一形態として見ることができたとしても、そうした認知が、プライヤーが観察した行動に現れているかどうかは明確ではなかった。プライヤーやその前の世代の研究者が指摘した回答の中に、子どもは鏡像を自分自身の身体の反映として見ているということを明白に提示しているものはほとんどなかった。プライヤーはそのことを認め、「このような進歩についていくには大変な努力が必要だ」と述べている。[110]『子どもの心』を一般向けにリライトした『幼児期における心の発達』の中で、プライヤーは自分の子どもの育児日記をつけている親へ質問の体裁で指示を出している。[111]「鏡像」の章では、自己認知の瞬間が著しく欠如している。その代わりにプライヤーが焦点を当てているのは外的動作である。「［子どもは］いつ、鏡の後ろ側を掴もうとするか？　いつ自分の鏡像にキスをしようとするか？」[112]自己認知の瞬間に気づくのは難しいばかりでなかった。プライヤーはそれを正確に突き止めることができるとは考えていなかった。むしろ彼は、鏡前行動を統合することで初めて、それらは「収束した線のようなものを形成し、人格の統一と外界との境界区分を完璧に感じられる地点まで達する」と宣言した。[113]しかしそのときでさえ、プライヤーはこの収束を、それを構成する行動と関連づけることなく、単に主張するだけにとどまった。

自己認知の明確な瞬間がなく、記録された行動が次第にどのようにまとまった自己として現れるのかを明確に説明できないのであれば、プライヤーはなぜ、それらが自己概念の存在を証明するという確信が持てたのだろうか？　その自信を理解するためには、彼の研究のもうひとつの側面、すなわち神経学に目を向ける必要がある。神経学はヘッケルの生理学に対する彼の関わり合いと密接な関連性があった。プライヤーはこの時点では、神経学的研究に着手していなかった。むしろ彼は、子どもの鏡前行動を理解するために、既存の神経学的知識を利用していたのだ。私たちはさらに先に進み、プライヤーが神経学的解釈論を展開し、それが子どもの行動、とりわけ鏡との遭遇についての彼の読みを支え、その読みに科学的な輝きを与えたということができるだろう。

プライヤーは神経学的関連性の議論でもって、『子どもの心』で自身の分析をおこなった。ダグラス・アレクサンダー・スポルディング（世紀の始めに、新しく生まれた雛鳥に関する実験ですでに名を馳せていたイギリスの生物学者）が提示した感覚発達に関する理論と自身の理論のいくつかを利用して、プライヤーは生まれたばかりの動物の視覚、聴覚、嗅覚などについて論じた。[114]プライヤーはこれにより、生まれたての動物は誕生のときからより完全な感覚系を持っているが、人間は関係性を形成するもっと発達した能力を持って生まれてくると主張した。「人間は脳脊髄系にある特定の連合経路を多かれ少なかれ繰り返し使用することで」、動物よりもはるかに多くの感覚と動作の連合を獲得し、それによって「他の使用法を学習することができるようになった」。[115] 結果的に、人間は概念を形成することができるようになり、最終的には動物と異なる存在となりえたのだ。[116]

そしてプライヤーは、鏡前行動を論じた直後、この連合論的神経学に立ち返る。

概念を形成するこの機能（能力、素因、ポテンシャル関数）は先天的なものであり、最初の概念のいくつかは遺伝的なものである。新しい（遺伝性のものではない）概念は新しい印象、つまり経験の後にしか発展しない。経験は脳内の新しい繊維系を通じて原始的な概念と結びつく。これは言語の獲得よりも前に始まる。[117]

これらの神経学的仮説は、鏡前行動に関する彼の解釈に影響を与えた。プライヤーがまず最も関心を抱いたのは、子どもが神経系の連合力を利用して自分の身体を結合する方法についてだった。新生児では、神経系の異なる部分（とりわけ脊髄と脳）は互いにまだ独立している。「大脳皮質の自己（*Rinden-Ich*）は脊髄の自己とは異なる」ということだ。[118] このことは、初期段階のある時点で、子どもが自分の手足を「何か異質なもののように」捉えるのはなぜかを説明する。[119] 子どもが成長すると、「さまざまな感覚領域」が経験によって強化された「中枢間繊維」を通じて徐々に結びつき、その結びつきが子どもにとっては自分の身体を示すものとなる。つまり「味覚―触覚、視覚―触覚、視覚―聴覚、視覚―嗅覚、味覚―嗅覚、聴覚―触覚を経験している間に、異質な感覚印象が頻繁に一致する」のだ。[120] これが約六二週後、自分の手足に対する子どもの関心がなぜ弱まるのかの説明となり、プライヤーはこう結論づけている。これは「子どもの知性における客体と主体の明確な分離」を意味する、と。[121]これらのプロセスは「自己のあいまいな感覚」(*dunkles Ichgefuhl*)の発達を説明し、それが後に「さらなる抽象化を通じて」、より完全かつ明確に定義された自己概念へと変わっていく。「鏡像を見ているときの心の動きは、上記の観察からこの結論を裏づける。[122]またはプライヤーがこれを神経学的言語に翻訳しているように、それらは「すべての感覚神経の大脳中枢が同時に刺激される(*Erregung*)ことによって生み出される「自己の完全な概念」(*Gesammtvorstellung des Ichi*)の基礎を形成するものだった」。[123]プライヤーは、子どもの心理学的発達は自己概念で締めくくられ、そのプロセスが鏡の前で明らかになるのを見ることができると考えた。なぜなら、それこそが脳内に神経連合が構築されるプロセスの目的《テロス》だったからだ。

結論

ダーウィンの一八七七年の論文は、新しい議論を提示したというよりも、特定の議論の正当性を認めなかったという点で重要だった。これまで見てきたように、育児日記をつけていた人々は不連続性の起源を説明する逆説的なプロジェクト、ティーデマンやその他の人々にとっては文字通り、自然から文化への原始的飛躍(*Ur-sprung*)に関与していたのである。彼らは言語について説明することと、理性の基盤であり前提条件でもある言語にひとつの歴史を与えることの両方を可能にし、人間と動物王国を分離する質的差異として決定することができると考えた。ダーウィンは論文の中で、種の発達と子どもの発達という同じアナロジーを利用して同じように歴史を語ろうとした。しかしこの発達を進化とみなす際、言語の歴史は不連続性に関するいかなる主張も覆すことになると彼は主張した。子どもが意味のない音を発する方法が鳥のさえずりやその他の動物の鳴き声と関連づけられると考えれば、人間の言語を動物のコミュニケーションとは質的に異なるものとして見ることはできない。

ダーウィンの主張は明らかに説得力があった。ダーウィンの説が発表されると、心理学者は次第に、人間と、言語を使用する他の動物との間に境界線を引くことは難しいことに気づくようになった。にもかかわらず、そして限定的には、ダーウィンの育児日記に関する論文は別のことを示唆していた。ドディの笑みは同様の状況で他の動物が示す攻撃的行動とはまったく異なり、子どもの心の中にある、人間を他と区別するような発達を示唆していた。鏡像認知と自己認知が密接な関係があるように見える鏡の前でこれが起こったということが、このテストを、人間の認知的差異の根源に自意識を据える長い伝統と結びつけるのに役立った。[124] ミラーテストは新しい非言語的シボレス〔ある社会集団の構成員と非構成員を見分けるための文化的指標を表す言葉〕となることを約束するものだった。

しかし、鏡前行動の自意識的解釈がどれほど直観的なものであっても、ミラーテストは構造上、それを安全な方法で基礎づけるのは難しかった。ドディの笑みは生後四か月半で起こり、それは彼女が自己の概念を持つと期待されるはるか前のことだった。このことは、プライヤーの思想が英語圏の国々に伝わり、子どもの発達を調査する特権が科学者の親から奪われ、ひとりの子どもという枠を超えた、新しく発展する学問分野で使われるようになって初めて明らかにされた。簡単に再現できるテストが好まれ、明確な結果が得られる科学的環境において、自己の概念はどうなっていくのだろうか？

第二章　突然ではなく、だんだんと
児童心理学、ジェンダー、鏡のあいまいさ

　ミネソタ大学の児童心理学者メアリー・シャーリーは、一九三一年から一九三三年に執筆した『最初の二年間』の中で、「家庭と研究所の協力体制」を築き、幼い子どもの発達能力の調査をおこなった。彼女は一連の標準化テストに基づいて、隔週ごとに二五人の乳児を評価した。[1] これらのテストには特定の色または特定の玩具に対する子どもの嗜好を確認する「選択テスト」や、箱の開閉、ブロック積み、ボール投げなどの「操作テスト」、そして「絵とにおいのテスト」が含まれていた。この「絵とにおいのテスト」で、シャーリーはさまざまな「鏡に対する反応」を記録した（図2・1）。

　プライヤーからの変化はこれ以上ないほど顕著だった。第一に、これは断じて育児日記ではなかった。つまり、その分析は、ひとりの子どもに合わせて、その子があらゆる時点で見せたあらゆる行動に着目するものではなかったということだ。第二に、そしてその結果として、その主な証拠となるのは日付、つまりある発達が見られた時期ではなかった。その代わりに、規定の回数分、その行動をとった子どもの数を示す一連のパーセンテージが表示される。そのため、特定の軌跡や順序を明確に意識することはない。そして最後に、鏡の地位が劇的に変化したように思われる。プライヤーがミラーテストを自らの研究の頂点に据え、自己の概念、つまり人間性の決め手となる特徴の出現を示したのに対し、シャーリーはこのテストを、控えめで比較的目立たないさまざまな行動を調べる一連のテストのひとつに過ぎ

表 XLIII
鏡への反応

反応	反応が見られたパーセンテージ		平均反応時間（秒）	
	42 週	50 週	42 週	50 週
関心				
受動的関心	21.0	23.8	11.5	10.6
試験官または周囲の人を見る	26.3	14.3	6.6	22.0
辺りを見回す	0.0	0.0	0.0	0.0
鏡の操作				
反応なし	0.0	4.7	0.0	5.0
手を伸ばす、持ち上げる、掴む	68.5	90.5	13.0	8.9
叩く、引っ掻く、頭をこすりつける	31.5	33.3	11.5	11.0
受動的に掴んだり落としたりする	68.5	62.0	16.0	16.9
見つめる	36.8	19.0	13.4	15.8
ゲームのように落とす	0.0	19.0	0.0	15.5
鏡を裏返して背面を見る	63.1	62.0	10.8	13.8
鏡を覗き込み、像を指差す	52.5	52.5	13.7	15.7
噛む、または舐める	84.2	57.3	27.7	24.5
逃げようとする	15.7	9.5	14.3	22.5
試験官を引き込む	5.2	14.3	5.0	13.0
像にキスをする	10.5	23.8	12.5	13.0
平均ポイント	2.2	2.9	…	…

図2.1　「鏡への反応」 Mary Shirley, *The First Two Years: A Study of Twenty-Five Babies* (Minneapolis: University of Minnesota Press, 1931-33), 2:263.

ないものとした。鏡像自己認知の項目はどこにも見られなかった。

シャーリーの反応リストは、ミラーテストが二〇世紀の最初の数十年の間に、特にアメリカで発展するにつれて大きく変化したことを示している。アメリカの学術心理学の黎明期、研究者らはプライヤーが誇る目標を、もうひとりのドイツ人ヴィルヘルム・ヴントから得た新しい方法論的厳密さの感覚と結びつけようとした。彼らは複数の子どもからデータを収集することを優先し、神経学を軽視することで、プライヤーが神経発達の図式に大きく傾倒した結果の解釈の行き詰まりを回避しようとした。これから見ていくように、こうした状況から、家庭内の責任を仕事と学問の目標に投入する、全米の女性研究者ネットワークの場が一時的に開かれたのである。[2]

これらのネットワークは、新しく設立された心理学研究機関に見られたような、この学問を男性的なものとみなす有害な固定観念に打ち勝つことはできなかったが、ヴントではなくプライヤーに根差すアメリカ心理学のもうひとつの構成要素へと私たちの注意を向けさせた。G・スタンレー・ホールのような正典となる人物とその児童研究運動にとって、プライヤーの研究から生じた問題意識は彼らの研究の原動力となり、特にそれが前言語期の子どもに関係する場合はなおさらだった。こうした心理学者は彼らより前の世代の女性研究者と同様、プライヤーの伝統を発展させたいという野心と、それが収集することのできるデータとの間のミスマッチに対応するため、自らの主張をやわらげ、解釈のすべての反復可能性と一貫性を最前面に押し出した実験システムを開発した。これらの懸念は戦期間の心理学における行動主義の成功のみならず、メンタルテストのツールとして鏡の地位がどう変化したかを説明するのにも役立つ。

これまで見てきたように、プライヤーの自己の概念の解釈の直観的妥当性がどのようなものであっても、この解釈の確かな根拠を鏡前行動に見出すのは非常に難しかった。実際、前言語期の子どもにおける自己認知の証拠とは何を指すのだろうか？　プライヤーでさえ、鏡前での一連の行動を提供することに限定し、決定的な変化を特定することはしなかった。彼が自信を持てたのは、この一連の行動は、前述の通り自己概念の出現を示すということだった。というのも彼はこれらの行動を、神経系がゆっくりと結合していく様子が外部に現れているものとして捉えたからだ。

こうした困難は、ヴィルヘルム・ブントを支持する傾向があった英語圏、特にアメリカにおいて心理学が発展するにつれてさらに拍車がかかった。ヴントは心理学の科学性を、生理学との関連性にではなく、それ自体の厳格な手法に求めた（といっても彼はその実験的スタイルを生理学から借用していたのだが）。一八七〇年代以降、来訪者やヴントの教え子たちが新しい心理学をアメリカにもたらしたとき、彼らはこれらの理想を、一九世紀の最後の数十年間に設立された新しい心理学機関に持ち込んだ。こうした心理学機関には、コロンビア大学、ジョンズ・ホプキンズ大学、そしてクラーク大学の心理学研究所および心理学部（ジョンズ・ホプキンズとクラークは当時新しく設立された大学）や、『アメリカ心理学誌』などの専門誌、アメリカ心理学会（ＡＰＡ）などの団体が含まれていた。[3]

確かに心理学者の中には、発達に関心がありながらも神経学的理論に傾倒しつづける者もいた。たとえばニューヨークの物理学者エリザベス・ストウ・ブラウンは、ニューヨーク乳児保護施設でおこなった観察を、一八九〇年、「［彼女の］知人の中でも知的な母親たち」による記録と結びつけた。[4] 神経連合に関するブラウンの説明は、多感覚連合を追跡する手段として彼女が採用した鏡の実験に先行し、その解釈に影響を与えた。[5] それはフレデリック・トレイシーにも言えることだった。彼は一八九三年にクラーク大学で書いた博士論文の改訂版で神経学的発達を示すことにより、子どもの発達を説明する枠組みを作った。[6] これは彼にとって、子どもに自我が芽生えたことを示す四種類の「外的証拠」のひとつとして鏡を位置づけるための下地となった。[7]

他のほとんどの人は神経学への言及を軽視していた。イギリスでは、児童心理学者のジェームス・サリーが、心の発達の根本的な要因は脳の発達であることを認めた――誕生時、人間の乳児は「生きていくための準備ができておらず」、それは動物と最も顕著に異なる点とされたが、このことは乳児の神経系の未熟さに起因している可能性があった――一方で、これらの基本的プロセスについては、彼女が利用できるほど多くのことは知られていないことも認識していた。[8] 科学者がより確固たる神経学的基盤を提供してくれるのを待つのではなく、心理学者は自らの観察を進めるべきだとサリーは主張した。オクラホマ大学を拠点とする発達心理学者デヴィッド・メジャーは一九〇六年、プライヤーを標的に同じような批判をした。「プライヤーの関心は何よりもまず身体的発達の現象にあり、彼の著書『子どもの心』は、児童心理学のデータは豊富だが――心理学的視点からすると――心理学者というよりも生理学者によって書かれた研究という欠点がある」。[9] 明らかにこれは、自立性を主張する心理学者の縄張り意識の表れだったが、重要なのは、これが方法論的転換として提示されたことである。つまりメジャーは、神経系が果たす役割を否定せずに、行動の記述と心理学のレベルでの研究に専念したということだ。[10]

心理学者（特に発達心理学者）はもはや、神経学的唯物論に固執することによって科学的信憑性を得ているわけではなかった。彼らは徐々に自らの手法、すなわち被験者の数を大幅に増やし、実験的観察の条件をより注意深く制御することによって信憑性を得ていたのだ。心理学者は、育児日記という手法の重大な弱点と見なされつつあったことに対応したのである。育児日記はブルジョワ家庭の親密さと安定性によって形成された、手頃な家庭内テストとして脚光を浴びていた。ところが、特定の家庭生活、特定の子どもを対象にしているという特異性により、これを基盤に幅広い理論を構築するのが難しかった。育児日記の伝統が拡大するにつれ、個々の特異性がもたらす危険性がより明確になっていった。たとえばダーウィンは、ドディは五歳六か月のとき、鏡に映った父親の姿を見た後に彼の方を振り返ったと述べている一方で、アーンスト&ゲルトルート・スクーピンらは、『ブビの最初の幼少期』(一九〇七年)と題された日記の中で、ドディと同じ行動に初めて気づいたのは生後一〇か月としており、プライヤーはそれを生後一五か月としている。[11] 子どもが自分の名前を鏡像と関連づけたかどうかという問題についてもそうである。ダーウィンを含む人々はそれを生後八か月半としたため、ベルナール・ペレスはこのことを踏まえて、ディートリッヒ・ティーデマンを翻訳する際、鏡像「認知」が見られた日をティーデマンが生後一七か月としたことに異議を唱えた。[12] しかし、勝利を収めたのはより後の時期だった。スクーピン夫妻は生後一二か月、サリーは生後二一か月、メジャーはそれから半年以上(生後二八か月)経ってからこれに気づいたのだ。[13]

プライヤーらはすでにこの問題を認識していた。[14] プライヤーは初期の研究で、発達の過程を特定することが重要だと強調していた。彼はこれを、よく研究された単一の例から得るのがベストだと考えた。[15] プライヤーが当時記していたように、「成長が早い子もいれば遅い子もいる。また、最も大きな個人差が、同じ親から生まれた子どもたちの間に見られる場合もある。しかしその差異は、発達の特定の瞬間の順序や現れ方よりも、その時期や程度に大きく関係している」。そしてこれらは「すべての人に共通する」とプライヤーは確信していた。[17] それでも彼は、赤ん坊の発達のいくつかの説明を比較することで不適切な一般化を防ぐことができるのではないかと提案した。研究を進めるうちに、プライヤーはデータ収集に集団で取り組むことの必要性を強く感じるようになった。『幼児期における心の発達』で、プライヤーは「まだなされていない研究がたくさんある」と記し、幼少期の発達への関心はより広範囲で喚起される必要があり、すでに存在していたとしても、それを拡大する「必要がある」とした。それはこれらの研究の「科学的価値」と、そこに存在する最高で最良の仕事――すなわち教育のために子どもの心を研究することの実用的恩恵のためである」と。[18] 前章で見たように、プライヤーはこれから育児日記の研究者になる人々への実践的指導も組み込んでいた。彼は、日記は子どもひとりにつき一冊とし、観察された事実と解釈を厳密に区別することを定めた。そうすることで初めて、育児日記を「科学的に活用する」ことができるのだ。[19] 同様の理由で、ジェームス・サリーは一八九三年の『マインド』誌に、親や教師に対し、生後五、六年間の観察記録を一三の見出しに整理して送ってほしいと投稿した（一三の見出しは以下の通り：関心と観察、記憶、想像と空想、論拠、言語、快楽と痛み、恐れ、自己感情、共感と愛着、芸術的嗜好、モラルと宗教的感情、決断、芸術制作）。[20]

母親―研究者のネットワーク

個人的な育児日記の認識論的堅実性に対する懸念により、ともするとほとんどの学問的活動から除外されていたアメリカのさまざまな女性研究者のための場が一時的に開かれることになった。[21] 教育改革者であり、アメリカ社会科学協会の教育部門顧問でもあるエミリー・タルボットの例を考えてみたい。一八八一年、彼女は「体系的な取り組みによって乳児期の発達を記録することが重要である」と主張し、アメリカの親たちの集団的リソースを結集することを求めた。[22] 調査員らは長い間、動物研究に専念していたが、「ひとりの子どもの自然な発達はノアの方舟に乗るすべての動物を合わせたものよりも価値がある」としても、この研究では「ほとんどのことがなされず、少なくとも記録されたことはほとんどなかった」。[23] そのため、彼女は「大人数による継続的な一連の観察」をおこなうことを提案した。これによって「さまざまな現象に秩序を見出し、乳児の精神的肉体的発達の秘密を部分的にでも垣間見ることができるかもしれない」と考えたのだ。[24]

このような思いから、タルボットはさまざまな雑誌、主に『社会科学誌』や『ネイチャー』に質問紙を掲載し、母親や父親に子どもを観察することに協力してもらうことで、大規模な観察活動を統率した（図2・2）。

このプロジェクトは明らかに育児日記の伝統に根ざしていた。[25] 一八八二年に出版された、参加者への二度目の呼びかけとなった『乳児の発達に関する報告書』に、タルボットはさまざまな研究の参考資料を含めた。さらにテーヌとダーウィンの『マインド』誌への投稿を転載した関連文献と、ドイツで出版されてからわずか数か月しか経っていないプライヤーの『子どもの心』からの抜粋を翻訳してそこに組み込んだ。この研究の参加者にとって、これらのテキストは「観察作業の進め方の指針」となった。[26]

タルボットはこれまで、自分のプロジェクトの結果を発表したことはなかったようだが、そのアプローチは、たとえば大学同窓会（ACA）の幹事で、母親たちに「勇気を出して自分の子どもの成長を調査する」[27] よう促したアニー・バルス・ハウズや、ニューヨーク市の児童本質研究会（フェリック

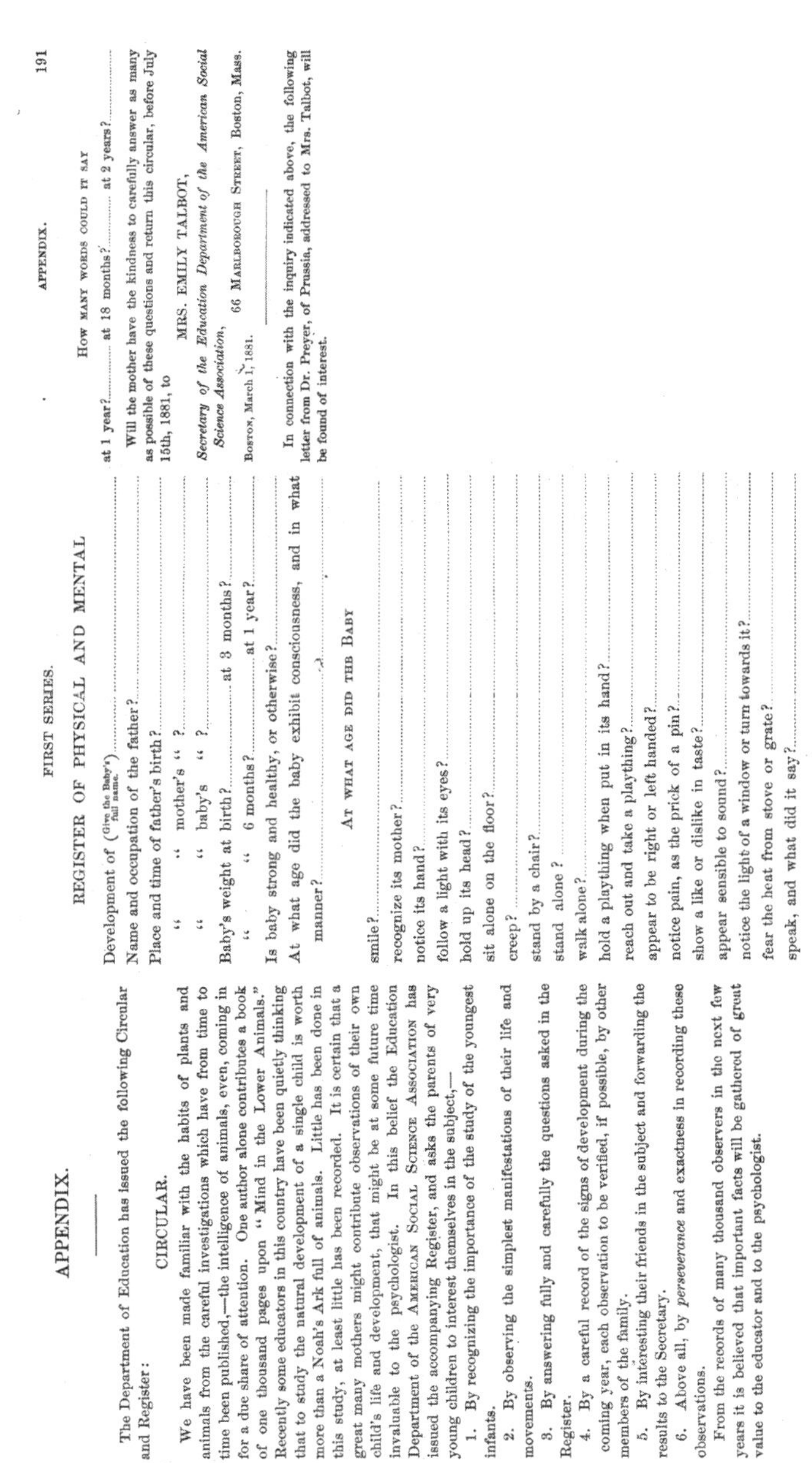

APPENDIX.

The Department of Education has issued the following Circular and Register:

CIRCULAR.

We have been made familiar with the habits of plants and animals from the careful investigations which have from time to time been published,—the intelligence of animals, even, coming in for a due share of attention. One author alone contributes a book of one thousand pages upon "Mind in the Lower Animals." Recently some educators in this country have been quietly thinking that to study the natural development of a single child is worth more than a Noah's Ark full of animals. Little has been done in this study, at least little has been recorded. It is certain that a great many mothers might contribute observations of their own child's life and development, that might be at some future time invaluable to the psychologist. In this belief the Education Department of the American Social Science Association has issued the accompanying Register, and asks the parents of very young children to interest themselves in the subject,—

1. By recognizing the importance of the study of the youngest infants.

2. By observing the simplest manifestations of their life and movements.

3. By answering fully and carefully the questions asked in the Register.

4. By a careful record of the signs of development during the coming year, each observation to be verified, if possible, by other members of the family.

5. By interesting their friends in the subject and forwarding the results to the Secretary.

6. Above all, by *perseverance* and exactness in recording these observations.

From the records of many thousand observers in the next few years it is believed that important facts will be gathered of great value to the educator and to the psychologist.

FIRST SERIES.

REGISTER OF PHYSICAL AND MENTAL

Development of (Give the Baby's full name.) ....

Name and occupation of the father? ....

Place and time of father's birth? ....

" " mother's " ? ....

" " baby's " ? ....

Baby's weight at birth? .... at 3 months? ....

" " 6 months? .... at 1 year? ....

Is baby strong and healthy, or otherwise? ....

At what age did the baby exhibit consciousness, and in what manner? ....

AT WHAT AGE DID THE BABY

smile? ....

recognize its mother? ....

notice its hand? ....

follow a light with its eyes? ....

hold up its head? ....

sit alone on the floor? ....

creep? ....

stand by a chair? ....

stand alone? ....

walk alone? ....

hold a plaything when put in its hand? ....

reach out and take a plaything? ....

appear to be right or left handed? ....

notice pain, as the prick of a pin? ....

show a like or dislike in taste? ....

appear sensible to sound? ....

notice the light of a window or turn towards it? ....

fear the heat from stove or grate? ....

speak, and what did it say? ....

APPENDIX. 191

HOW MANY WORDS COULD IT SAY

at 1 year? .... at 18 months? .... at 2 years? ....

Will the mother have the kindness to carefully answer as many as possible of these questions and return this circular, before July 15th, 1881, to

MRS. EMILY TALBOT,

Secretary of the Education Department of the American Social Science Association,

66 MARLBOROUGH STREET, Boston, Mass.

BOSTON, March 1, 1881.

In connection with the inquiry indicated above, the following letter from Dr. Preyer, of Prussia, addressed to Mrs. Talbot, will be found of interest.

図2.2　乳児の発達に関するタルボットの記録の初版。両親には、質問紙に記入し、返送するよう促した。*Social Science* 13 (April, 1881): 189-91.

ス・アドラー夫妻主催)、全国母親協議会、その他、全米の女性クラブや保護者会などで取り上げられた。[28] 複数の赤ん坊の記録を収集、編纂する試みの中で、最も成功したのはミリセント・シンによるものだ。クリスティーヌ・フォン・エルツェンがシンとそのネットワークに関する説明で詳述しているように、シンのキャリアの軌跡は、大学教育を受けたアメリカ人女性という地位によって条件づけられていたと同時に、それを克服する試みでもあった。カリフォルニア大学バークレー校で学士号を修めた後、シンはカリフォルニア州ナイルズに果樹園を所有していた家族の世話をするために故郷へ戻ることを余儀なくされた。大家族のひとり娘として、両親の世話と弟の教育に献身したのだ。[29] こうした背景から、育児日記は家庭という領域に限定されていたとはいえ、彼女の学術的な資格を開拓する好機ともなった。シンは姪のルスを、生後六日目から七歳になるまで注意深く観察し、記録した。[30]

一八九一年、ルスが誕生して一年が過ぎるころ、シンはACAカリフォルニア児童研究課を立ち上げた。大学を卒業したばかりで小さな子どもがいる一〇人(全員が一八八九年から一八九一年の間に生まれた)を採用し、乳児の発達に関する最新の研究文献を検討するための会議を定期的に開き、会議には専門家を招いて、個人的関係性と組織的関係性を築き上げた。その成果は、複数巻からなる『子どもの発達に関する覚書』(一八九三―一九〇八年)など多数の出版物となって世に出た。一八九八年、シンは大学院教育学ゼミとの連携により、自らが手配に携わったこの研究で教育学の博士号を取得した。[31] バークレー校に在籍し、学位を取得したことで、シンはアメリカ全土の知的交流に参加することができるようになった。彼女は自身の研究を全国会議で発表し、このトピックに関してアメリカやヨーロッパのリーダーらと交流した。

タルボットと同様、シンは自身のプロジェクトをプライヤーの研究の延長、改良として見ていた。義理の妹と一緒にプライヤーの翻訳版を読み、その系統発生—個体発生論を信奉した。自身の学説の普及版である『ある乳児の日記』(一九〇〇年)で、彼女は「遺伝子研究で特に興味を抱いたのは人類の過去を知ることができるかもしれないという光明だった」と記している。[32] ダーウィン以前でさえ、観察者は「乳児とサルの類似性」を指摘しており、近ごろの発生学は単にこのこと、すなわち「各個人は誕生前に、下等生命体を次々と通過していく」ということを裏づけるものでしかないと彼女は考えた。[33]「人間が獣からヒトになる過程」を記録することは不可能だったため、成長途上の子どもという個体発生の類似体は貴重な研究対象であり、系統学的な知識のギャップを埋めることが期待された。[34]

にもかかわらず、シンはプライヤーの「伝記的手法」に懸念を抱いていた。プライヤーはひとりの子どもの発達を追跡したことにより、自分が選んだ被験者の特殊性を見抜くことができなかったのだ。そこでシンはプライヤーの手法を、昔から学齢期の子どもに利用されてきた「比較」または「統計的」アプローチと組み合わせることを提案した。ところがその通常の形では、「ひとりの同じ子どもに実際に起こる連続的な段階」、つまり心の発達の順序に洞察を与えることができなかった。シンは複数の伝記的記録を収集し、その後「[それらを]他の観察とくまなく比較する」ことによって、一般化可能な主張ができると同時に、子どもたちが歩んだ道のりを追跡する能力を保持することができるのではないかと考えた。[35]

こうした懸念はプライヤーの理解が大きく変化したことを説明するのに役立つ。なぜなら、プライヤーは初期の子どもの発達の頂点にミラーテストを位置づけたが、シンとタルボットの研究ではそれがほぼ完全に脱落していたからだ。[36] これは想定外だった。当初、タルボットは自意識をこのプロジェクトの中心に据えていた。ほぼ間違いなくタルボットからの要請により、娘のマリオンは一八八一年、プライヤーの初期の「精神の発生」を翻訳して『思弁哲学誌』に掲載した。この論文では、自意識の出現に関する簡単な主張はあるものの、鏡への言及はなされていない。[37] 原稿を準備するにあたり、母親のタルボットはプライヤーに手紙を書き、このトピックについてさらに次のような問い合わせをした。生後一一か月の子どもが「自分の希望を表現し、それにしたがうように乳母を誘導する」ことは自意識の現れと考えられるか？ と。プライヤーは否定的な回答をしたが、次のように認めた。

これは答えるのに最も複雑な判断を要する疑問のひとつです——子どもはいつ自分の身体、頭、手などを他の物体と区別し、自分自身のものとするのでしょうか。子どもが初めて正しい意味で「わたしは」や「わたしに」というとき、それは一線を超えたとみなすことができるでしょう。印象から連想して概念を形成したり、異なる対象の類似した性質を統合することによって一般概念（*Begriffe*）を形成したりすることは、子どもが自分の個人性について何らかのことを知るずっと前におこなわれる知的作業です。自意識は突然生まれるのではなく、子どもがその小さな手で自分の身体と外部の物体を触ったときの違いを示す多くの実験を経て、だんだんと発生するもののようです。[38]

同じ手紙の中で、プライヤーは『子どもの心』の出版が近いことを告げ、タルボットはこのことも娘に伝えた。マリオン・タルボットはドイツでこの本が出版された直後、そして一八八八年にその完全翻訳版が出版されるはるか前の一八八二年一月、鏡に関する章を『エデュケーション』というアメリカの専門誌のために翻訳していた。彼女はこれに「自意識の発達に関する覚書」というタイトルをつけた。[39] その後マリオンは、神経学に関する「翻訳の思惑的な部分」を削除し、鏡前行動の記述的説明のみを残して、この章の最も重要な部分を一八八二年に刊行された『乳児の発達に関する覚書』にまとめた。[40]

タルボットは自意識の問題、さらにはその結果としてのミラーテストに関心を抱いていた一方で、質問紙という自分の方法に合うやり方でそれを包括することはできなかった。彼女は全米から送られた、さまざまな状況での観察記録をひとつにまとめたいと考えていたため、質問紙では必然的に短くて一義的な回答を求めるような質問をせざるを得なかった。タルボットは、赤ん坊が最初に笑顔を見せたときや、初めて母親を認知したり、背筋を伸ばして顔をあげたり、音に対して敏感な様子を示したりしたときなど、重要な発達が見られた正確な年齢について尋ねた。[41] これらはその後、統計ツールを用いて照合、分析することができた。しかしきわめて複雑な構造を持つミラーテストが、どうしたらこのモデルに適合できるのだろうか？　タルボットは回答に窮した。その代わり、もっと自由な回答が得られる質問をひとつ加えた。すなわち、「赤ん坊は何歳で、またどんな方法で、意識を表したか？」[42]

意識に言及したところで、物事を解決することにはならなかった。ある母親は次のように書いている。「意識を最初に表したのはいつかという質問は、私には少しあいまいに思えます。空腹の意識、腕とベッドが違うという意識はもちろんありますが、それが質問の意味するところであるかどうかは疑問です」と。[43] その回答の中でタルボットはこの問題に触れ、論点になっているのは「自意識」であることを明確にした。実際、「これらの研究の目的」のひとつは親の視点から幼い子どもの自意識の成長を明らかにすることだと彼女は主張し、ここでもペレスと並んでプライヤーをモデルとして挙げた。[44] にもかかわらず、そしておそらくはその結果が比較可能であることを確証するため、タルボットは一八八二年の第二版の質問紙に大幅な変更は加えなかった。意識という言葉のあいまいな言い回しに関する疑問は、依然として残ったままだった。プライヤーでさえ自意識の存在を示す行動をひとつも特定できなかったのだとしたら、全米の家庭で再現できる標準的なプロトコルを見つけることに望みはあったのだろうか？　ミラーテストは、アメリカで機能していた新しい科学の理想とまったく相容れないものだったのだ。

シンはそう認識していたようだ。それは、シンのネットワークのメンバーが鏡前行動についてメモをとっていた数少ない事例のひとつ、ローラ・スウェイン・ティリーの「ふたりの男児の発達記録」を見ればわかる。ティリーは自分の記録の中で八回、鏡前行動に言及しており、子どものさまざまな瞬間（生後一か月、七か月、一〇か月）における鏡への肯定的な情緒反応、鏡の中の母親のとなりにひとりの赤ん坊がいるのを見たときの驚き（一二三日目）、そして母親がふたりいるのに気づいたときの驚き（九か月）に注目した。[45] シンはこれらの観察を、本文の最後で次のようにまとめている。

これらの覚書を考える上で、基盤とすべき重要な点がまだひとつある――つまり自意識の発達であり、これは［ティリーのふたりの息子の］両方の記録を見れば明らかである……あるとき、ローレンスは自分の親指の動きを見て、ますます自分の身体を調べてみたくなった、と記録されている（九か月、三九週）。またウィンスロップはあるとき（九か月、三七週）、鏡の中にもうひとり母親がいることに混乱しながらも、自分自身の像は当たり前のこととして受け止めていた（なぜなら彼は、実際の母親が鏡の外にいるのは見えるが、自分自身を鏡の外に見ることはできなかったからだ[46]）。

しかしティリーは、単なる事実の寄せ集め以上の、熟練した解釈の重要性を強調した。ある特定の鏡前行動を正確に記すことよりも重要なのは、さまざまな行動を総合的に評価することなのだ。

主にこのことを立ち止まって考えることで、私たちは、幼い子どもたちが他者の動作を真似ることを学びながら、他者から見た行為と自分でした行為の感じの違いを学んできたプロセスを辿ることができる。努力と熟練を重ねることで少しずつ全身のバランスが整えられ、意のままに動き回るようになるにつれて身体の自意識が見事に拡大していくことを実感することができる。また、他の人間とのサインや音によるコミュニケーションが確立されるにつれて明確になっていった自己と他者の区別を評価することができるのだ。[47]

ミラーテストは一九世紀後半のアメリカ心理学の方法論的慣習とは一致していなかった。鏡の復活にはもう一世代、そしてもうひとつの方法論的革命が必要となる。

心理学とメンタルテスト

タルボットとシンの研究者ネットワークは、科学的研究への障害のように見えるかもしれないもの、すなわち母親としての責任を利点に変えようとした。しかしその瞬間は長くは続かなかった。というのも彼女たちは、ロバート・ナイが示しているように、次第に研究者イコール男性という性差別的見方をするようになっていった科学的体制のもとで活動していたからだ。[48] タルボットの一八八二年の書籍に所属学部長ウィリアム・T・ハリスが書いた序文にも、女性を見下した態度が如実に現れている。タルボットは「乳児期における発達を記録するための体系的努力」の重要性を強調し、プロジェクトに参加した「何百人もの母親」、その多くが「正確に調査をおこない、証拠を率直に評価するために私たちの大学で訓練を受けた人々」を称賛した一方で、[49] 社会的に保守的なハリスは、このプロジェクトの価値をまったく別のところに位置づけていた。「統計が何を示そうとそれほど重要ではない。なぜなら母親が子どもの成長を研究し、何が進歩の段階を構成しているかを学び、この成長への障害をどのように発見し、取り除くかを学び、同時に子どもが自分の能力を使いこなそうとする努力に対して分別ある援助を提供することこそが重要だからである」[50]。こうしてハリスは公的で科学的なプロジェクトを、家庭の外ではほとんど重要性をもたない女性の母親としての義務の表現として捉え直したのだ。

シンとタルボットが具現化した認識論的価値はむしろ、G・スタンレー・ホールの研究と彼の「児童研究運動」において最も安全な形で制度化された。（ハーバード大学のウィリアム・ジェイムスのもとで）アメリカ初の心理学博士号を授与されたホールは、ジョンズ・ホプキンズ大学の教授となり、実験心理学の研究所を設立した後、一八八九年から一九二〇年までクラーク大学の初代学長を務めた[51]。ホールはヴント派として最もよく知られているが、プライヤーにも大きな影響を受けた。彼はプライヤーを児童研究の主要な創始者として、また自身のほとんどの研究プログラムの先駆者として引用し、ドイツの大学教授としてのプライヤーの地位に相当な敬意を払っていた[52]。プライヤーの主著である『子どもの心』のアメリカ版の序文で、ホールはプライヤーのテキストを幼少期に関するあらゆる科学的研究の中で「最も充実していて、全体として最良のもの」、「児童心理学研究に帰納法を適用した最良の例」だと評価している[53]。二番目の子どもが誕生した一〇年後の一八九一年に発表した自らの育児日記の中で、ホールは自分の子供たちのことを説明するのに、プライヤーの研究の概要――感覚の発達、意思の発達、そしてかなりの部分で言語の発達――にしたがった[54]。ホールはより大きな疑問に答えるために研究を重ねた。プライヤーの研究のみならず、ハーバート・スペンサーやチャールズ・ダーウィン、エルンスト・ヘッケル、ジョージ・ロマネス、ヘンリー・ドゥラモンドといった進化論者による研究に基づき、ホールは反復論を一八九〇年代の児童研究の中心に据え、進化論に基づいた総合的な研究を目指した。[55]

にもかかわらず、ホールはプライヤーの脆弱な方法論には批判的で、その代わりにヴィルヘルム・ヴントの実験主義と、一八六〇年代以降ドイツの教育者らに利用されてきた質問紙という方法論から得た考え方を提案した。[56] アメリカでは、クルト・ダンツィガーが指摘しているとおり、ホールの手法は個人を対象とした研究から集団を対象とした研究へ注意の矛先を変えた。[57] 彼の質問紙は個人がイニシアチブを発揮する余地があまりなかったのだ。ホールの質問がどれほど示唆に富んでいても、彼が求めていたデータはほとんどが一義的なものだった。したがって、直接的にはアクセスすることのできない子どもの心についての質問が、ホールの研究では二の次にされていたことは偶然ではなかったし、それはシンの乳児観察者ネットワークの多くがそうであったのと同じだった。一八九五年の質問紙「初期の自己感覚」のように、ホールがこの種の研究を実際におこなったとしても、そこからはかなり一義的な自己の現れしか見出すことができない。たとえば「自分の指やつま先をもてあそんだり眺めたりして……自分という肉体の皮膚の境界を探ってみたり」といった子どもの行動や、人称代名詞の使用、褒められた後に子どもが受ける影響といったものだ。[58] ミラーテストは質問紙から著しく欠如しており、ホールの学説からはより広範にわたって欠落している。[59]

この欠落は決して驚くことではない。ホールの認識論的価値は、プライヤーが自己概念を説明する際に残した解釈の余地を与えなかったからだ。一八八六年の児童研究の文献目録で紹介した『子どもの心』の簡単な要約（『教育の選択的・記述的文献目録のヒント』）に、ホールは自意識の問題を組み込まなかった。彼は第三章の言語の発達に関するプライヤーの学説については強調しているが、これまで見てきたように、プライヤーの研究の集大成であり、子どもにとっての最高の成果を示すものであるミラーテストについては触れていなかったのだ。[60]

ホールが自身のロマン主義的目標と科学的実践との間の危うい関係性をうまく切り抜けようとしたのに対して、アメリカの彼の後継者たちは前者よりも後者の方を好んだ。特にエドワード・ソーンダイクは、ホールの質問紙法のあいまいと思われる部分を回避し（特定の回答の影に隠れているものをわれわれは本当に知ることができるだろうか？）、心理学研究を研究室に戻し、動物を注意深くコントロールしながら研究することを目指した。[61] たとえば、ソーンダイクは、ネコやイヌやニワトリが特別にしつらえた箱からどのように逃げるかを観察する際、動物の学習は観察、模倣、推論ではなく、純粋に連想によって行われると主張するようになった。[62]

彼が導入した新しい方法論と統計学的手法は、心理学の内外に児童研究が受け入れられるきっかけとなった。概念上、また方法論的に、児童研究は質問紙から研究室へ、そして量的研究へと移行していった。ソーンダイクのホールへの挑戦は児童研究運動の本拠地だったクラーク大学でも共感を呼び、ヘンリー・H・ゴダード、エドモンド・B・ヒューイ、ルイス・ターマン、フレッド・クールマン、J・E・W・ウォーリン、アーノルド・ゲゼルといったホールの教え子や協力者の多くが、この新しい手法を取り入れた。クラーク大学を卒業した博士課程の数名が、動物の学習――クモの精神構造、アカゲザルの精神生活、ラクーンの心理など――に関する博士論文を執筆し、自身の結果を用いて遺伝心理学について議論をおこなう者もいた。[63]

多くの人々にとって、ソーンダイクへの最善の対応は、解釈が果たす役割を軽減し、定量的な手法を用いて個人差を記録することを目指す、改訂された「メンタルテスト」だった。メンタルテストの試験官は、二〇世紀の最初の一〇年におこなわれた、フランス人のアルフレッド・ビネーの研究にまで遡る

「知能検査」の長い伝統を活用し、その形を変えた。しかしこのテストが本領を発揮するようになったのは、ホールのもうひとりの教え子、ルイス・ターマンによる一九一六年の改訂後のことだった。ターマンは自伝の中で、ホールの監督のもと、子どもの集団におけるリーダーシップに関する質問紙調査を続けた後、「才能のある子どもや障害のある子どもを対象にした調査のために確固たる足場を築く」必要があると感じた、と記している。[64] こうして彼はメンタルテストに目を向け、ホールではなく、心理学者のエドモンド・サンフォードの監督のもと、「メンタルテストの実験的研究」について博士論文を執筆した。[65] 彼は後にスタンフォード・ビネー式知能検査と呼ばれるようになるものを開発した。このテストは単に知的障害児を分類する手段としてだけではなく、心理学者や社会全体から幅広く使用されるようになった。「知能」というひとつの統一されたメトリックにしたがって全人口を単一の尺度に乗せるということは、要するに概念と検査そのものの両方を標準化することだった。標準的な知能は、年齢に応じて調整される知能尺度の一定のスコアと等しいものとなった。

しかしこの知能検査は、広く普及したにもかかわらず、特に言葉による論理的思考に依存していたため、幼い子どもよりも年配の被験者に有利なものとなってしまった。まもなくして、外的、内的なさまざまな力が働き、再び幼い子どもたちに焦点が当てられるようになった。このことが、その目的や意味合いを変化させながら、いかにして鏡の再導入を促すことになったかについてはこれから見ていく。中産階級の母親たちがスポンサーとなり、その後まもなくして貧困層や社会的に恵まれない人々へとそのサービスを拡大していったアメリカの保育学校運動は、子どもの将来的な成功と、究極的にはアメリカ民主主義の保持のためには幼児期が重要であることを強調した。ホールの元教え子のアーノルド・ゲゼルは、その積極的な提案者となった。[66] 彼は精神疾患の発生を軽減することを目指した二〇世紀初期の運動である精神衛生学の言語を用いて、自らの主張を展開した。ゲゼルにとって精神衛生学は「発達の全過程に関わるものであり」、依然として中心にあるのは子どもたちの家庭ではあるが、保育学校と幼稚園は「家庭を強化し、その足りない部分を補う役目を果たすために必要なものだった」[67]。より広範には、「子どもの一〇年」と呼ばれる一九二〇年代に、慈善事業による児童研究への大規模な投資がおこなわれた。当時、ローラ・スペルマン・ロックフェラー・メモリアルは、イエール大学のゲゼルのクリニックをはじめ、その多くが幼少期に関わる研究をおこなっていた他の幼児研究の署名機関に資金を提供した[68]。

このような背景から、何人かの研究者が、知能検査を幼い子どもでも使用できるものに変えようとした。デトロイトのメリル＝パーマー・スクールでヘレン・トンプソン・ウーリーのもと、一九二八年に博士号を取得したレイチェル・スタッツマンは、検査のプロセスそのものが、ある一定量の協力と自己制御、そして指示を理解しそれにしたがう能力を必要とすると述べた。「ビネー式知能検査のいくつかの改訂版を除いて、未就学児に適用できる知能検査の尺度はなく、そのすべてにおいて標準化が不十分で、言葉を使うタイプの検査に偏っていた」[69]。それでもスタッツマンは、検査を実施することは発達の初期段階において最も有益であることが証明されると考えた。「一般的な精神障害の初期診断」は、「知的障害児」の診断を家族に告げるという「衝撃」を軽減することができ、その影響を和らげる幼児期教育プログラムへの参加を可能にした。さらにスタッツマンはその範囲を拡張し、遺伝的要因がわからない場合に子どもの「適応能力」を評価することができる標準的な質問を組み込んだ[70]。

当時、幼い子どもに関心を持つメンタルテスト実施者は比較的少数派だったため、そのほとんどが歴史的文献には取り上げられなかった。しかし既存のテストに挑戦しようとする試みの中で、彼らは支援を求め、国境を超えた学術的な対話に関わった。それはドイツのシャーロッテ・ビューラーとイギリスのルス・グリフィスをアメリカの運動の中心と関連づけ、同時にスタッツマンとゲゼル、ナンシー・ベイリー、サイキ・キャッテル、メアリー・シャーリーを結びつけた。これらの研究者の中には、大人数の子どもの集団で横断的試験をおこなうことを専門とする者もいれば、少数グループで縦断的研究をおこなう者もいた。また、慣れ親しんだ環境でテストをすれば子どもの気が散るのを最小限に抑えられるとの理由で、赤ん坊の自宅でテストをする者（シャーリーなど）もいれば、子どもを自分の研究室に連れてきてテストをする者もいた。[71] しかし彼女たちは総じて、子どもの言語的限界から生じる問題を回避することのできる実行可能な乳児テストの構築に全精力を注いでいた。こうして、メンタルテスト運動は豊かな物質文化を生み出したのだ。典型的なテストボックスには絵本、パズルをするための発砲ボード、プラスチックのカップやスプーン、さまざまな種類の人形やおもちゃの車、ガラガラなどの玩具のほか、「フレームに入った割れない鏡」が含まれていた（図2・3）。[72]

精神発達の尺度における鏡：自己の喪失

これまで見てきたように、二〇世紀の変わり目の児童研究運動と、それと並行する展開において、鏡は重要な存在から外される傾向があった。しかし一九二〇年代から三〇年代になると、精神発達テストの台頭により鏡が再び注目されるようになった。[73] シンプルで手に入りやすいことがその原動力となった。未就学児をテストする上で困難な点は、注意が他のところに逸れてしまうとテストに協力してもらえなくなることだった。この理由で、テスト材料は「子どもが本質的に面白いと思うものでなければならなかった」[74]。こちらが望むことをしてくれるように、「なんとか機転を利かせて子どもに強要する必

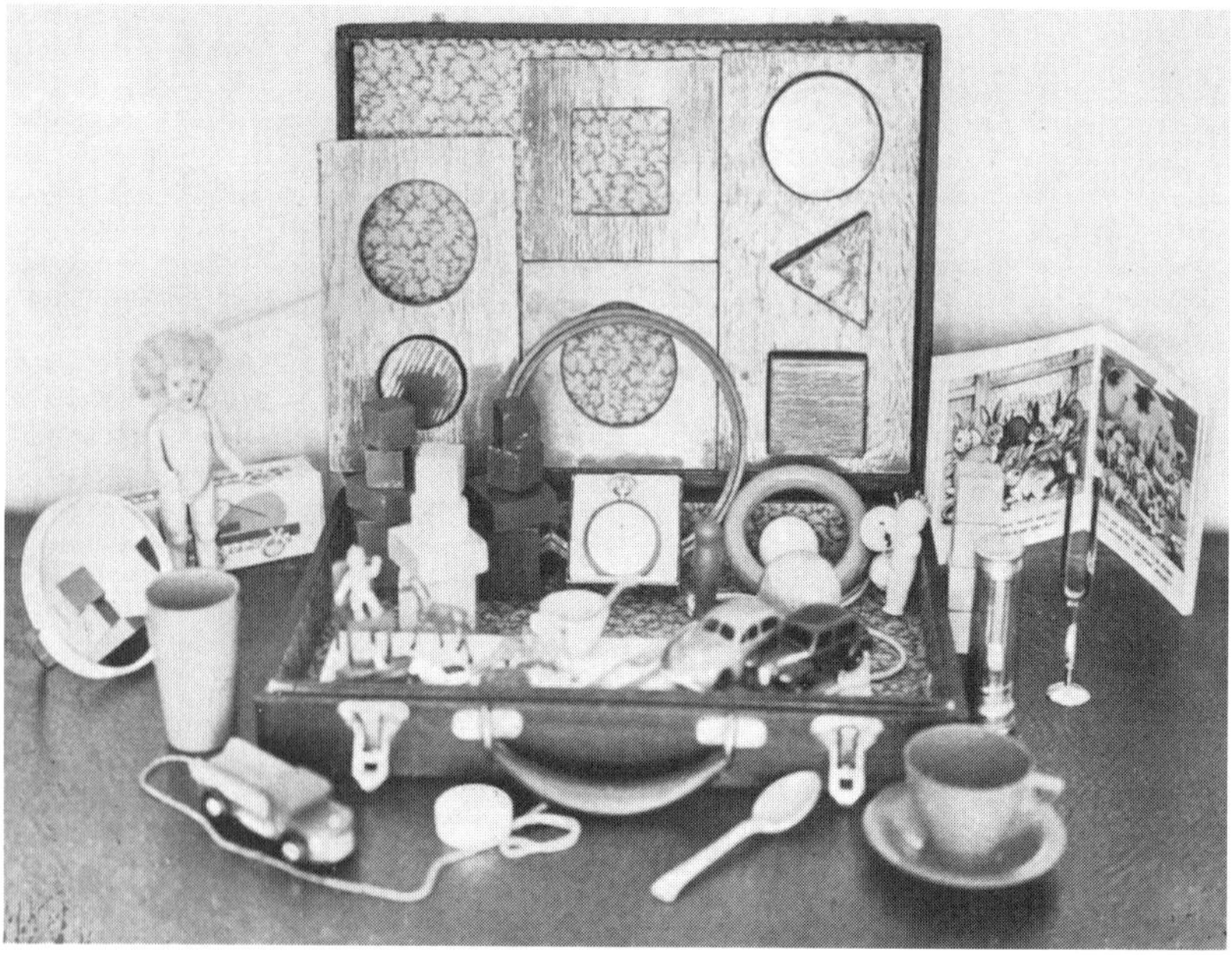

図2.3　代表的なテスト装置。左側には懐中鏡が見える。ここに選ばれたアイテムはみな「軽くて、小さなスペースに簡単に収納できるもの」であったため、写真にあるようなケースに入れて持ち運ぶことができた。Ruth Griffiths, *The Abilities of Babies: A Study in Mental Measurement* (London: University of London Press, 1954), plate 11, p. 119.

要があり、そのためには魅力的な装置が味方になる[75]」。鏡はこの基準を完全に満たしていた。

しかし鏡にまつわる問題は、依然として残っていた。ゲゼルにとって「鏡は刺激因子の問題が目まぐるしく複雑になっていく状況を示している」。彼は特に、子どもにとって鏡が何を意味するかに確信が持てなかった。「彼［子ども］の反応がどれほど社会的で、自己愛的で、非人間的で、混乱していて、錯覚的で、調査好きなものなのか、実際に私たちには判断がつかず、その解釈には数えきれないほどのリスクがある[76]」。この問題に直面したゲゼルは、これを避けることにした。ゲゼルは自らの装置を使って、「ガラガラ行動」（ガラガラを振って音を出す）、「カップ＆スプーン行動」（飲んだりかき混ぜたりする真似をする）、または数多くの明確に定義されたさまざまな行動（鏡に笑いかける、鏡に親しげに近づく、など）として定義される「鏡前行動」をテストした。[77]ゲゼルがキャリアを積むにつれて、そうした行動はどんどん増えていった。ゲゼルと彼の同僚のルイーズ・B・エイムズによる一九四七年の論文「鏡像に対する乳児の反応」の中で、著者らは子どもの反応を六つの見出しにリストされた六〇の「動作項目」に分類した。その見出しとは、主要動作、情緒的態度、注視動作、腕と手による動作、身体の姿勢と動き、そして足の動作である。[78]これはゲゼルの初期の著書にあった鏡前行動の六つの動作項目を大きく拡大したものだった。しかしこれらの動作のいずれも、自己認知を示すと考えられるものはなかった。[79]

ゲゼルは「シネマナリシス（映画分析）」という技法を通じて、この、より繊細な分類に辿り着いた。この技法を使って、彼はイエール大学児童発達クリニックで、生後一六週から六〇週までの幼児の鏡前行動を一か月間隔でフィルムに記録した。[80]ゲゼルにとってシネマナリシスは、個々のフレームを分析することによって行動パターンをよりよく理解することのできる「観察手法」で、エドワード・マイブリッジの連続写真の手法と似ている（図2・4）。[81]これはスローモーション研究（フィルムがより低速で再生される）か、または彼が「パターンフレーズ分析」と呼ぶもののいずれかによって実行することができき、自分にとって最も重要と思われるフィルムのフェーズを選択し、そのフレームを詳細に分析していく。[82]このアプローチは成熟に関するゲゼルの広範な信念に合致していた。彼にとって「精神的成長は肉体的成長と同様、進歩のパターンを生み出す形態形成のプロセス」である。[83]この成長は「眼に見えるかたちの行動」を通じてアクセスすることができる。[84]

こうしたすべてのテストには、研究者が明確な回答を与えることができるような質問を再構成すると

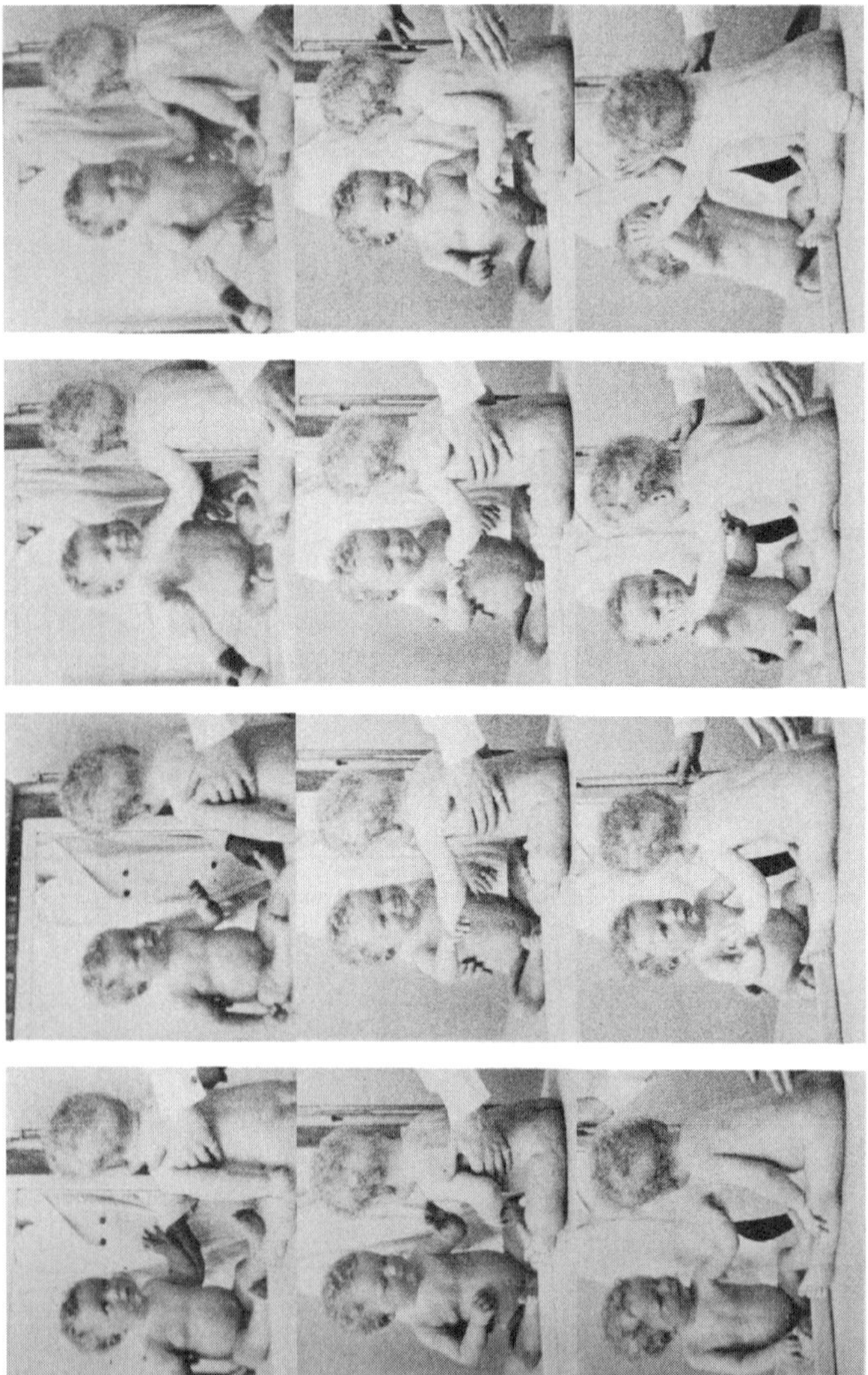

図2.4　鏡前行動をゲゼルが撮影したもの。これらの写真はさまざまな月齢における特徴的な行動を示している。たとえば生後40週で調査員の像を見る、44週で鏡を叩く、48週でボールの像に注意を払う、など。Arnold Gesell, *An Atlas of Infant Behavior: A Systematic Delineation of the Forms and Early Growth of Human Behavior Patterns*, vol. 1 (New Haven, CT: Yale University Press, 9134), 621.

いう仕掛けがあった。一九三〇年に英語に翻訳され、アメリカで幅広く読まれるようになった著書『生後一年』で、ウィーンの児童心理学者シャーロッテ・ビューラーは、行動データを理解する方法に関する方法論的議論を展開した。解釈することは避けられないと彼女は明言している。信念を曲げない実証主義者でさえ、特定のカテゴリーに行動をまとめて分類することによって解釈的な作業をおこなっていた。[85] それゆえビューラーは、発達心理学の専門家はソーンダイクを手がかりに、運動を「その効果や成功との関係性」において位置づけるべきだと推奨した。[86] ビューラーはこれらの行動単位を「行為」または「パフォーマンス」と名づけた。

「個々の反射運動をリストし、それらを列挙してスコアをつける」のではなく、熟練の段階を決定することが目標だった。「子どもが一度も成功しない第一段階、努力すればときどき成功する第二段階、常に簡単に成功する第三段階」の三段階である。[87] これは鏡前行動にとって何を意味していたのだろうか？ 鏡前行動には、「鏡に映る自分の像を観察する」、「鏡に映るクラッカーの像を掴もうとする」などさまざまな形態があり、そうした形態が見られれば「合格」、見られなければ「不合格」とマークすることができた。「子どもが鏡を見て、そこに映る自分の像に触れ、それを感じる」とき、または「クラッカーを取ろうとして鏡に向かって掴むような動作をする」とき、その子どもはその特定のテストで「＋」がもらえる。[88] ビューラーはゲゼルは自分と何か非常に似通ったことをしていると考えていた。「ふたりの子どもを比較するとき、ゲゼルが実際に比べているのは、あることがらを彼らが実行できるかどうかの能力なのだ」と。ゲゼルの「行動項目」はビューラーにとって、まさに遂行能力《パフォーマンス》だったのだ。[89]

それはハーバード大学の発達心理学者で、心理学者ジェームズ・キャッテルの娘であるサイキ・キャッテルにも当てはまった。一九四〇年、キャッテルは乳児知能検査の武器としてふたつの「ミラーテスト」を取り入れた。ひとつは生後六か月におこなうもので、「鏡に映った像を指差す」テストと呼ばれた。テストが指示すること、つまり鏡に映る自分の姿を指で示すという動作を子どもがすれば、点数が与えられるというものだ。もうひとつは生後七か月におこなうもので、「鏡に映った像を叩き、それに笑いかける」テストと呼ばれた。これも同じ原理にしたがって点数がつけられた。子どもがこれらのテストに、ある一定の年齢で合格したかどうかの情報に基づき、スタンフォード・ビネー知能検査の原理にしたがってその子の精神年齢が計算された。[90]

より簡単な方法として、カリフォルニア大学バークレー校の児童福祉研究所の児童心理学者ナンシー・ベイリーのミラーテスト、具体的には「鏡像接近」(鏡に映った像に近づくこと)の項目は、一八五の発達検査項目のひとつだった(五二番目で、「スプーンを回す」と「手際よくサイコロを選ぶ」の間の項目)。ベイリーは研究対象の六一人の子どもに対して、それぞれのテストを合格するまで繰り返しおこなった。合格した時点で、その子には総合的な得点が与えられる。[91] こうした背景から、メアリー・シャーリーは、本章の冒頭で紹介したテストを開発したのだ。一九三〇年代初頭、ミネソタ大学に新たに設立された児童開発研究所で、鏡前行動はさまざまな項目に分解され、それぞれに対して合格／不合格を判断するテストがおこなわれた。[92]

ミラーテストをメンタルテスト運動の認識論的理想に準じたものへ再編成するという試みは、その本来の意味を空洞化させることとなった。第一に、このテストは自意識の問題から遠ざかる傾向があった。ゲゼルとイギリスの児童心理学者ルス・グリフィスにとって、鏡前行動は「個人的―社会的カテゴリー」の一部だった。[93] 両者にとって、ある形態の「個人的―社会的」行動がある年齢で生じたら――たとえば生後三か月で動いている人物を目で追う、生後六か月で手を伸ばして抱っこしてもらおうとする、生後一〇か月で前述の鏡前行動をおこなうなど——、その子には社会への適応性があるということを示していた。シャーロッテ・ビューラーはこれを、精神的能力を表す「M」の項に分類した。[94] 彼女のテストは、「主要な行動を形成するために組み合わされる単一の活動を測定する」という根本原理にしたがって設計されていた。[95] 鏡に対する反応は「S」（社会的反応）、「B」（身体のコントロール）、「M」（精神的能力）、および「O」（対象に対する反応）を含む四つの能力を示す、より大きな一連の行動のひとつにすぎなかった。ビューラーはこの情報が、「子どもの能力の分布」を示す発達のプロファイルを作成する上で重要だと考えた。[96] 最後にシャーリーは、赤ん坊に絵や鏡、さまざまなにおい入りの瓶を提示する「絵とにおいのテスト」に関する章に鏡前行動を入れた。鏡前行動は自意識に関して特別なものを示しているようには見えなかった。シャーリーは絵に対する反応と同じ採点方法を鏡でも使用した。たとえば絵や鏡に手を伸ばす、それらを裏返す、試験官をその状況に巻き込む、などである。[97]

　自意識が依然、研究対象として残っていたこうした稀なケースでは、他の変化がその意味合いを変えた。たとえばレイチェル・スタッツマンは子どもに約一三～一八センチの鏡を見せ、「見て、そこにいるのは誰？」と尋ねるよう指示を与えた。[98] 子どもが自分の名前に反応すればテストに合格ということになる。しかし、鏡像を認知したという子ども自身の主張に依存することで、スタッツマンはこのテストを、初期の鏡研究者に大きな可能性を示していた前言語的分析から遠ざけることになった。その最も有名な研究者がプライヤーだ。スタッツマンは、ミラーテストは「少なくとも部分的には言語発達テスト」だということを認めていた。[99] スタッツマンが鏡像自意識の研究を真剣に捉えていなかったことを示すもうひとつの例は、「成功したパフォーマンスのサンプルノート」を提示する際、ひとつの例外を除いて、回答時に子どもの年齢を示さなかったことだ。[100] 補足すると、ミラーテストは境界区分としての初期の役割を果たすことをやめたということだ。どの行動が実際に重要かに関して主張を避ける傾向が次第に強まる中で、鏡がなぜ人間を特異な存在にするのかを理解することは簡単ではなくなっていった。ルス・グリフィスが言語を、「人間を人間として区別する」知的能力として再構築したことがそれを物語っている。[101]

行動主義

ホールからソーンダイクへ、そしてゲゼルや他の人々へとつながる児童研究運動の移行は、育児日記に関する懸念と、子どもの発達に関するより一般化可能なデータを生成する必要性に影響を受けたものだった。ところがその移行は、二〇世紀初頭の人間科学における最も重要な運動、すなわち行動主義の台頭を追跡し、それによって促進される部分もあった。行動主義とは、一九一三年のマニフェストにあるように、心理学を「自然科学の純粋に客観的な実験部門」に変化させようとするものだった。[102]これには三つの主要な方法論的段階が含まれていた。第一に、それはヴント心理学の伝統の中で実践されていた形態ではあったが、内観法を不適格なものとした。[103]行動主義者ジョン・B・ワトソンは、心理学者は内観法を不当に利用して自らの願望や理解を取り入れ、それらを自分の研究対象に投影していると懸念していた。第二に、そしてこれと関連して、それは人間と動物の間の分離線を消そうとしていた。動物は実験的条件下でうまく研究することができ、そのようにして得られた洞察は人間にも関連づけることができた。[104]最後に、これは心理学が日常生活により近いものになり、社会との関連性を高める機会をもたらした。

ワトソンは自身の研究の中で、刺激と反応について綿密な、そして解釈学的に慎重な分析をすることを規定した。一九一九年の著書『行動主義者の視点から見た心理学』で説明しているように、「心理学的研究の目標は、刺激が与えられれば、その反応がどうなるかを心理学が予測し、逆に反応が得られれば、有効な刺激の性質を特定することができるようなデータや法則を確認することである」[105]。このようにして心理学者は動物の行動の予測と制御を保証することができた。ワトソンは反射の条件づけの可能性に大きな信頼を置いていた。彼は、特定の刺激が反射行動の表出時に定期的に現れていれば（主な条件は頻度と新近性）、このふたつは結びつき、将来的にその刺激が行動を誘発する可能性がある、と主張した[106]。ロシアの生理学者ウラジミール・ベヒテレフが提唱した条件づけられた運動反射を改良し、ワトソンはベルを鳴らしながら、同時に人間の被験者の指に電気ショックを与えた。すると被験者は反射的に指を引っ込めた。何回か繰り返した後、「最良のケースでは……一四～三〇回、複合的な刺激を与えたとき」、ベルを鳴らすだけで同じ動作をすることがわかった[107]。ここで重要なのは、適切な条件づけが与えられれば、刺激と反応の何らかの結合が生成されるということだった。行動研究においては、被験者の心を覗き込む必要性はまったくなかった。その後ワトソンはこれらの原理を人間に応用した。ワトソンが大学院生の教え子（その後彼の妻となった）ロザリー・レイナーと共同でおこなったアルバート坊やの悪名高い実験で、彼らは柔毛で覆われたものに対してアルバートに全般的な恐怖反応を引き起こさせた[108]。

ワトソンはその道の専門家として急成長を遂げた。ホプキンズ大学の心理学教授となり、『サイコロジカル・レビュー』誌（この分野の主要専門誌）の編集者となり、ホプキンズ大学心理学研究所の所長へと一足跳びに昇進した。三〇歳になる頃には、心理学の世界で最も影響力のある人物のひとりとなった。これは、一部には個人的な事情や、前任者のマーク・ボールドウィンが退職されられたことによるものだった。[109] しかしそれはまた、より大きな社会情勢によるものでもあった。二〇世紀初頭のアメリカは、急速な産業化、移民や都市化が進み、紛争や混乱を招いていた。進歩主義の時代、心理学は秩序と統制を確立するための指針を約束する学問として現れたのだ。

しかしワトソンのキャリアは、それが始まるのと同じくらい速いスピードで終わった。教え子のロザリー・レイナーとの情事が公になると、彼はホプキンズ大学の職位を剥奪され、広告の仕事に就いた。これは行動主義の終焉を意味するものではなかった。それどころか、行動主義は一九二〇年代から心理学の主流となったのだ。前述の人物たちはこの運動から距離を置いていたものの、その呼びかけには応え、より明確で、より内観的ではない科学を目指した。たとえばゲゼルを例に挙げると、彼は行動主義の信条と、特にその実践的応用には批判的で「感覚運動組織の形成期における」乳児に、個体の成熟度を考慮することなく、「人工的な刺激を人工的な頻度で」繰り返す行動主義を危険視していた[110]が、一方で、同じ論文の中でゲゼルは、条件反射の研究が「最も厳密な方法」を用いた確固たる科学的伝統であることを認識しており、自身の研究の中でそれを再現しようとしていたことは明らかである。[111]

自己の復権

一九世紀後半から一九三〇年代にかけてのミラーテストは、第二次世界大戦後に矛盾した影響を残した。ミラーテストは一挙に大きな意味を持つようになり、それは人間と動物を区別する何らかの印であり、主観性の中心にある謎を提示するものでもあった。しかし同時に、また実際に、それは「自我」や「自意識」といった概念からますます切り離された、明確に定義されたさまざまな行動を明るみに出すシンプルで簡単なテストになっていた。戦後、実験者はこの矛盾した影響と格闘し、プライヤーが誇る目標とメンタルテストの試験官が持つ方法論的厳密さを結びつけた鏡の研究を構築しようとした。それはつまり、より多くの子どもたちを、より厳密に制御された条件下でテストする必要があるということだった。使用される鏡の種類だけでなく、その大きさ、配置、子どもへの見せ方などに大きな関心が向けられ、テストはより頻繁に実施された。たとえばフランスの心理学者ジェヌヴィエーヌ・ブーランジェ＝バレギエは、三〇人の乳児の鏡への反応を、さまざまな条件下で半年にわたって毎月テストした。[112]アットホームな雰囲気が重要だと考えられていた時代は過ぎ去った。今や目標とするのは障害物をいかになくすかということだった。研究は試験室に「何もない」ことを強調し、試験室はしばしば研究所の中に設置された。「四・一五メートル×五・五メートルのその部屋は白とベージュに塗られ、一脚の椅子と、大きな机に置かれた録画装置以外、何もなかった」[113]。実験者は配置に気を配った。子どもと鏡の距離、使用する鏡の種類（平らな鏡、はっきりと映らない平らな鏡、歪んだ鏡、はっきりと映らない歪んだ鏡など）は注意深く記録しなければならず、テスト条件も同一性を保たなければならなかった。[114]

研究者の中には、実験の厳密さを強化するために新しい技術を取り入れる者もいた。ビデオにはいくつかの利点があると考えられており、その最も重要なのが鏡の中の像をさまざまな状態でテストしたりすることができる点だった。ビデオは録画されると同時に、または少し遅れて子どもの前で再生された。このことは研究者にとって、同期性という問題と、自己認知にとってのその重要性を前面に押し出した。つまり、子どもは自分の身体に合わせて鏡像が動くことによって、その像を認知するのか？ ということだ。一九七〇年代後半にサイモン・フレイザー大学でおこなわれた研究で、アン・ビゲロウはいくつかの異なる条件下で子供たちに鏡像を見せた。それは自己と像の動きの同期性、鏡の中とビデオの中という条件、そして自己と像の動きの非同期性、映像の乱れや撮影条件などである。[115] 自己認知が確認されたのは、ある子どもが鏡の中にピエロの顔を見た後に振り返ったとき、またはそのピエロの像を言葉で特定したとき、もしくはその両方のときだった。ビゲロウは、子どもは非同期的条件よりも同期的条件において、より早く自己を認知することを発見した。[116] しかしその発見は決して異論がないわけではなかった。他の研究者らは、同期性が果たす役割の重要性を疑問視した。物理学者で発達心理学者のハニュシュ&メヒティルト・パポウシェク、児童心理学者のベウラ・アムステルダムとローレンス・グリーンバーグは、鏡像自己認知の発達プロセスでは、乳児とその鏡像間の視線が合うという視覚的手がかりの方が同期性よりも重要だということを明らかにした。生後五か月の子どもはテレビに映った鏡像よりも、テレビに映る自分自身の動画の方を好んだ（スクリーンへの視覚的注意をもとに測定）。[117]

同期性の問題、つまり子どもが鏡像を認知するようになるプロセスは、プライヤーにとって非常に重要なものだった鏡前行動の順序に再注目し、多くの人が個々の発達段階のモデルを採用した。心理学者のベネット・バーテンタールとカート・フィッシャーが記しているように、「調査員はもはや、どの行動が本当の自己認知かについて議論する必要はない。その代わり、どの自己認知行動の段階を検査しているのかを単純に明示するだけでいい」。[118] また自己認知の段階とはどのようなものかを正確に説明しようとする者もいた。生後四か月から一二か月の乳児グループをテストしていたフロリダ大学の発達心理学者J・C・ディクソンは一九五七年、認知の四つの段階を区別した。[119] 第一段階（「母親」）は生後四か月頃で、乳児は持続的な関心を示すことなく、自分の像を少しだけ眺める。逆にその子の母親の鏡像には大いに注意を向けた。第二段階（「遊び友だち」）は生後四〜六か月頃で、鏡像に対する子どもの行動は他の赤ん坊に見せる態度と同じだった。第三段階は生後六〜七か月で、「私がそれをするときにそれをするのは誰か？」という誤解を招きやすい名称がつけられており[120]、この段階で子どもは鏡の前で反復的な動作を示し、鏡の中の子どもは自分がしたこととまったく同じ行動をするという事実を発見し、それを楽しんでいる。そして最後の第四段階（「はにかみ」と呼ばれる）では、一九世紀の観察者が我が子に見ていた情緒反応への回帰がある。生後一二～一八か月の間に子どもは鏡像から顔を背けた。泣く子もいれば、恥ずかしそうに笑いかけて、その後に顔を背ける子もいた。

　ここでも賛否両論が巻き起こった。アムステルダムはディクソンの「私がそれをするときにそれをするのは誰か？」段階（その中心にあるもの――行動の同期性――は、すでに検討したビデオ実験者の焦点だった）に対して懐疑的だった。むしろ彼女は、その発達段階で、子どもはまだ鏡像を別の子どもとして捉えていると考えていた。これは、ディクソン自身が示すデータからも明らかだと彼女は指摘している。子どもは「自分の像を〝遊び友だち〟として扱う」ということだ[121]。しかしながらディクソンと同様、アムステルダムは、鏡像自己認知は突然発生することはないと考えていた。むしろ彼女は、鏡像を別の子と見ることから自分自身として見ることへの移行は感情的なひきこもりの段階によって媒介されることを強調した。「子どもは自分自身の像を見ていることを自覚しているという仮説の裏づけとなるのが、赤い点を探し出す行為に伴う恥ずかしいという自意識や回避行動、そして言葉による自己認知反応である。認知行動を示した被験者にはいずれも、回避または「恥ずかしいという意味での」自意識、または上記の三つすべてが現れていた。認知は必然的に、複雑な行動パターンにおけるひとつの要素として現れるのだ[122]」。

　最後の例にある「赤い点」は後に「マークテスト」と呼ばれるようになるものを示している。これは、鏡前行動と、特に「子どもにおける明確な自己認知を示す行動タイプ」に関する同意が欠如していることとに強い不満を覚えていたことへの対応として、彼女が一九六八年に書いたチャペルヒルにあるノースカロライナ大学の博士論文の一環として、アムステルダムが開発したものである。[123] アムステルダムはしたがって、「二歳以下の子どもの自己同定研究の標準的なやり方で使用することのできる非言語的技術」を編み出すという作業を自身に課したということだ。[124] このテストでは、赤色の点を、子どもが気づかないうちにその子の鼻の頭に置く。子どもはその後、鏡の前に座らされる。子どもが鏡像を見た後に自分の顔にある赤い点に手を伸ばすか、または鏡で自分の鼻をもっとよく見ようとするか、いずれかの行動をした場合、その鏡像は自分自身の身体の反映だということをその子が理解したということ、したがって自己を認知したということを示唆しているということになった。[125]

第四章で見るように、マークテストは比較心理学者ゴードン・G・ギャラップにより、チンパンジーにおける自覚の表出とほぼ同時期に個人的に開発された。マークテストはそれなりの難しさはあったが、過去八五年以上にわたる研究の多くを活気づけてきた問題、すなわち鏡前行動のあいまいさに対する見事な解決策だと多くの人が評価した。

しかし、ミラーテストへの熱望と、行動主義または行動主義に隣接する手法への熱望との間にある緊張が顕著になったこの瞬間を去る前に、本章で検討してきた幅広い伝統から離れ、その矛盾を最も明確に引き出したひとりの人物、ウィリアム・グレイ・ウォルターに焦点を当て、彼を詳細に調べてみる価値はあるだろう。ウォルターの研究は別の理由で私たちの関心を引きつける。これまで見てきた他の科学者は、鏡を利用して人間としての形質が最初に明確に現れたときの幼児期の発達の瞬間を検討したり、人間と人間以外の動物との間に境界線を引こうとしたのに対して、ウォルターは人間とロボットを区別する境界線として自らの研究に鏡を用いたのである。

第三章　踊るロボット　グレイ・ウォルターのサイバネティックミラー

イギリスの街ブリストル近郊にある住宅で、金属の物体――子犬ほどの大きさで、甲羅の一方の端から潜望鏡のような隆起物が突き出している――が、リビングルームの中を旋回している。その全体的な動きからすれば、「考える機械《マシナ・スペクラトリクス》」という名にふさわしい。ひとつのサイクルが終わると、その物体は突然、大きな鏡の前にいることに気づき、その動きがはっきりと変化する。それはもはや探検しているようには見えず、ジグザグに動きながら鏡の前を横切り、しまいには「小屋」の中に入ってしまう（図3・1）。制作者であるイギリス人のサイバネティシャン、ウィリアム・グレイ・ウォルターが記しているように、これは「ミラーダンス」、すなわち「生物が反射する自分の姿に反応しているときだけ、常に見られる絶対的な特徴を示す行動様式」だった。[1] それは「鏡の前でぐずぐずしたり、光をチカチカさせたり、つぶやいたり、小刻みに揺れ動いたり、まるで不器用なナルキッソスのようだ」。[2] ウォルターはその後、ある思考実験にのめり込む。

未知の島を探検している生物学者の立場になって考えてみよう。彼は硬い甲羅を持つ生き物に出くわす。そいつの前に鏡をおくと、その生き物はある特定の動きをする。生物学者は『ネイチャー』誌に手紙を書き、軟体動物でも甲殻類でも何でもいいが、とにかく自己認知の証拠を突き止めたということを伝えようとした。[3]

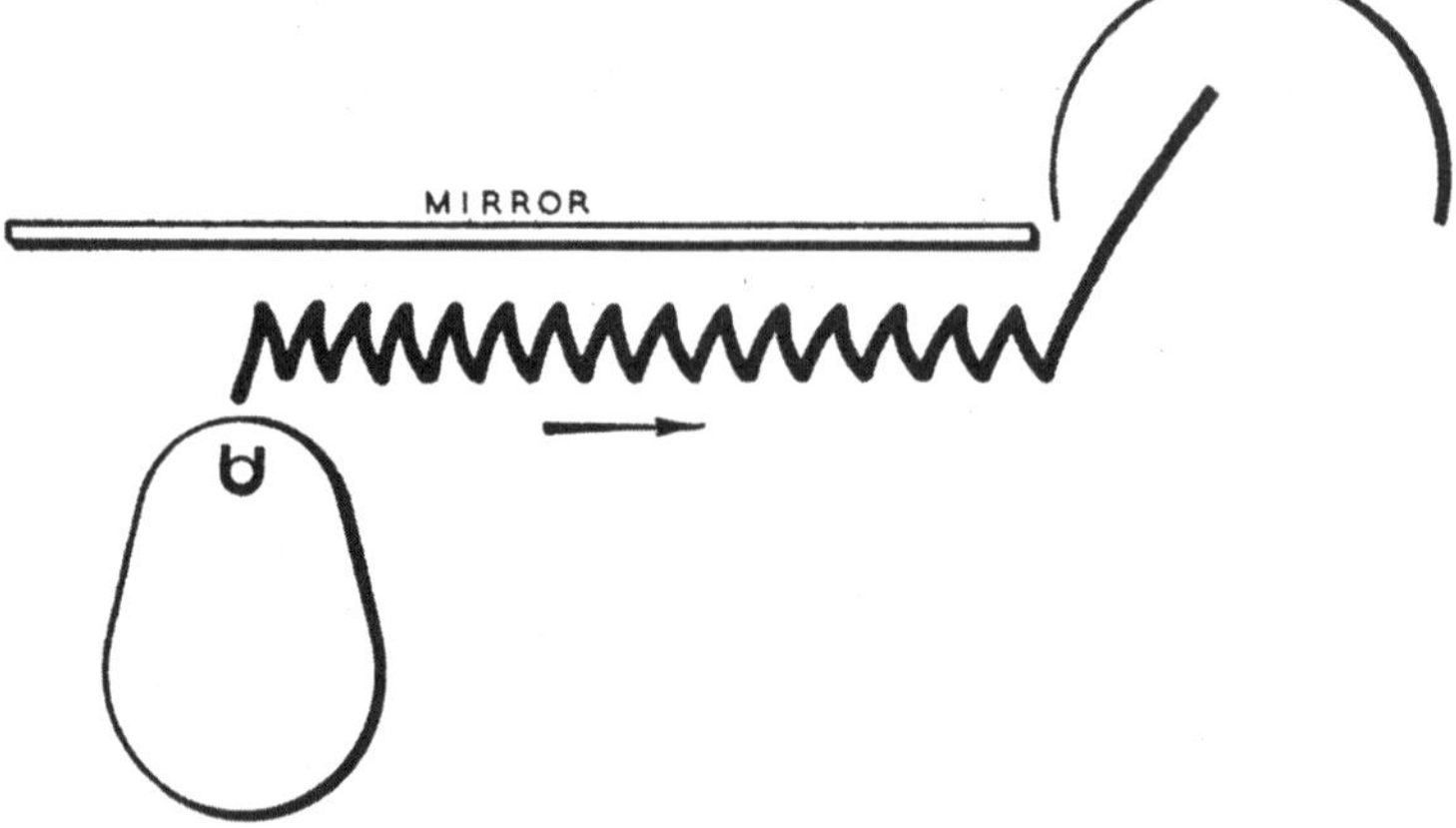

図3.1　亀のミラーダンス。W. Grey Walter, "Presentation: Dr. Grey Walter," *Discussion on Child Development*, ed. J. M. Tanner and Barbel Inhelder, vol. 2 (1956; New York: International Universities Press, 1971), 21-74, on 35.

このシーンと、それに対して想像される反応は、これまで本書に登場した多くの人々とさほど変わらない。鏡を前にした生物の特定の行動が、決定的な認知能力の証拠として解釈されるのだ。しかしウォルターは、その伝統に与しようとしたのではなく、それをパロディ化しようとした。

ウォルターは何か特定のテストを真似ようとしたわけではなかった。彼は他に鏡を使った実験をした人を引き合いに出すことはなかったし、結局彼がこれを執筆していた当時は、人間以外の動物が反射した自分の姿を認知することができると主張する人は誰もいなかった。むしろ彼のジョークは、ミラーテストは自己認知を示しうるという幅広い信念と、このテストを試みた誰もが抱く、その認識論的弱点に関する合意との衝突から生まれたのだ。グレイ・ウォルターはこれらふたつの不一致を利用しようとしていたのだが、彼の場合は特にそれが顕著だった。初期の研究者はこのテストを動物の心にアクセスする唯一可能な方法のひとつとして使用したが、グレイ・ウォルターは自分の「亀」の頭の中で何が起きているかを正確に知っていた。結局それを設計し、制作したのは彼なのだから。その行動がどれほど示唆的なものであっても、機械がそれ自身を認知できるはずがないことは、グレイ・ウォルターにはわかっていた。なぜなら彼は、自己の概念はおろか、概念のようなものを生み出し、保持する手段をその機械に与えていなかったからだ。[4] こうしてグレイ・ウォルターのサイバネティクスは、ヴィルヘルム・プライヤーが神経学によって果たしたのと同じ役割を、効果こそ逆であれ、果たしたのだ。これによって彼は、心のブラックボックスを覗き込むことで被験者の行動をよりよく読み取るのではなく、それを割り引いて考えることができたのである。

ウォルターの亀は世間からも歴史家からも大きな注目を浴びてきた。それは一九五〇年のBBCドキュメンタリーのテーマにもなった。「ブリストルの亀型ロボットには心がある」をテーマにしたこの番組は、亀が制作されているブリストル近郊のウォルターの家へと視聴者を誘う。そしてウォルター夫人が笑顔で見守る中、放し飼いにされた亀たちが芸を披露するのだ。[5] その翌年の一九五一年の夏、マシナ・スペクラトリクス、またの名をエルジー（**el**ectromechanical robot, light-**s**ensitive with **i**nternal and **e**xternal stability〔電気機械式ロボット、感光性、内外部安定性〕の頭文字をとったもの）とその弟のエルマー（**el**ectro**me**chanical **r**obot, light-sensitive〔電気機械式ロボット、感光性〕の頭文字）がイギリスの全国展、フェスティバル・オブ・ブリテンで展示された（図3・2およびカラー図版3）。[6] この展覧会では、囲いの中ではしゃぐ亀の姿が公開された。[7] 亀は、見物客がスイッチを入れたり切ったりすることのできる、床の高さに設置された光に反応しているのだ。

その反響は熱狂的だった。『パンチ』誌が指摘しているように、「注ぎ口の代わりに回転式の望遠鏡が

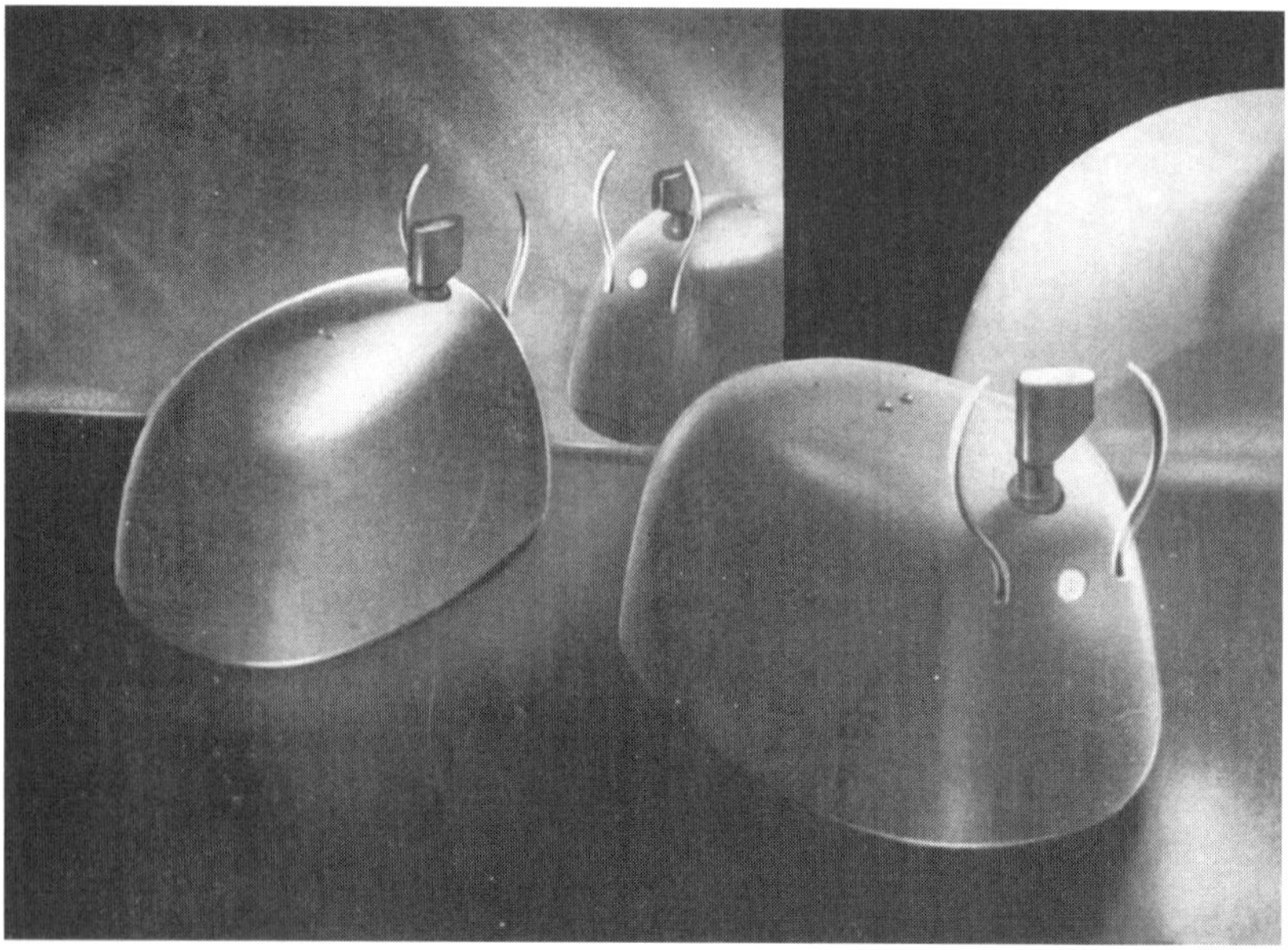

図3.2　フェスティバル・オブ・ブリテンの展覧会カタログに収録された2匹の亀。キャプションには次のように書かれている。「機械仕掛けの“動物”は光に向かって自らを操縦することができる」。亀のうちの1匹が鏡を「覗き込んでいる」のが見える。1951年度科学展、サウスケンジントン、フェスティバル・オブ・ブリテン、ガイドカタログ。「電気仕掛けの亀型モデル」の助言および監督：W. グレイ・ウォルター博士。国立公文書館より許可を得て転載。Ref. WORK25/230/C1/A1/3.

取り付けられた、這うように床を進む電気やかん」のようなこのロボットは、「展覧会の最優秀玩具に選ばれた二作品のうちのひとつ」だった。[8] 二〇世紀半ばにピークを迎えた社会的関心は、イギリス国外でもいまだ健在で、スミソニアン博物館のコレクションにはエルジーとエルマーの子孫の姿が見られる。[9] 科学歴史家のロードリ・ヘイワードが述べているように、ウォルターが持つ人を惹きつける手腕と独立独行の精神は、間違いなく、彼が編み出した装置を有名にするのに一役買った。[10] しかし人々の興奮は主に、ウォルターが機械仕掛けの生物を作り出し、生物と無機物の区別をなくしたことに感銘を受けたところから来ていた。

この亀の魅力は現代の学者らも共有している。コンピューターサイエンティストのオーウェン・ホランドは、亀の詳細な仕組みを苦労して再構築した。自身もインテリジェント自律システムに興味を抱いていた彼は、小数の「脳細胞」が可能にする豊かな行動を理解するために、この機械のレプリカを制作したのだ。[11] 科学歴史家らは、ウォルターのキャリアにおけるより大きな関心事とロボットとの複雑な結びつきだけでなく、より幅広い、医学的でサイバネティックな文脈を強調してきた。[12] いずれの場合も、これらの学者はロボットの奇妙な、まるで生きているような行動への洞察を得ることを目指している。アンドリュー・ピッカリングが『サイバネティック・ブレイン』で主張しているように、ウォルターは「未来予想図」、すなわち私たちと世界との関係性を理解するまったく新しい方法を提供した。「どう見ても機械にしか見えない亀に〝脳〟があり、その機械の脳の働きが人間の脳の働きを解明するという主張が、人間と非人間、人と動物、機械と物との間にある近代的な区分に疑問を投げかけたのだ。これは、ウォルターのサイバネティクスが、より広範なサイバネティクスと同様、非近代的な存在論に立脚していることを示す最もわかりやすい感覚である」。[13]

ピッカリングが境界を超えた対立項をリストした意図は、ウォルターのラディカリズムを示すためである。彼は近代の本質的な二元論に囚われることを拒んだ。しかしピッカリングはウォルター研究に熱を上げながらも、ウォルターにとって重要な意味を持っていた概念対を排除している。後に紹介するように、人間と機械の区別を壊そうとしたウォルターのプロジェクトは、人間―動物の区別を強固にすることを目指すより大きなプロジェクトの一環だった。これらふたつのプロジェクトがミラーテストで互いに衝突することで、人間、動物、ロボット間の境界線が浮かび上がってきたのである。

イギリスのサイバネティクス：ウォルター、レイシオ・クラブ、脳の魅力

通常、サイバネティクスの創始者とされている人物は、MITの数学者ノーバート・ウィーナーである。サイバネティクスとはウィーナーの造語で――文字通りの意味は「操舵術の科学」のようなもの――、彼は一九四八年に『サイバネティクス――動物と機械における制御と通信』という本を出版した。この本は、時間、コミュニケーション、精神病理学、そして「情報、言語、社会」に関する章を含む幅広いトピックを網羅している。[14] これは一九四六年から一九五三年の間にニューヨークで開かれた有名なメイシー・サイバネティクス会議が生み出した流れに対応していた。この会議には、目もくらむばかりの学際的な科学者らが集結した。サイバネティクスが関わる分野は幅広いが、その基本的な考え方はひとつに集約される。すなわち、フィードバックシステムによる規制ということだ。ウィーナーが自身の本の序文で指摘しているように、フィードバックは未来を予測するひとつの方法で、きわめて有益な結果をもたらす。「あるパターンにしたがった動きをさせたい場合、このパターンと実際におこなわれた動きとの間の差異を新たな情報とし、規制されたパーツの動きを、そのパターンによって与えられた動きに近づけるように動作させる」。たとえば船の操舵輪は、フィードバックメカニズムで舵柄と結合することで、「積荷の影響を比較的受けずに」安定した航路を取ることができる。[15]

ウォルターもまた、サイバネティクスの起源を辿り、アメリカとウィーナーに行き着いたが、それにもかかわらず、彼は独立した、彼の見解ではよりすぐれた、イギリスの伝統のための場を切り開いた。[16] 仲間のイギリス人サイバネティシャン、ジョン・ベイツに宛てた手紙の中で、ウォルターはアメリカの

運動のパイオニア、ウォーレン・マカロックとの出会いについて語っている。ウォルターは、マカロックの「考えはある種の頭打ちに達していた」という印象を語り、「かなり高いレベル」での停滞ではあるが、と気前よく言い添えた。ベイツは、「アメリカ人はみな、自分たちが考えているほど賢くはない」ことがわかったと返信した。[17] さらにベイツが別の機会に書いているように、イギリス人は「ウィーナーの本が出版される前に彼の考え」をすでに思いついていたとしている。[18]

イギリスのサイバネティクス運動は複雑で多岐にわたったが、その中心にあったのはレイシオ・クラブと名づけられた、一九四九年から一九五五年にかけて活動していた非公式の討論会だった。[19] イギリスは戦争で疲弊しており、継続的な脱植民地化にしぶしぶ携わっていたが、当時は科学に対する楽観主義と期待が急成長していた時代で、それがウォルターの研究を理解する上で、ひとつの視点を提供してくれる。特にその視点は、イギリスの運動のふたつの決定的な特徴に私たちの注意を促す。ひとつは、イギリスのサイバネティクスは同時代の脳科学との深い関係性に依存していたこと、もうひとつは、しばしば第二次世界大戦の遺産として示されるその場しのぎのアプローチを称賛していたことだった。[20]

イギリスの伝統では脳が重視されていたということは、レイシオ・クラブの創立メンバーのリストを見ればわかる。そこにはウォルターとベイツ（国立神経疾患病院の神経科医だった）の他に、感覚生理学者（ホラス・バーロウ）、心理学者（W・E・ヒック）、統計神経組織学者（D・ショール）などが名を連ねていた。[21] レイシオ・クラブの所在地そのものも、神経分野への近さを示していた。ベイツの協力で、この団体はロンドンのブルームズベリー地区にある国立神経疾患病院の「看護師寮の下」の地下室[22]を確保した。神経学的専門知識はその後、このクラブのサイバネティック研究に生かされた。メンバーらは神経系をモデルに機械を構築し、「心の機械化」という大規模なサイバネティックプロジェクトの一環を担った。[23] レイシオ・クラブが脳と機械との間に構築した緊密な関係性は、一九五〇年二月一八日に精神科医のウィリアム・ロス・アシュビーが草案を書いた討論の議題候補リストにもはっきりと表れている。そのテーマは「機械と脳における〝ノイズ〟」、「機械と脳の〝パターン認知〟」、「自由意志」から、「機械における心神喪失の診断と治療」に至るまで、非常に幅広い。[24] これらは若い男性たちの酒の席でひとつにまとめあげられた。リストの末尾に、アシュビーは討論の最終的な議題を提示している。「万事窮した場合：アルコールが制御と通信に与える影響」というもので、これは必然的に「実習」を伴う討論となった。[25]

脳科学が重視されたことが、レイシオ・クラブのメンバーの職業上の関心事によって説明できるとすれば、それをなんとかやりくりしようとする彼らの姿勢は、少なくとも自己表現という点では、戦争体験の影響だった。戦時中、多くの人々が物理科学や工学の分野でさらなる技術を身につけていた。たとえばケンブリッジ大学の動物学者トーマス・ゴールドやジョン・プリングルは「元レーダー」作業員だった。[26] この戦時中の体験は、多くの人が自分たちの研究の、特に「イギリス的な」性質と見ていたものとも深い関係があった。ナチスドイツの脅威のもと、彼らは技術的な問題を賢く簡単に解決する方法を開発することを強いられていたが、それと同じように平時の仕事においても工夫を凝らしているということで彼らは評価されたのだ。

アメリカの猛威とイギリスの創意工夫との好対照は、ウォルターが好んで語ったウィーナーとの関係性についての逸話に示されている。戦後間もない頃、マサチューセッツ総合病院でロバート・シュワブと共に働いていた神経生理学者のメアリー・ブレイジャーは、ウォルターをボストンに招き、EEG（脳波）による周波数分析に関する洞察を共有した。[27] こうしてウォルターは、MITで似たような問題について研究していたウィーナーのすぐ近くに自分がいることを知ったのだ。複雑な脳波をその構成要素に分解するため、ウィーナーは厳密なフーリエ解析をおこなった。そのプロセスは数学的にひどく骨の折れるもので、相当な時間を要した。ウォルターはといえば、ある特定の周波数で振動する調律されたひと組のリードから成る機械を構築していた。EEG電流に接続すると、それぞれのリードは、その信号がそれ自身とマッチする周波数を含んでいる場合にハム音を奏でる。このようにしてこの機械は、大まかではあるものの、瞬時の脳波解析を可能にした。[28] ウォルターは、一九六九年に論集『サイバネティクス調査：ノーバート・ウィーナーに捧ぐ』に寄稿した論文「神経サイバネティクス」で、「私の機械がほとんど隣で何時間も、一〇秒ごとに脳波スペクトルの自動読み上げをしているときに、ウィーナーが脳波に適用する周波数解析の理論と原理について、まるでそれが斬新で難しい概念であるかのように語っているのを聞いて、私は非常に心外だった[29]」と詳述している。

ウォルターとEEG

レイシオ・クラブの他のメンバーのサイバネティクスと同様、ウォルターのサイバネティクスも彼の神経学研究の成果として見るべきだろう。ウォルターの亀は世間一般に知られていたにもかかわらず、それは彼の主要な職業的関心事というよりも、長年あたためてきた計画だった。彼はブリストル郊外にある自宅で亀を自由時間に制作し、リビングルームで、スリッパ姿で亀たちの跡を追いながら、その行動を研究していた。彼はこのロボットについてはほとんど発表しなかった――最もよく知られている記述は、著書『生きている脳』の中の一章と、『サイエンティフィック・アメリカン』誌に掲載された一組の論文だけだ。[30] しかしウォルターは神経学に関する研究を広範囲にわたっておこない、特にEEGについてはブリストル近郊のバードン神経学研究所で研究を続けていた。彼はこの研究所の生理学研究の監督を務めていた――EEGは、ウォルターが生涯に発表した一七四の科学論文の大部分を占めるテーマだった。[31] ウォルターのロボットはこのように、彼の職業人生という、より幅広い文脈の中でしか理解することができないのだ。

ウォルターがそのキャリアをEEGに捧げようとしたことは、ある意味驚きだった。ケンブリッジ大学の生理学者エドガー・エイドリアンの教え子としてウォルターは、むしろより下位の機能に注意を向けていた。ウォルターは自然科学の優等試験に一九三一年に合格し、その後一九三四年までエイドリアンの学部でブライアン・マシューズと共に研究活動を続けた。エイドリアンと共に著した修士論文のタイトルは「神経と筋肉の伝導」というもので、神経の電気学に関するエイドリアンの幅広い研究プログラムに沿ったものだった（エイドリアンは神経活動電位の「悉無律」〔刺激に対する生体の反応には起きるか起きないかのふたつしかないという法則〕の機能を発見し、一九三二年にノーベル生理学・医学賞を授与された）。エイドリアンにとって人間の脳は、誇り高き生理学者が立ち入ることのできない領域だったのだ。エイドリアンが実際に脊髄を越えて脳に言及したとしても、それはほぼ例外なく動物の研究においてだけであり、人間の研究ではなかった。

ウォルターに脳への道が開かれたのは、ドイツで起こったイノベーションがきっかけだった。イエーナ大学のハンス・ベルガーは一九二九年から、彼が脳波図（*Elektrenkephalogramm*）と呼んだ、脳の電気的活動を選び出す手法に関する一連の論文を発表した。[32] ニューロンは、発火するたびに小さな電荷を発生させる。ひとつの領域で複数のニューロンが協調して発火すると、頭皮近くの領域に取り付けた電極で測定できるほど大きな信号が発生する場合がある。これらの電極を増幅器に接続すると、今度はこれが経時的な電気的変化を一枚の紙に書き出す記録装置に接続され、「脳波」を追跡、調査することができる。ベルガーは最初の結果のひとつとして、被験者が目を閉じて休んでいるとき、脳は一秒間に一〇サイクルの脳波を生成することを示し、彼はこれを「アルファ波」と呼んだ。アルファ波は、被験者が目を開けると消える。

ウォルターにとって、ベルガーの結果はまったく新しい研究の展望を切り開いた。EEGは、エイドリアンをはじめとする科学者によって神経の動作原理として特定されてきた電気の「デウス・エクス・マキナ」〔紛糾した事態を円満に収拾する役割をもつ神の意味〕が、今や大脳皮質に移ったことを示していた。彼は、「私たちの理解と思考の生理学的背景は、平和でも混沌でもなく、おそらくそれに慣れきっているために意識することさえない、深い、包括的なリズムなのかもしれない」と推測した。[33] ウォルターの見立てどおり、EEGは脳への王道だったのだ。

エイドリアンと同僚のマシューズがベルガーの研究に興味を持つようになったのも、同じような熱意からだったのかもしれない。彼らはそれを利用して動物と電気に関する自分たちの最新の結果を試したのだ。[34] 実験の中で、エイドリアンとマシューズはベルガーの技術を洗練させた。ドイツの研究者らは複数の記録用電極を使用していたが、これらは一台の増幅システムに接続されていた（ベルリンで研究活動をしていたヤン＝フリードリヒ・テンニースの研究に見られるのがその一例）ため、脳全体でひとつの出力、すなわちひとつの脳波しか生成されなかった。[35] これと比べてエイドリアンとマシューズは三台の増幅システムを使用し、そのそれぞれを別の電極に取り付けていた。これはEEG研究に新たな可能性をもたらした。つまりローカライゼーションだ。[36] 信号の振幅は部分的には波の焦点と電極間の距離に依存していたため、複数の記録を比較することで、波がどこで発生したかを示すことができた。[37] 実験の基盤として、エイドリアンとマシューズはアルファ波の焦点の位置（彼らはこれを「ベルガーリズム」と名付けた）が後頭葉にあることを突き止めることができた。[38] その成功にもかかわらず、エイドリアンとマシューズはEEG研究をさらに推し進めることはなかった。歴史家コーネリアス・ボルクが述べているように、EEGはエイドリアンとマシューズの実験システムの範囲外にあったため、その可能性を追究しようという気にはなれなかったのだ。彼らは単に、このリズムは「期待はずれなほど一定」で、ニューロン全般の特徴である時間関係を表すと記すに留めた。[39] ウォルターはその後、恩師らが去った後を引き継いだ。

ウォルターがそうしたのは、皮肉にも、ケンブリッジ大学の博士課程に進むための奨学金を得ることができなかったからだ。一九三五年、彼はロンドン精神病院の中央病理学研究所の所長、フレデリック・ゴラと大学院での研究を開始した。四年後、彼らは一緒にバードンへ移り、ここでゴラは責任者の地位を得た（図3・3）。エイドリアンと異なり、ゴラはウォルターがEEGに関心を抱いていることを奨励し、一九三九年に戦争が勃発する前まで、ウォルターはこれを脳腫瘍の研究に利用していた。ウォルターの発見によると、腫瘍はアルファ波より低い周波数で電気信号を生成する。彼はこれを「デルタ波」と名づけた。[40] この名称についてウォルターは『生きている脳』の中で次のように説明している。「デルタリズム」という名称が合っていると思われるのは、「病気、退化、死、そして防御を連想させる」からである、と。[41] 最後の連想が示唆しているとおり、この発見はただちに臨床に役立つものとなった。エイドリアンとマシューズの技術を使用して、ウォルターはEEGを使って腫瘍の位置を「約四センチメートル以内」に特定することができ、その結果、患者は患部を探しまわる危険な手術を受け

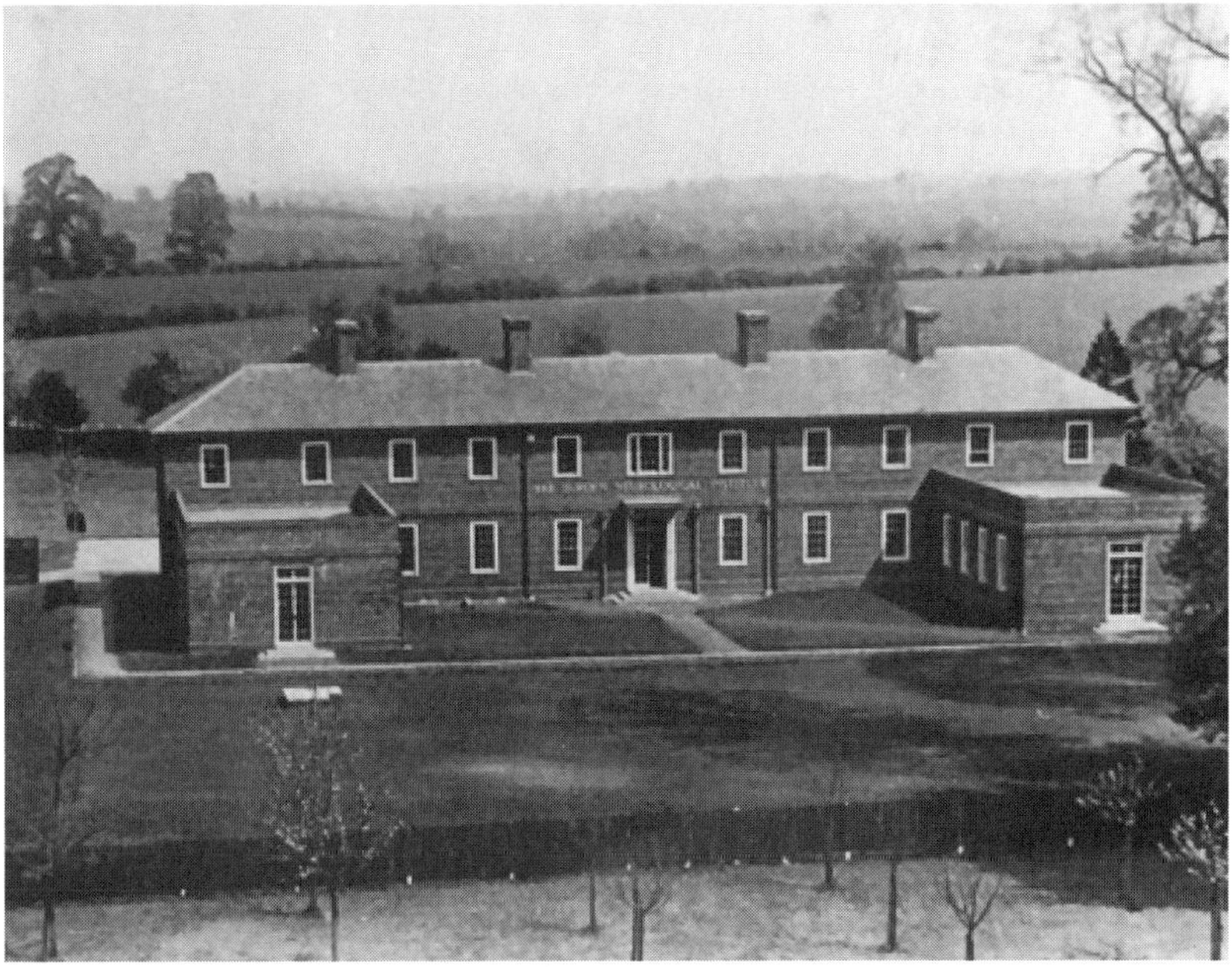

図3.3　創立の年である1939年のバードン神経学研究所（BNI）。この研究所は臨床部門と研究部門を擁していた。バードン神経学研究所のアーカイブより。Burden A/6/19（レイ・クーパー博士が所蔵する論文）。

ずに済むようになった。[42]

戦争技術

ウォルターは自身の研究の臨床的位置づけについては両義的だった。価値こそ明らかではあったが、それは正常な機能ではなく病理学に焦点を当てていたため、ウォルターにとって、脳の働きを理解するための意味合いが同じではなかった。正常で健康な脳の産物であるアルファ波の方が、彼にとってははるかに有望な研究対象だったのだ。[43] 後者について考えることになったのは、一九三九年に起こった世界紛争による興味深い副作用がきっかけだった。

この戦争が神経系に対するウォルターの理解に与えた影響は、ふたとおりに説明できる。ひとつは、それが脳の機能を機械でモデリングするプロジェクトを生み出したことだ。戦争中、ウォルターはバードンに留まり、神経学者や神経外科医の仕事を手伝うかたわら、彼が独自の引用符をつけて「戦争神経症」と診断した人たちにECT〔電気けいれん療法〕をおこなっていた。[44] 彼は、ナチスとの技術的闘争の渦中にあったケンブリッジ大学の心理学者ケネス・クレイクとの交流のおかげで、神経系に関する新しい洞察を得た。[45] 軍人研究委員会やターゲットトラッキング専門家集団（彼はその議長を務めた）などさまざまな戦争委員会に任命されたクレイクは、人が戦場でどのようにその役割を果たすかを理解するための広範なアプローチを展開した。神経症や視覚順応を調べるための機械を作ったのもその一例である。また、制御システムにおける人間の操縦者をモデリングし、その機能を最適化することにも取り組んだ。ここでは、「人間の操縦者は基本的に断続的な補正を行うサーボとして行動する」という基本原則にしたがった。[46] クレイクが制作した飛行士や兵士の機械的似姿《シミュラクラ》は、ウォルターの亀の直接的な祖先として見ることができる。

　ふたつめは、人間の脳を理解するために直接的に動員されることのない戦争技術でさえ、役に立つ可能性があったということだ。ウォルターにとって脳は非常に複雑な器官だったが、進化論的な理由から、それは、あらゆる結果を得るために最も単純で効率的な手段を求める「オッカムの剃刀」に基づいて機能するものだった。このような工夫は、戦争という非日常的な状況下でも求められたため、戦争努力の中で生じた困難な問題に対する巧妙な解決策が神経系の働きに類似していると考えたとしても不思議ではないだろう。

　こうしたテクノロジーのひとつが走査《スキャニング》である。[47] ウォルターは、非常に複雑な画像を、脳のある部分から別の部分に伝送することの難しさに気づいていた。彼がその問題を提起しているとおり、忙しすぎて自分から「映写室に行けない」脳内の映画監督ともいうべき存在は、そこで何が起こっているかを知るための手段を必要としていたのだ。[48] 視覚投射野を超えた脳の部位が、視覚的刺激に働きかけることができるのはどういうわけか？　または彼の言葉でいえば、「投射野で受信される空間画像は、他の認知領域へどのように転送されるのか？」[49]

ウォルターは、画像をポイントからポイントへ伝送することができるという考えを胁に置いた。それには「最も大きな動物が運べるよりも広いスペースが必要となり」、これによって「視覚データを他の感覚からのデータと比べることが難しくなってしまう」からだった。[50] ウォルターはむしろ、走査機からインスピレーションを得た。その最も有名なものがレーダーである。[51] レーダーシステムでは、受信機が回転し、三六〇度全方位に広がることにより、空間にある物体の位置が時間の関数に変換される。このアプローチは二次元データ（座標）をひとつの信号に変え、それを簡潔に伝送することができる。ウォルターは、アルファ波も同様のプロセスから得られるのではないかという仮説を立てた。デルタ波の実験の副産物として、彼はアルファ波の焦点は、頭頂後頭葉電極（「焦点1」）から後頭葉電極（「焦点2」）の下へ、そしてそこから、それらふたつの間の点（「焦点3」）へとふらふらと動くことに気づいた（図3・4）。つまり、アルファ波がレーダーのように視覚投射野を「走査している」ように見えたのだ。

アルファ波は走査の一形態であるという考えを、ウォルターは明滅する光を使った実験で確認した。[52] ウォルターとその仲間は、「目を閉じて、瞼を通して光がチラチラ明滅するようにすると必ず、模様《パターン》が動いているような鮮やかな錯覚が得られる」という「独特の効果」に気づいた。[53] 目がアルファ波と同じくらいの周波数で明滅する光からの刺激を受け取ると、「モザイクやチェス盤のような模様が、ときに渦巻き効果と相まって現れる」というような、多数の幻視を生み出した。[54] この錯覚は走査システム

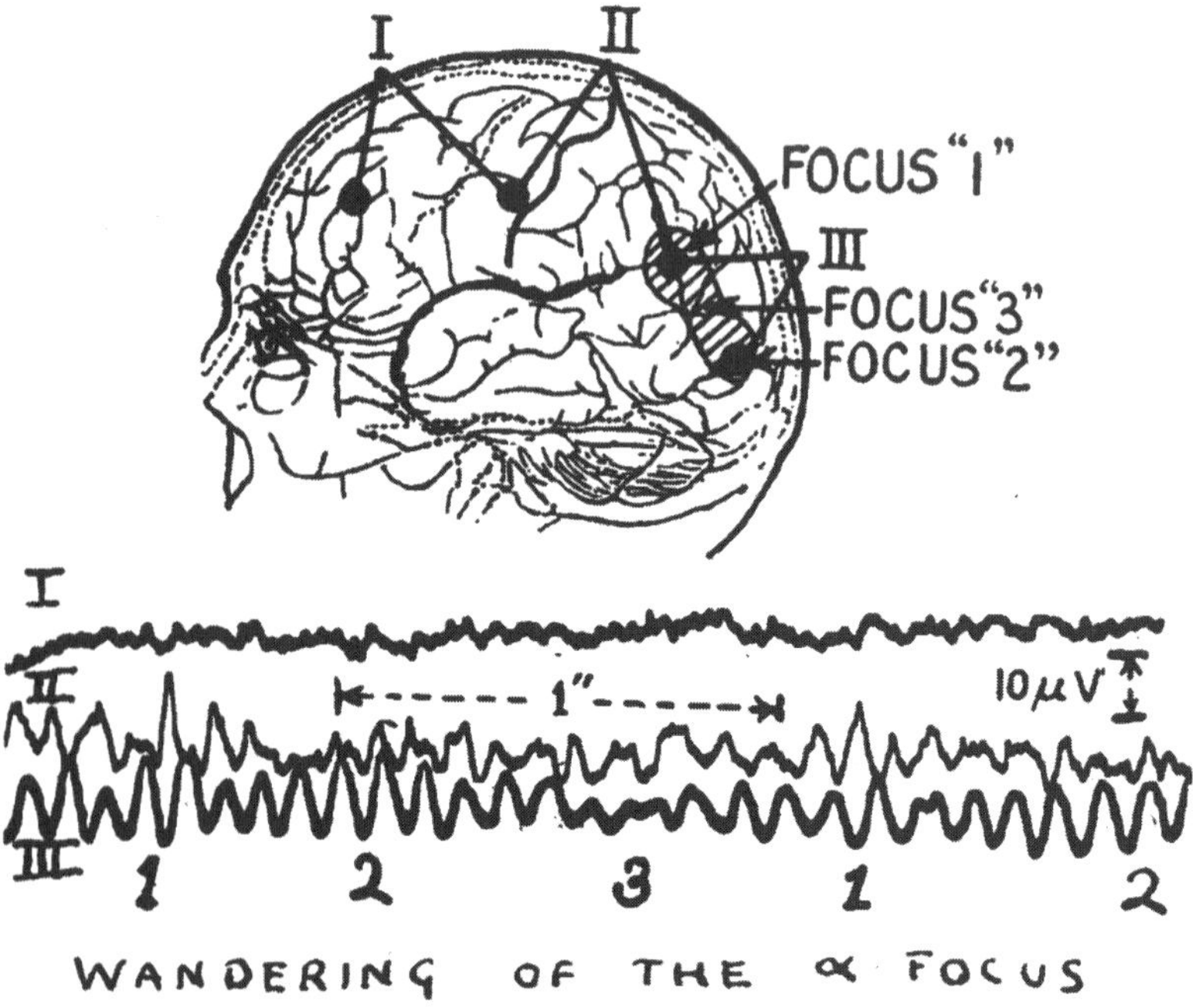

図3.4　アルファ波の焦点が頭頂後頭葉電極（「焦点1」）から後頭葉電極（「焦点2」）の下へ、そこからそのふたつの間の点（「焦点3」）へとふらふら動いている様子。W. Grey Walter, "The Electro-encephalogram in Cases of Cerebral Tumour, " *Journal of the Royal Society of Medicine* 30, no. 5 (1937): 579-98, on 586. SAGE Publicationsの許可を得て転載。

で説明できる。明滅速度が遅い場合、それぞれの閃光が単一のイベントとして確認された。アルファ波は、次の明滅が始まる前に、その走査を完了することができ、「EEGは後頭葉皮質における単一の誘発電位変化を示す[55]」。しかし走査は常に一定の時間を要した。明滅がもっと速くなると、光は画像を一回走査する間に点灯も消灯もするため、レーダーはそれを複雑で変化するものとして読み取る。ウォルターがこのことをレイシオ・クラブに向けた講義で示したように、「走査システムは……時間がかかり、断続的な信号によって動揺する

――それらはチャンネル数を大幅に削減することで良好な解像度が得られるが、信号が時間の不連続関数である場合、錯視的パターンを生成する」[56]。

ところが、アルファ波の最良の機械的モデルはレーダーではなく「回線走査装置」だった。これは「エラー操作によるポジティブフィードバックのシステムを採用している」[57]。このテクノロジーは自己誘導ミサイルを制御するために開発されたため、その展望と脅威のすべてが含まれていた。自己誘導ミサイルと非常によく似た走査装置は、経路を逸脱すると自力で戻る道を探す。ウォルターが記しているように、「回転する光電池で走査をおこなう場合、いったん回線に乗ると、適度な時間内に再びその回線を選択する傾向がある。同じことが、残念ながら自己誘導ミサイルにも当てはまる。ミサイルがロンドンに向けられ、何らかの対抗力によって遮られた場合、その邪魔する力を回避した後に、再び同じ軌道を選択させるのは簡単だ。これはストレージを持たないきわめてシンプルなシステムの特徴である」[58]。

回線走査装置は以下のように機能するものだった。陰極線がスクリーン上に点または光を生成する。スクリーンに向かって、感光性の光電池が転写装置に接続され、増幅器を経由して電磁石にも接続される。光の点が当たると、センサーが磁石を作動させ、電子線を偏向させて点を上昇させ、スクリーンの端まで到達させる。ところが、スクリーン上に不透明なマークが表示された場合、点はその端に留まる。その端を越えると点が見えなくなり、電磁石がオフになって、再び現れるまで点が沈んでしまうからだ。この装置を水平走査機能と合体させると、光の点はスクリーン上の不透明な形状の端に当たるまで振動し、この地点で、点はその輪郭を描き出す（図3・5上）。

このように、回線走査装置はベルガーがアルファ波に認めた「特有の特性」を再現した。だからこそ彼は、アルファ波EEGを回線走査信号の下に置いて比較したのだ（図3・5下）。その特性とは：

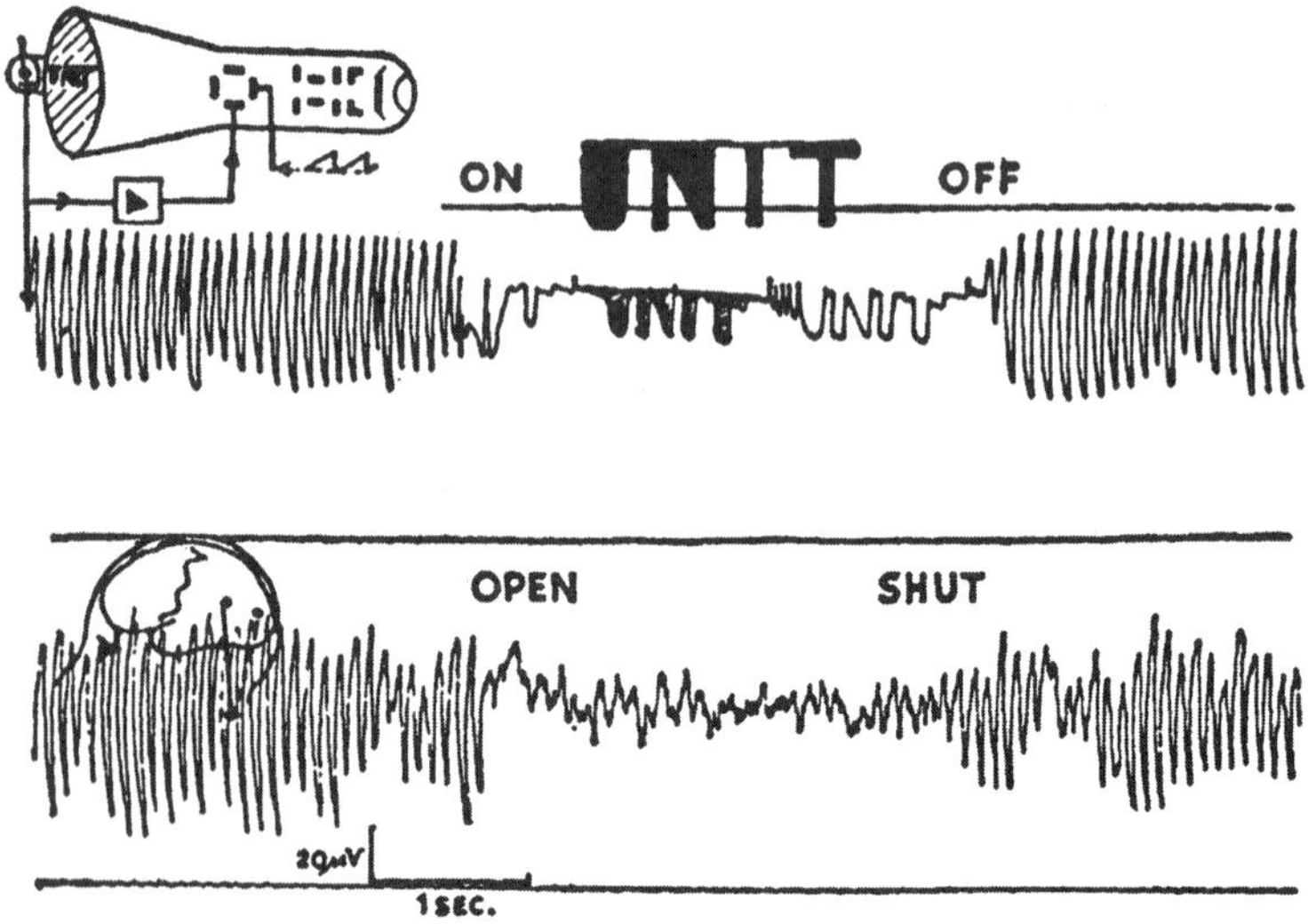

図3.5　上：回線走査装置。"UNIT"という文字の影がスクリーンに貼り付けられており、これが光の点（したがって出力─下の波形）によって示されている。下：目を閉じて、また開いたときのアルファ波のEEG。W. Grey Walter, *The Living Brain* (New York: Norton, 1953), 110. Copyright 1953, ©1963. W. グレイ・ウォルターにより改訂© 1981, 1991. W. W. Norton and Company, Inc.の承諾を得て使用。

（1）アルファ波は「視覚のメカニズム」が最も活発になったとき（基本的な走査が不透明の形状を選んだとき）に消える」。（2）それは「投射視野と連合視野の中の限られた領域を占める」。（3）「それは通常複雑であるため、本来は複数形で語られるべきである」。ウォルターは次のように続ける。「アルファ波が不変であることはエイドリアンを失望させたかもしれない。実際、その周波数は一〇パーセントや二〇パーセント以上変化することはありえないが、この範囲内であれば、アルファ波は心理的なものだけでなく生化学的、病的な障害に対してもかなり敏感である[59]」。

「なぜ陸亀かというと、先生がそう教えてくれたからさ」

これはウォルターが戦争用電子機器の廃棄物から亀を制作し、技術的創意工夫を重視する「イギリス的」感覚をその創作に適用するモチベーションとなった。一九五一年のフェスティバル・オブ・ブリテンで、ウォルターの亀は、感覚的知覚や脳と神経系の解剖学的構造といった神経生物学的トピックに焦点を当てた「どのように知るか」のセクションにリストされた（図3・6）[60]。亀は自動的な動作または反射作用を例示することを目的としていた。「感覚はその所見を、神経に沿って電気信号のように送る。このような信号は自動的または反射的な動作を引き起こすことがある。目の前に影が横切るとまばたきをしたり、虫が光に向かって飛んで行ったりするのはこのためである。機械仕掛けの〝動物〟は、光に向かって自動的に舵をとるように組み立てることができる」[61]。

マシナ・スペクラトリクスはウォルターが制作した最もシンプルなロボットだった。それはふたつのレセプターとふたつのエフェクターの相互接続から構成されており、このようにしてシンプルな反射作用（すなわち感覚運動）のモデルが作られている。レセプターのひとつである、機械の「目」としても知られる光電池が、エフェクターのひとつである、ロボットの前部にある駆動輪と結びつき、その両方が「常に同じ方向を向いている」[62]。もうひとつのエフェクターはステアリングモーターで、光電池の（そして最終的には駆動輪の）継続的な回転運動を生成し、「安定した走査」を実現する[63]。外部の甲羅に接続された第二のレセプターは、亀が障害物に出くわしたり、勾配に遭遇したりしたときに、それを認知する。これら四つの要素の関係性は、ある一定の規則によって制御されている。（1）走査（およびステアリング）回転は、光電池に適度な光を当てると必ず止まる。（2）走査回転は光度が特定のレベ

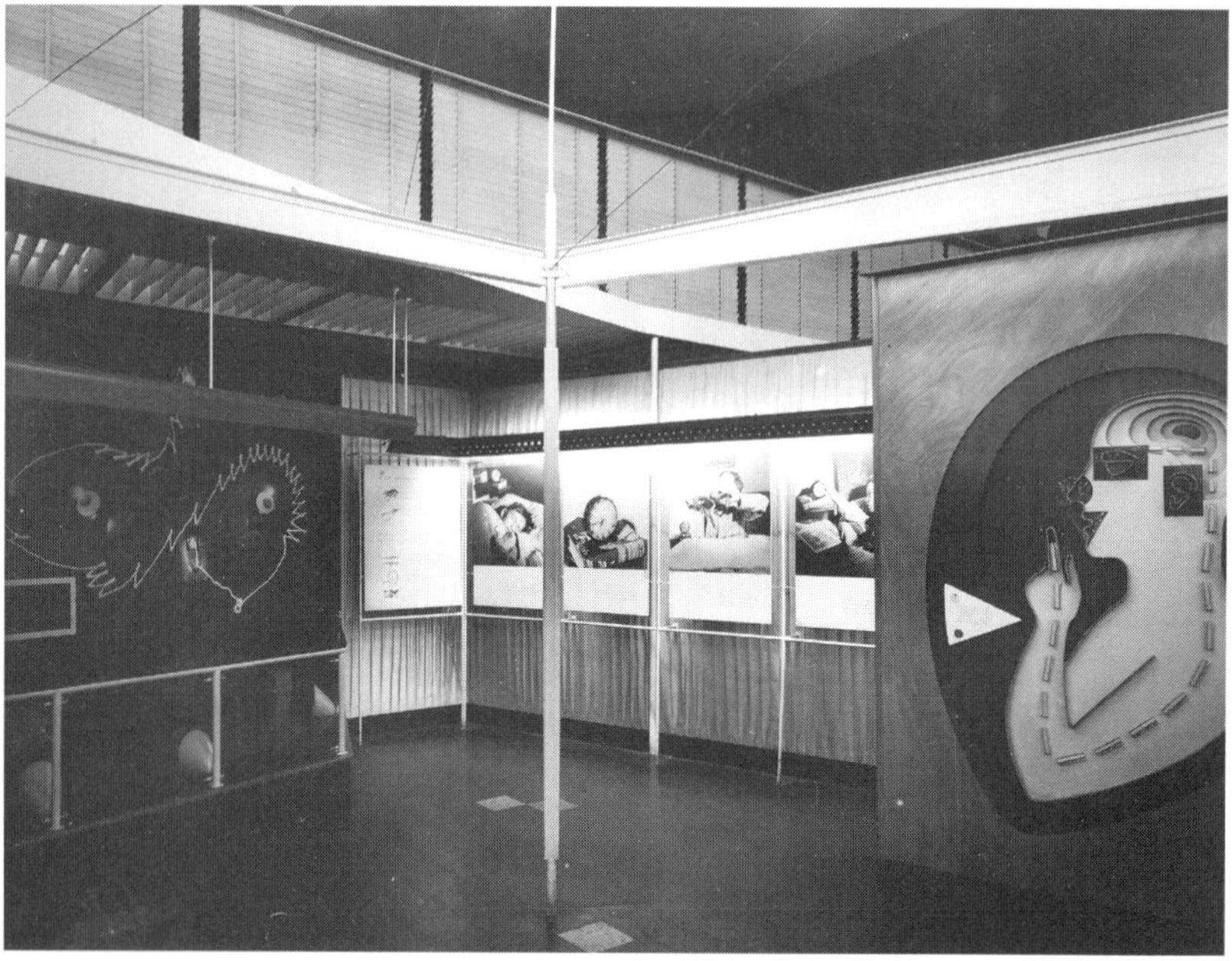

図3.6　フェスティバル・オブ・ブリテンに展示された亀の小屋（亀はいない）。光に対する反射作用のモデルに注目。「電気仕掛けの亀型モデル」に関する助言および監督：グレイ・ウォルター。National Archive (UK) の許可を得て転載。Ref. WORK 25/214 (4922).

ルに達したとき、半速で再び回転する。（3）駆動モーターは、光電池が低レベルの光を記録したときは半速で動くが、中程度および強度の光を検知したときは全速で動く。

　これらのシンプルな規則から得られる行動は、ウォルターが意図したとおり、非常に複雑だった。ただし基本的なパターンは確認できる。つまり屈光性だ（図3・7）。中央に光がひとつある部屋に亀を置いたとき、光センサーはモーターが動くと半速で回転し、亀をサイクロイドの軌道へ導く。ある地点で、センサーは部屋の中央にある光の方向を指し、これを起動する。走査メカニズムはこうして止まり、駆動モーターは全速まで上昇し、亀を光へと向かわせる。しかし光にじゅうぶん近づいたところで光センサーが上限に

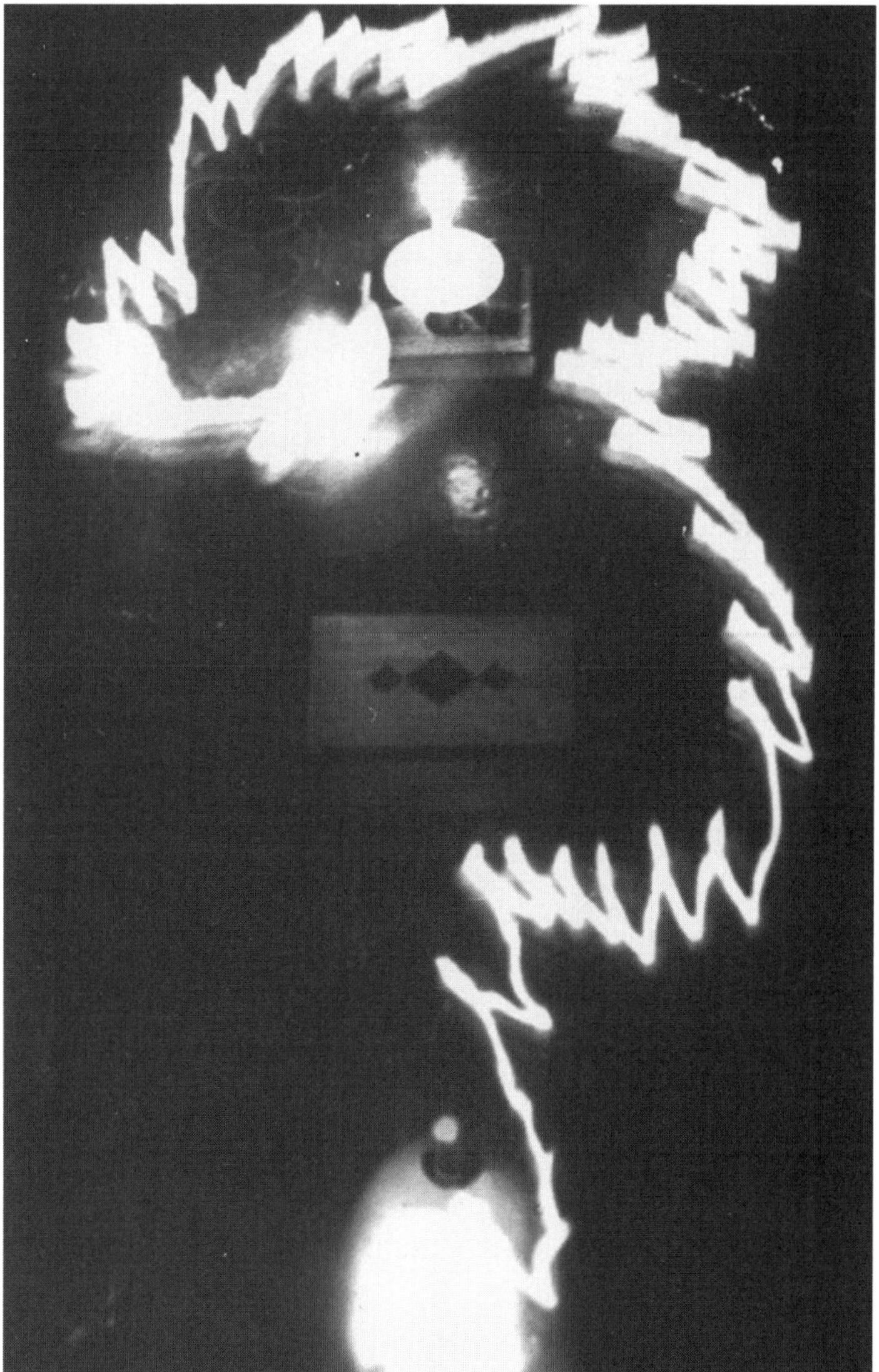

図3.7　屈光性。エルジーがキャンドルの方へ向かうと同時に、途中の障害物を回避していることから、「認知力」があることを示している。Owen Holland, “The First Biologically Inspired Robots, “ *Robotica* 21 (2003): 351-63, on 361. ケンブリッジ大学出版局の許可を得て転載。

達し、再び走査が始まる。すると亀は光から目をそらし、その結果速度も遅くなる。
ウォルターが述べているように、彼は『不思議の国のアリス』にちなんで、この機械を「亀」と名づけた。ウォルターはアリスとにせウミガメとの会話を引用している。

小さい頃は……海の中の学校に通っていた。校長先生は年とった海亀《タートル》だったけれど——ぼくたちは彼を「陸亀《トータス》」と呼んでいた。「どうして陸亀って呼んでいたの？　ほんとはそうじゃないのに」とアリスが尋ねる。「なぜ陸亀かというと、先生がそう教えてくれた《トートアス》からさ」と、にせウミガメは怒ったようにいった。「まったく、なんて君は鈍いんだ！」[64]

ウォルターにとって亀は神経系の構成要素について私たちに教えてくれるものだった。アルファ波が走査装置のようなものだったとしたら、走査装置が正しく作られていれば、脳の一定の機能を模倣することができるかもしれない。確かに亀は本物の動物ではなかった。その亀は機械なのだから、模倣するはずの生物とは根本的に、いや存在論的にも異なっているという前提に、ウォルターは立ち向かったのだ。彼が懸念していたのは、亀の行動が「トリック」にすぎないと思われるかもしれないことだった。[65]それでも彼は、そんなことはない、と断固として譲らなかった。ウォルターが述べているように、「もし自分の研究を人間の問題と関連づけるならば、これらのモデルの観察には動物の研究と同程度の正当性がある。動物研究において、人は人間の行動のモデルになるはずのものを研究しているのであり、もしそれが思考をより明確かつ鮮明にし、仮説をより正確かつ決定的なものにするならば、擬人化すること——〝動物はこれこれこういうことをし、これはまさに、私が同じことをするときに感じることだ〟

とみなすこと——は、まったくの自由である」[66]。

この論証は「逆行動主義」と呼ぶことができるかもしれない。これまで見てきたように、行動主義は動物の行動に自分を重ね合わせ、それによって私たちが人間として経験する内的状態を動物に帰着させようとする性向を防ぐために、動物の行動という一点に集中する必要があった。ウォルターもまた、私たちは直観力を脇に置き、行動に焦点を当てるべきだと主張した。ところが、彼はロボットを扱っていたため、状況はふたつの重要な点で、ワトソンの手法を生み出したときとは異なっていた。第一に、そして最も重要なことに、ロボットは研究者にブラックボックスを示すことはなかった。ウォルターは想像上、かつ文字通り、ロボットの内的プロセスに入り込むことができた。というのも、ロボットを作ったのは彼だったからだ。第二に、ウォルターが阻止したいと考えた直観的な仮定は、動物と人間の間に不当な同一性を構築するようなものではなかった。むしろそれらは、思考の本質に対する偏見から、人間とロボットを同一視することを拒否するような仮定だった。ウォルターは擬人化という言葉を用いたが、彼が実際に支持していたのは、逆方向の同一視であり、サイバネティックメカニズムを有機的プロセスに投影するものだった。ロボットと動物が同じ行動を示した場合、ウォルターは、ロボットの電子工学的構造が人間の神経構造を模倣したと仮定することができると考えた。ロボットは、生物学的脳がどのように機能するかについて、私たちに何かを教えてくれるかもしれない、と[67]。

この議論はアルファ波に直接応用することができた。光センサーの走査はロボットの作動の中核だった。アルファ波が、人間の被験者が特定の仕事（視覚的その他）に従事していないときにデフォルトの活動として背景で動いているのと同じように、休止状態にあるときのロボットは周りの環境を着実に走査し、駆動輪と結合することによって、部屋の中をぐるぐると歩き回るのだ。アルファ走査と同様、機械の走査はある一定の条件下、すなわちある特定の視覚的刺激（中程度の光）があると停止する。そしてアルファ走査と同様、亀の走査も、刺激が消えると再開される。亀はまた、アルファ波の想定される機能を反映する。というのもそれは視覚的刺激（この場合、光）を信号に変え、これが生体の別の部分（この場合、駆動輪）に送られるからだ。ウォルターが述べているように、「この走査のプロセスと、ステアリング装置との同期は、アルファリズムとして知られる脳の電気パルスが視覚野を通り過ぎ、同時に身体の筋肉へと向かう衝撃を解放したり遮断したりするメカニズムと類似しているといえるだろう」[68]。

ウォルターは、マシナ・スペクラトリクスの行動を通じてアルファ波を模倣するのに成功したという確信を得た。亀の構造の中心に再建されたアルファ波は、局所的にはランダムだが全体的には指向性のある行動、つまり光を求めてあちこち動き回るという行動を生み出したのだ。この行動のおかげでウォルターは、自分の亀が、サイバネティシャンが大きな希望をもって発明した他の機械、つまりコンピューターとは劇的に異なるものであることを理解するようになった。ウォルターが認めているように、コンピューターは亀よりもはるかに複雑で、これによってコンピューターは「非常に速い動作と、相互に依存しあう多くの計算を同時におこなうことができるという点で」、人間と同じような、またはそれを越えることができた[69]。イギリスの数学者であり発明家でもあるチャールズ・バベッジが設計した計算機と同様、これらの機械は決して「計算ミス」をすることはなかった[70]。それに対して、ウォルターの亀は人間の脳より数段単純で、「野心もなかった」。人間には約「一〇〇億個」の脳細胞があるが、亀にはたったふたつの機能要素しかなかったのだ[71]。

しかしウォルターにとって、コンピューターはそのサイズやパワーのわりには、脳についての洞察をほとんど与えてはくれなかった。コンピューターの行動は予測可能で、「事前に決められている」とさえいえる。[72] ウォルターが述べているように、「生き物と似たところがあるとすればそれは、設計の細部に限られている。とりわけコンピューターは、ほとんどの動物がそうであるように自由ではない。それはむしろ、栄養分や刺激を人間の飼い主に頼っている奇食者である」。[73]「ウィーナーが予知した」機械にも似たような問題があった。機械は「工場での人間の労働には完全に取って代わるかもしれないが、生理学者の気を引くことはほとんどないだろう。それはもはや、脳を映し出す鏡の一部ではなくなるだろう」。[74]

ウォルターの亀はそうではなかった。亀を通じて私たちは「行動と自立の複雑さがどの程度、最小の要素で最大数の可能な相互接続を提供するシステムに接続された場合、達成することができるかを発見することができる」とウォルターは考えた。[75] 亀は下等動物の行動と並行して、有機的な脳の構造を再現するような、あらかじめ決められた行動から質的な一歩を踏み出したことを示したのだ。そのシンプルさゆえに、亀はこれまでコンピューターが近づけたよりももっと脳に近づくことになった。しかしもちろん、亀が脳を完全に再現したわけではない。ロボットは高度な思考を持つことができず、特定の目標を決定したり、自分の行動をその達成のために適応させたりすることができないことをウォルターは知っていたからだ。ウォルターは次のように結論している。「いわゆる目的のある行動は、超越論的目的論に頼ることなく、反射作用という観点から定義することができる」と。[76] ウォルターの亀はあらかじめ決められた思考から重要な一歩を踏み出したが、その構造は、踏み出すべきさらなるステップがあることを示唆していた。

「大地の帝王」

この認識は、ウォルターが亀を使って機械と有機物の隔たりをなくそうと考えたにもかかわらず、もうひとつの対立項、つまり人間と動物との間の対立については固く守りつづけていたのはなぜかを説明するのに役立つ。[77] 一九五三年、ウォルターは最も壮大な言葉で人間性を表現した。彼が書いているように、「現在において、人間は具体的には思考のおかげで存在しており、生存競争において生き残れるかどうかは、脳という最高の機能の発達によるところが大きい。人間はホモ属の中の思考する種族であるサピエンスであり――たとえ自分でつけた名前が意味するすべてのことを必ずしも満たしていないとしても、分別があり、慎重で、判断力のある種なのである……他の動物は、人間の前でこれほどまでに輝いている光の片鱗にすぎない[78]」。ウォルターはこのような人間特有の性質を火と関連づけて詳しく説明している。人間が他の動物と異なるのは、火を怖がらないからだ、と。炎を前にすると、「人間は注意深く、計算高くそれを見つめる。この困難を受け入れ、生傷を負うことがないようにこの状況を改善しようとする。彼は、燃えている棒のどちらの端なら平気で掴むことができるかを知っているのだ[79]」。このように、人間が火を制御するということは、状況に応じて考え、動物の自然な反応を乗り越えるという人間の能力を指し示している。

後の例の中で、ウォルターは「自転車の乗り方を学ぶ少年」を「歩行を学ぶ仔馬」と比べている。[80] 前者では、学びの背景に「目的」がある。少年は自分が何をやりたいかを決め、望んだ行為が実行できるように自分の身体をコントロールする。後者では、ウォルターは「有効になりつつある傾向」しか特定することができなかった。[81] 仔馬には立ち上がるという先入観も、奮闘の目的を与える脳内のイメージも、他の仲間のように自分の脚で立とうという野心もなかった。仔馬にはそうしようという傾向、つまり生まれ持った反射神経で、生まれ持った脚を使うという傾向はある。仔馬はそのすべての運動反射機能がきちんと整うまでまでは、歩くにしても遊ぶにしてもぎこちない。うまくいった走り方、ギャロップのしかた、ジャンプのしかただけが記憶される。その後、すべてがうまくいけば、もう二度とつまずくことはないのだ。[82]

人間は不随意運動さえ自由に操ることができるようになるかもしれない、とウォルターは続ける。そして、アフリカとアジアの「ヨギ」[83]〔ヨガ行者〕を引き合いに出す。これらの地域では「脈拍、呼吸、消化、性機能、代謝、腎臓の活動などを意識的にコントロールする条件反射のシステムを実践するために長い年月が費やされている」[84]。これは、チンパンジーのようなより高等な動物とも人間を区別するものだ。なぜならチンパンジーは「計画を立てる能力がないため、刺激へのさまざまな反応がもたらす可能性のある結果をあらかじめ練習することができないからだ」[85]。ウォルターが述べているように、「人間の歴史のごく初期に、脳は私たちが動作の中で想像、計算、予測として認知しているもののメカニズムを獲得したに違いない」[86]。この人間の属性リストに、彼は後にもうひとつの「一連のプロセス」を追加した。それが、観察、記憶、比較、評価、選択である。[87]

ウォルターは一般的なオリエンタリズムの考え方を逆転し、これを高次の意識として提示した。意識的にコントロールする能力――普通の人にもあるし、ヨギにはもっと極端な形で存在する――は、「人間と類人猿との、また暗に人間と他の動物との間の深い生理学的な違いに起因している。これまで見てきたように、ウォルターにとって精神機能は脳波と結びついていた。それは「脳内で微妙なパターンで渦巻く電気的な渦として記録することができる」。動物においては、これらのパターンは同じようには存在しなかった。「これらの高次機能の電気的要素」は、「孤立した、断続的なものでしかなかった[88]」。こうした高次の脳機能の前提条件は、ウォルターによると、ホメオスタシス、すなわち環境的条件が変化しても、安定した内的状態を維持する能力の存在だった。[89] 確かに、ホメオスタシスは温血動物のすべてに見られるが、「哺乳類全般にとってホメオスタシスとは生存だった。そして人間にとって「それは」解放だった[90]」。人間において、ホメオスタシスは「上部の脳」、つまり大脳の両半球を「身体の単純作業から解放し、調整機能を下部の脳に委ね」、より高次の仕事で利用できるようにした。[91] ウォルターはケンブリッジ大学の生理学者ジョーゼフ・バンクロフトと、その原理を例証するクロード・ベルナールの有名なコンセプト、内部環境（*milieu interieur*）の解釈を引き合いに出している。「私はこれまでに何度、通り過ぎるボートが静かな湖面に作る波紋を見て、その規則性に気づき、ふたつの波紋が出会うときにできるパターンを愛でたことだろう……しかしそのためには、湖は完璧なまでに穏やかでなければならない……特性が安定していない環境の中で高い知的発達を求めるのは、大西洋の荒波の海面に波紋を探すようなものだ[92]」。

　したがって、ウォルターにとって人間の脳は、脳波が広がり、比較される自由な領域だったのだ。このような条件下で、なぜ脳波はウォルターの名づけた高次機能を説明することができるかは明らかだ。前述のように、ウォルターは視覚野の電気的活動を、視覚の感覚を信号に変換する回線走査装置のようなものとして理解していた。これらの信号は脳の他の領域に伝達され、保存され、決定的瞬間に思い出され、新鮮な視覚的信号と比較されることにより、生物が見慣れた物体やパターンを「認知」できるようにする。そしてその操作によって想像の世界、すなわち感覚的な現実から引き離された世界が出現し、まだ実現されていないゴールを目指したり、予測したり、記憶を呼び起こしたりすることができるようになったと説明できる。[93]ウォルターは脳波の分析を、さらに人格の説明にまで発展させている。[94]

人間と動物の間の正確な境界は、ウォルターの研究では確かに不鮮明である。ときに彼は、このような高次の力を「連想」と関連づけているようだ。『生きている脳』で書いているように、「人間の脳は生まれたときから非常に高度に組織化されており、それをくまなく捜索する電気的リズムは精神活動の探索を連想させ、これほどまでに複雑だと、あとどれくらいで類人猿が取り残されることになるかはわからない。善の妖精の贈り物である連想による学習は、どのゆりかごにもあるのだ」[95]。ところがまさにその次の章で、彼は唾液を出す犬を典型例とするイワン・パヴロフの条件反射を引き合いに出して連想の説明をしている。[96]したがっておそらくその違いは、質というより大きさや複雑さの問題だったのかもしれない。ウォルターが主張しているように、「単純な動物からサルや類人猿、そしてヒトへと進化する過程で、連合野の大きさは徐々に大きくなる。私たちは他の動物よりも効率的にパターンを認知し、記憶し、比較することで、世界を制する術を身につけたのだ[97]」。

いずれの場合も、ウォルターは神経系について進化論に似た説明を展開している。そこではそれぞれ異なる動物が異なる別個の段階――アメーバ、クラゲ、軟体動物、魚類、鳥類、爬虫類、そして高度に複雑な神経系を持つ哺乳類――を表している。この階層の一番上に人間の脳がある。そしてこの有機的な階層を無機物で再現した。ウォルターのロボットにも進化の順位があったのだ。安定した温度を保つために、ネガティブフィードバックというメカニズムで状況の変化に対応するW・ロス・アシュビーのホメオスタット――またはウォルター式にいえば睡眠ホメオスタット（*M. sopora*）――はこの階層の底辺にあった。それはコンピューターやウィーナーの機械とは異なるカテゴリーに属するとウォルターは考えた。ホメオスタットには「運命づけられた終わり」があるが、「そこに到達するまでにかなり予測不可能な挙動」を示した。それは、邪魔をされたときだけもぞもぞと動くが、すぐにまた眠りについてしまう、炉端でまどろむネコやイヌのようだった。[98] ウォルターのロボットはより高いレベルまで上った。マシナ・スペクラトリクスは、光に引き寄せられる蛾よりも上のレベルに位置することができたのだ。なぜなら、均衡を見出すことができたからだ（光に近づきすぎると引き返そうとする）。その行動は「目標に向かうもの」であり、「予測不可能」であり、「最適化され」ていた。ロボットの次のレベルに、教えられる機械《マシナ・ドシリス》がある。これは四要素の感覚・運動システムにウォルターがCORA（conditioned reflect analogue／条件反射アナログ）と名づけたものを付加したことを除けば、マシナ・スペクラトリクスと似ていた。この追加の技術的詳細はここでの話とは無関係だ――ウォルターは本質的に、互いに異なる刺激が近接して繰り返し現れた場合に、それを関連づけようとする電子システムを開発したのだから。[99] だが、機械を新たなレベルへ、間違いなくパブロフの犬あるいはそれ以上のレベルまで引き上げたある種のパターン認知をいかに統合しているかについて理解することはできる。

鏡

ウォルターの二つのプロジェクト――「逆行動主義」と生物の階層を模倣するロボットの階層――は、彼が鏡像認知テストを利用した背景を教えてくれる。[100] マシナ・スペクラトリクスでの実験時、ウォルターはそれが「鏡の前でぐずぐずしたり、光をチカチカさせたり、つぶやいたり、小刻みに揺れ動いたり、まるで不器用なナルキッソスのようだ」ということに気づいた。[101] これは「特徴的なダンスだ……というのもそれは、この状況のときだけ、常に現れるからだ」（図3・8[102]）。

標準的な「逆行動主義」の説明では、ウォルターは亀が自分を認知したと宣言していると考えるだろう。マシナ・スペクラトリクスは自己認知する生き物と同じく、特異な行動を鏡の前で見せた。これは、ロボットの内的メカニズムが、他の生き物が鏡を見て自分の像を認知したときに作用していたものと似た構造をもつと想定できるとはいえないだろうか？

しかし同時に、ウォルターは亀の「頭」の中で何が起きているかを正確に知っており、したがって自己認知などあり得ないということは彼には明らかだった。亀は自己の概念を形成し、それを保持する能力を持ち合わせておらず、ましてやそうした自己の概念を鏡に映った像に適用する能力もない。それとはほど遠い。より洗練された装置を備えた（最低でもCORA装置を備えた）より高レベルの生き物なら、自己の概念をその鏡像に適用することができたかもしれないと想像することはできる。しかし生物の階層を模倣するロボットの階層で、エルジーは必要な進化を達成していなかった。

素朴な生物学者にとっては説得力があるかもしれないが、ウォルターはこのロボットの独特な行動には別の理由があることを知っていた。前述のセンサーとエフェクターの他に、この機械は頭にパイロットランプがついていて、駆動用モーターがフルパワーのときと、光量の変化により、走査の動作が止んだときにスイッチが切れる。ウォルターはもともと「ステアリングサーボが稼働中であることを示すだけのために」パイロットランプを組み込んだ。[103] しかし亀のいる環境に鏡が置かれると、パイロットランプは走査型センサーのフィードバックループに掃き寄せられたのだ。亀はその通常の探索スパイラルで鏡に近づいて行った。ある地点で、パイロットランプの反射が光センサーを稼働し、ステアリングメ

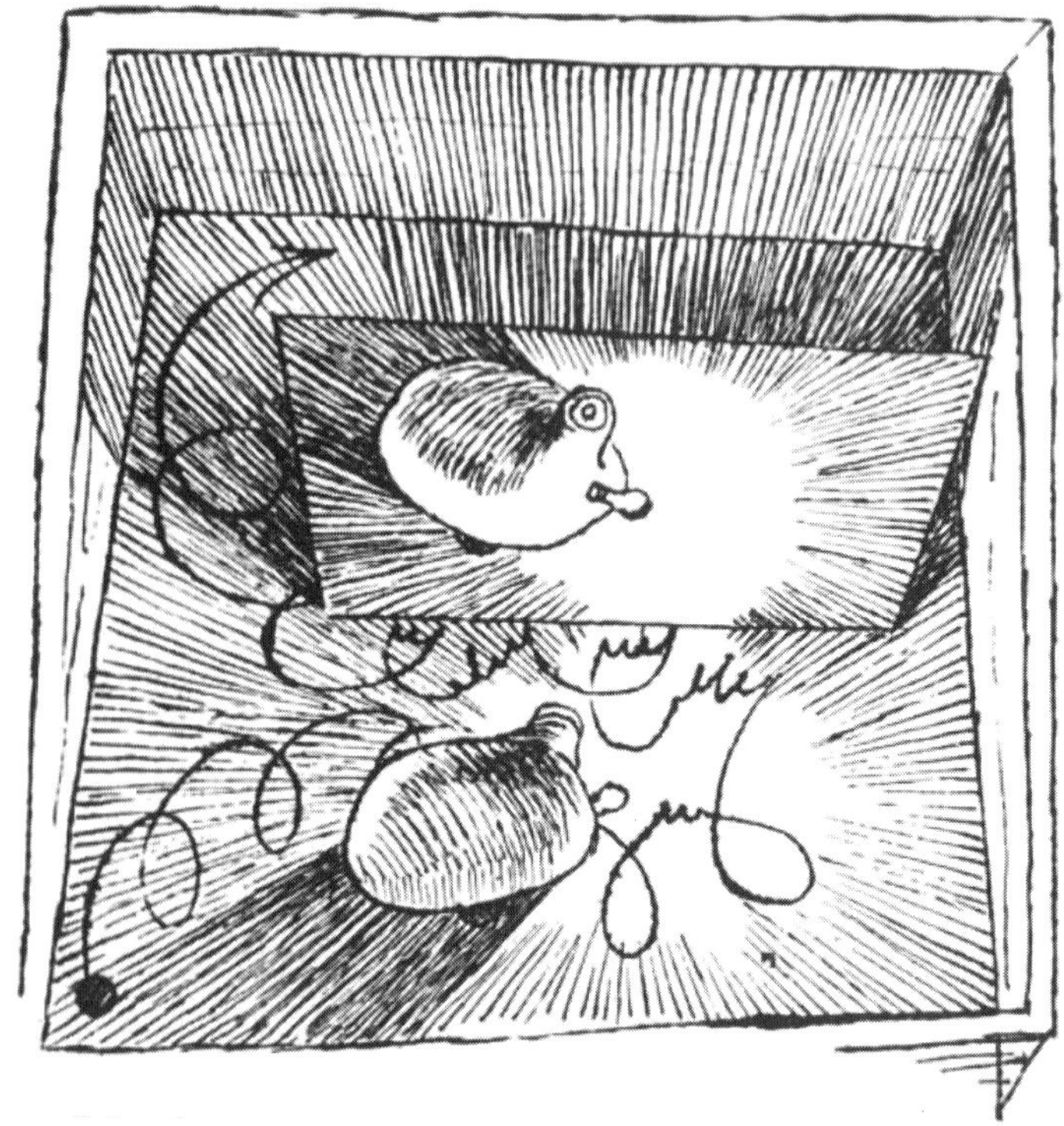

図3.8　亀のミラーダンス。この絵はらせんを描く探検的な機械の動きを示している。図3.1.に示される理想化された動きとは異なり、運動の確率論的な性質を示しているのがわかる。W, Grey Walter, “An Imitation of Life,” *Scientific American* 182, no. 5 (May 1950): 42-45, on 44.

カニズムをロックし、亀を鏡へと引き寄せようとした。しかしこれが起こるや否や、パイロットランプが消灯し、走査が再び始まった。そうすることで再び光を点灯した。このときまでに走査がそれほど進んでおらず、パイロットランプの反射がまだ見えていたら、機械は鏡の方に戻り、再度このプロセスを開始しようとする。しかしセンサーがじゅうぶんに回転し、再び点灯したパイロットランプが「見え」なくなると、パイロットランプが再び見えるようになるまでらせんを描く動きをするようになる。この奇妙な「ミラーダンス」は、亀が自分を認知したという印になるどころか、パイロットランプの予期せぬ影響によるものだったのだ。

結論

ミラーダンスはウォルターにとって戸惑いを覚える体験だった。一見するとそれは、彼のプロジェクトの印象的な裏づけのようにも思えた。ウォルターは、機械の心を生成することができることを示すために自分の亀を作った。神経系の物質には特別なことは何もなかった。生物学的な脳は針金とトランジスターで再製できたのだ。だからこそウォルターのロボットは、さまざまな複雑さをもつ動物の行動を再現することができたのである。人間の特異性を示すとされるテストに、一体のロボットが合格することと以上に大きな成功はあるだろうか？　有機的なものと無機的なものの境界が、見事に取り払われたように思われた。

亀は、一方でウォルターの考えを肯定したとすれば、他方ではそれに挑戦していた。一方にはロボットと動物との強い連続性があり、もう一方にはロボットと人間との強い連続性があり、それはウォルターにとって、人間が他の動物と似ていることの証拠にはならなかった。むしろその正反対だった。なぜならさまざまなロボットは有機的な創造の階層と類似した、そしてそのように確認することができる階層に位置していたからだ。この後者の階層では、人間は他の動物よりずっと上位に位置していた。さらに、ロボットの階層は処理能力の高さを測定する定量的尺度として理解するのではなく、異なる構成要素の追加によって発生したものだった。同様に有機的な階層は、単に神経接続の数が増えるとか、脳が大きくなるということと関係があるだけではなかった。ウォルターのロボットはその代わり、初期の育児日記執筆者らを導いたのとよく似た結論に辿り着いた。動物の言語から人間の言語へ、それぞれの段階がいかにその前の段階をもとに築かれたかを示す思考の進化を辿ることができる。しかしその進化は飛躍的に進んだ。というのも、それまでとは質的に異なる新しい機能が追加されたからだ。オックスフォード大学のサンスクリット研究者マックス・ミュラーは、感情的な発言と理性的な発言を、たとえ後者が前者の上に成り立つものであっても厳格に区別していた。理性的な発言には、単純に人間以外の動物が持っていない能力が必要だからだ。ウォルターも、信号の伝達を可能にするアルファ波を出す機械と、その信号を記憶し、関連づける機能をもつ高次の機械とを区別した。

　このような観点から、ウォルターがミラーテストに言及したのは、鏡の前での被験者の暗示的な動作から自己の感覚を推し量るという、鏡前行動を解釈する際の信仰の飛躍を明らかにするジョークに過ぎなかった。[104] 亀の頭の中で何が起きているかを知っている人にとって、それは自分自身を認知していることだとする考えはばかげていた。行動主義者と、内観法に疑念を抱く彼らの信望者は、したがって正しかったのだ。ミラーテストは実現できる以上のことを期待させたのである。これらふたつの立場間の緊張が、ウォルターのミラーダンスの表現を形成していた。彼は何度もミラーテストに立ち返ったが、それを皮肉な距離感で受け止めてもいた。彼は、亀が自分の権限で自分自身を認知したと断言しないように気をつけた。むしろ、本章の冒頭で紹介した架空の生物学者のように、善意はあるがおそらく勘違いしている科学者を自ら演じたのである。[105]

マシナ・スペクラトリクスが鏡の前で引き起こした驚きは、ロボットが自分を認知できるということではなかった。それが驚きだったのは、自分の像を記憶すること、したがってそれを認知することなどできるはずのない下等動物を模倣してマシナ・スペクラトリクスが構築されたことだったのだ。その行動は、ウォルターが確実に持っていないことを知っている能力を示しているように見えた。つまり、彼がミラーダンスに戸惑いを覚えたのは、マシナ・スペクラトリクスが鏡の中の自分をロボットとしてではなく、亀として認知したように見えたからだった。

第四章　サルと鏡と私　ゴードン・ギャラップと自己認知の研究

チンパンジーが鏡を見つめている。そのチンパンジーは最初、鏡に映った像をもう一匹の動物として扱う。そしてものすごく熱心に鏡像を点検する。唇をピシャッと叩いたり、頭を上下に激しく振ったり、脅しのようなものをかけたりする。しかしこれはあくまでも通過点に過ぎない。それから三、四分もすると、チンパンジーの態度が一変する。それまでの攻撃的な身振りから打って変わって、落ち着いて考え込んでいる。不自由そうな奇妙な姿勢に手足を動かし、それが鏡にどう映るか確かめようとする。鏡像をまっすぐに見つめ、大げさな表情を顔に浮かべ、舌を突き出し、そしてまたその結果を熱心に吟味する。[1]と思えば、今度は眉毛をいじりながら、普段はあまり目に入らない身体の部位の毛づくろいを始める。

この光景を目の当たりにした若い博士課程の学生、ゴードン・G・ギャラップ・ジュニアにとって、チンパンジーの変容ぶりは驚くべき新発見だった。その行動の変化には、「自己感覚」から「自己知覚」への移行があることがわかった。つまり彼は、そこに認知を見たのだ。[2]チンパンジーは最初、別のチンパンジーを、おそらくはライバルとして知覚していたが、実験が終わる頃になると、鏡を見つめ、それが自分であることを確認した。この行動によってギャラップは、一九七〇年に『サイエンス』誌に掲載された伝説の論文への道を歩みはじめたのである。この論文の中で、彼は「ヒトに類似の種に自己の概念があることを初めて実験的に証明した」と主張している。[3]

この状況は、本書の第一章で出会った鏡の前の子どものそれと似ている。その行動は非常に示唆に富んでいるため、チンパンジーが鏡に映った自分の姿を認知するようになったという解釈にはほとんど抵抗がない。ところがこれまで見てきたように、二〇世紀前半、特に英語圏の国々では、ミラーテストに関する全体的な重要性を過小評価し、鏡前行動の複雑さを引き出そうとする姿勢だけが一貫して続いていた。W・グレイ・ウォルターは、その「甲羅で覆われた生き物」に自己認知の兆候を発見したと考えた生物学者を嘲笑したかったかもしれないが、鏡前行動の解釈は一般に難解であったことから、心理学者は自分の直観に慎重にならざるを得なかった。したがってチンパンジーが鏡の中の自分を認知したとするギャラップの自信に満ちた態度は場違いな感じがしたし、一九世紀後半の途方もない主張への逆行のようにも思われた。しかしギャラップは、鏡の伝統とその難しさを甘く見ていたわけではなかった。実際、彼は行動主義の伝統の下で訓練を受け、内観法、擬人化、実験データの過剰解釈に懐疑的だった。にもかかわらず、当時の他の人々と同様、ギャラップもまた行動主義の原理を絶対視し、あらゆる内的状態に関する議論を厳密に排除することを警戒していた。だからこそ鏡は彼を魅了した。鏡は――チンパンジーだけでなくサルや他の動物でも、正しく使用すれば――行動主義的パラダイム内に、より高次の機能や、人間以外の動物における自己のようなものの概念を議論するための場を開放することができるかもしれないと考えたのだ。

ワシントン州立大学の心理学

ギャラップの鏡への傾倒は、ワシントン州立大学（WSU）における彼の状況の強みと限界によって説明できる。もともと一八九〇年にワシントン農業大学兼理学研究科として設立されたWSUは、ランドグラント機関〔アメリカにおいて、設立のために公有地を付与され、主に農業や機械技術に関する学科を擁する大学の総称〕として連邦政府から助成金を受けていたため、農村の人々の実質的なニーズに役立つようなことに焦点を絞った応用科目が中心だった。[4] 戦争直後の数年間は、GIが戦争から帰還し、大学へ行くようになったため、大学にとっては予算が厳しく、キャンパスも過密状態だった。一九四七年から一九六六年にかけて、この大学の心理学部は、アイダホ州にあったファラガット海軍訓練所から運び込んだ古い木材で作られた調剤薬局の建物の中にあり（図4・1）、そこを教育学部と共有していた。この建物が学科ごとに分割されてWSUへ移動し、キャンパスの南端に再建された。一九五八年の報告書によると、この校舎は「過密状態で、通気が悪く、騒々しくて、危険で……薄暗い」感じだった。[5]
心理学部の教員で一九四九年から一九六八年まで学部長を務めたジェームス・H・エルダーは、初めてこの大学を訪れたとき不意打ちを喰らったという。「そこは仮設の校舎で、大急ぎで建てた掘立て小屋が並んでいるだけだ」という友人や助言者からの警告を無視して、事前にキャンパスを見ることもなく学部長を引き受けてしまったのだ。[6] しかし彼はその「意欲的な」雰囲気を思い出してこう語っている。「私たちのほとんどがある種の大工だったため、自分たちのプロジェクトに建物と土地の承認さえ得ることができれば、この校舎を解体する準備はできていた」と。[7] もうひとりの心理学教授メアリー・J・キンツレーは、「心理学部の教員がその調剤薬局を頻繁に改造し――カメやミールワーム、サケの他、写真撮影やヒト研究などに使用される特別な設備が、あらゆるコーナーや廊下に設置されていた」[8] と述べている。
研究スペースを確保するため、教員と学生は工夫を凝らさなければならなかった。F・ダッドリー・

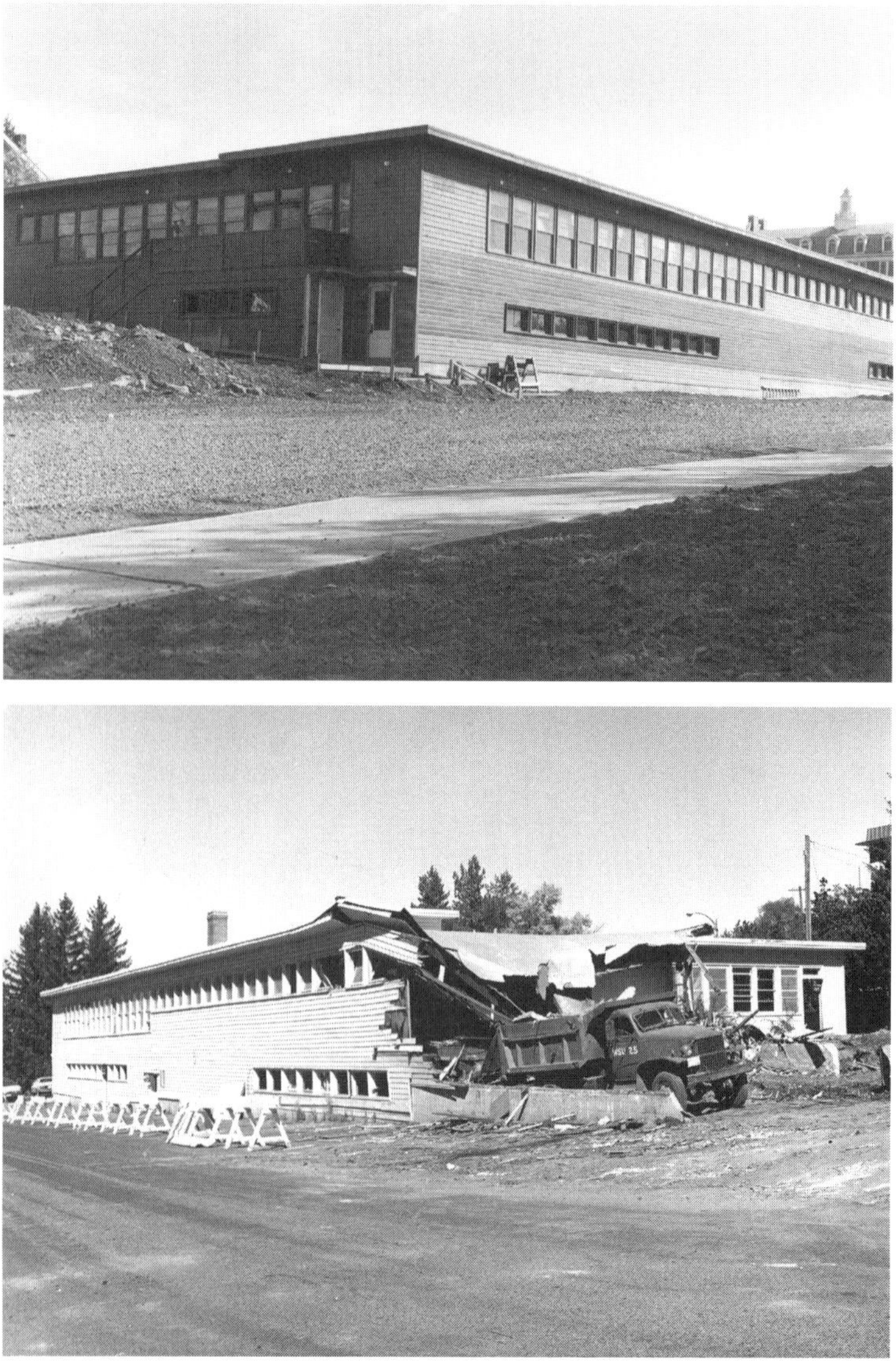

図4.1　旧ワシントン州立大学心理学部（および教育学部）の校舎、1947年頃（上）と1974年の解体の様子（下）

クロプファー教授は鳥類、イヌ、ブタの食物欠乏を研究するため、中古の貨物トレーラーを探してきて改造したという。[9] 後にギャラップの修士論文の指導教員となったフランシス・A・ヤングは、さらに野心的だった。キャンパスの郵便局が一九五二年に移転し、その建物が空になったのを機に、ヤングはこの建物を心理学部のために買収した。そして二フロア分のスペースに約一五〇匹のサルの集団を収容した。[10]「意欲的な」態度は大学院生にはさらに必須だった。調剤薬局、トレーラー、旧郵便局のスペースは限られていたため、大学院生は「じゅうぶんな期間〝借りる〟ことのできる、キャンパス内のあらゆる場所」を探さなければならなかった。[11]

状況が改善されたのは、一九六六年に心理学部が新しい校舎に移転したときだった。[12] 連邦政府からのマッチングファンドと共に、大学側が資金を提供したことにより、[13] キャンパスの中心部に近いトッド・ホールに新たに増築された三階建ての建物、ジョンソン・タワーが心理学部に提供された。このタワーには教員の研究室があり、ヒトと動物の研究のためのスペースと、小動物(ラットなど)用の施設の他、教育実験室やヒューマンリレーションセンターのためのスペースもあった。[14] 大型動物とそれに関連する研究は、新設された比較行動学実験室、またはキャンパスの東側、空港通りにあった霊長類研究センターに移った。建物はサルを一五〇匹、鳥類を一〇〇羽、ブタやヒツジ、ヤギ、シカ、アンテロープをそれぞれ二〇~五〇匹収容できるように設計されていた――そして屋内外両方に小屋やケージがしつらえてあった。さらに繁殖施設は、まだ学生だったギャラップが後に研究で使用することになるニホンザルとブタオマカクサルの情報源として役立っていた。この新しい建物は、「大学院生や博士研究員のための研修センター」としての意味合いも持つようになったため、ギャラップはWSUの最後の二年間の多くの時間をここで過ごした可能性が高い。[15] 校舎が新しくなったにもかかわらず、この学部には、当時急速に高まりつつあったブリコラージュ〔寄せ集めてものを作ること〕の精神が残っていた。[16] エルダーはこの新しい空間を回想し、「ジョンソン・タワーにあった素敵な店」を思い出しながらこう語っている。「私たちは動物を扱うための装置を作る必要がある〔あった〕のです」と。そのためには、学部の建物の地階に、店員が有益なアドバイスをしてくれるような店があるというのは好都合だった。[17]

ギャラップが最初に鏡に興味を持ったのも、この文脈に位置づけることができる。彼の初期の実験のほとんどで、鏡はそれ自体が持つ反射特性を主な目的として使用されていたわけではなく、他の多くの実用的な理由で使用されていたことは重要である。スペースと予算が限られている中、鏡は便利で経済的な道具だったのだ。ギャラップはしばしばこれらの実用的な利点について言及している。スペースが限られているならば、実験動物同士を接触させることなく、鏡を使って社会的相互作用をシミュレートすることができるのではないかと考えたのだ。[18] 動物たちは通常、社会的実験をおこなうために他の動物の檻に移動させると、慣れるまでに時間がかかり、特に攻撃的な行動に関する研究をおこなっている場合は、互いに攻撃しあったり傷つけあったりする可能性があった。[19] ギャラップは、鏡はより安全でより安価な代用品になると考えるようになった。「鏡を見せたり引っ込めたりするだけで、社会的行動の誘因という観点から環境を迅速に変えることができる」と。[20]

もちろんそうした代用品は、動物が鏡の中の自分を認知できない場合に限り、したがって鏡が社会的相互作用をじゅうぶんに模倣することができる場合に限って正当化される。実験で鏡に頼っていた研究者は多いが、誰ひとりとしてその使用法をじゅうぶんに理論化した人はいないことにギャラップは気づいた。つまり鏡に関する研究は「断片的で孤立していて」、「他の人が何をしているのか誰も知らない」状況だったのだ。[21] この問題が、博士号取得までのギャラップの研究の焦点となった。その研究とは、鏡の機能を完全な形で説明する試み、つまり、どんな状況で鏡が使用できるか、またどのような場合に、鏡はその特異性のせいで他の刺激物の代用品として不十分なのかを説明する試みだった。ギャラップは、WSU心理学のその場しのぎの世界で事実上必要だったこと、つまり鏡を使って社会的相互作用をシミュレートするということを厳密に分析したかったのである。

行動主義とその不満

当初ギャラップはこれらの特異性を問題視していたが、まもなくすると、この特異性によって、行動主義内部の最も有望な発展に価値を見出すことができるのではないかということに気づいた。それはすでに、WSU心理学部にも痕跡を残していた。ギャラップが在籍していた頃、心理学部の全体的な方向性は――当時の他の多くの学部と同様――折衷的新行動主義として説明することができた。大部分において、それは心理学の「科学的」研究を推進したアメリカ行動主義の父、ジョン・B・ワトソンと、彼の最も有名な弟子であるB・F・スキナーに倣ったものだった。つまり、間主観的に確認可能な行動だけに焦点を当てた行動主義ということだ。[22] 教員らも行動主義の例に倣い、心理学の研究の大半を動物でおこなっていた。脳というブラックボックスで起こっていることは理解する必要がないと主張することで、行動主義は動物研究とヒト研究の違いに重きを置かず、結果的にジョージ・ジョン・ロマネスやチャールズ・ダーウィンといった初期の世代の比較心理学者の手法を再び活性化させることになった。[23]

ギャラップがWSU心理学部に在籍していた当時の学部長だったエルダーもその一例だ。コロラド大学で行動主義者のカール・ムンチンガーと共に研究をおこない、心理学の学士号を取得したエルダーは、一九三〇年に博士号の取得を目指してイエール大学に移り、ロバート・M・ヤーキーズと研究活動をおこなった。彼は当時のことを次のように記している。「私の初期の心理学時代に影響を及ぼした人物として際立っていたのが、ビアー、ベーテ、フォン・ユクスキュル、ロイド・モーガン、ジャック・レーブ、そしてワトソンだった。これらの人々から教化を受けた結果、私は実験用のラットの頭の中に思いを馳せることを極力避けるようになった」と。[24]

にもかかわらず、エルダーはWSUの他の人々と同様、行動主義者が行動を説明するために心的状態を利用するのを避けていることに疑問の目を向けはじめていた。[25] イエール大学を卒業すると（一九三三年に博士号を取得）、エルダーはヤーキーズが一九三〇年に設立したフロリダ州オレンジパークにあるイエール大学霊長類生物学研究所で働きはじめた。[26] ヤーキーズは研究所の職員全員に、日誌をつけて、できる限り広範囲にチンパンジーの行動を記録し、「自分たちの個人的関心の特殊な問題と密接に関係しているもの以外の観察記録を徐々に示していく」よう奨励した。[27] この日誌の中で、エルダーは動物の行動を意味あるものとして捉え、それをしばしば人間に置き換えて表現した。それは行動主義が禁じていた擬人化への真っ向からの挑戦だった。彼は「アフリカから来たばかりの六匹の移住者」について、彼らのやりとりは「ギャングの抗争、同盟関係の突然の変化、集団の結束や相互の印象的な愛情表現などを含むダイナミックな社会状況」を生み出している、と説明している。エルダーはこれらの動物を「仲裁する」際におこなった「努力」を、当時七歳と一〇歳だった自分自身の子どもの子育ての実践と比較し、「同じテクニックを使っている」と指摘している。[28] エルダーは自らの職務を振り返りながらこう結論している。「もしデカルトが人生の早い時期に二匹のサルの赤ちゃんの世話と餌やりの仕事を与えられていたら、私たちは動物の心を巡るすべての論争を避けることができたのではないかと思わざるを得ない[29]」と。

行動主義の原理に疑問を持ったエルダーは、「認知革命」に関わる科学者の、よりプログラム的な見方に賛同するようになった。心は自律的に働き、少なくとも部分的には刺激と無関係に働くと仮定することにより、これらの科学者は心的概念を再び心理学に導入した。行動主義を最も激しく攻撃したのは、MITの若き言語学者ノーム・チョムスキーだった。一九五九年、スキナーの『言語行動』を批判した書評で、チョムスキーは、行動主義は言語を説明するには不向きだと主張した。[30] 認知科学のこの新しい学際的なプログラムは、言語や心といった実体に注目する方法を約束した一方で、行動主義を特徴づける科学的厳密さは保ちつづけていたのだ。一九六〇年代、行動主義はゆっくりと、心理学の内部での支配権を失っていった。

しかしエルダーの例は、行動主義への疑問が必ずしもこの分野の外部からもたらされたものではなかったことを示している。それは行動主義の最も緊急性の高い疑問や問題への取り組みを通じて、行動主義の集団の内部から生まれた可能性もあるのだ。特に、異端の行動主義者が「操作化」という技法を用いることで、行動主義が最も大切にしてきたふたつの原理間の不完全な重なりをいかに利用することができたかがわかる。そのふたつとは、心理学研究において、客観的に観察可能な事象を優先して内観法を拒否するという本質的に実用的な問題と、心を排除するという、より理論的な問題である。

操作主義（operationalism、またはときに operationism とも表記される）の起源は、心理学の外部にあった。その原理は、最初にハーバード大学の物理学者P・W・ブリッジマンの一九二七年の著書『現代物理学の論理』によって体系化された。ブリッジマンにとって概念とは「一連の操作に他ならない。つまり、概念とはそれと対応する一連の操作と同義である」。[31] 操作主義とは、抽象概念を再現性のある実験的行為に変える手段であり、本質的には、実験システムでそれらを測定するのに使用される装置との関係でその抽象概念を定義する。ブリッジマンは物理的な長さを例に挙げ、それは測定棒を何回、物体にまっすぐに当てる必要があるかというその回数で定義されるべきだと提案した。長さは外部からの、観察可能な一連の動作によって完全に説明できる、ということだ。[32]

心理学ほど操作主義を好んで取り上げた分野は他になかった。[33] 完全に観察可能、測定可能な操作に対する操作主義の関心がいかに、完全に観察可能な行動に対する行動主義の関心と合致していたかは容易にわかるだろう。実際、操作主義によって、行動主義はその原則にさらに近づくことができるようになったのだし、すでにワトソンの急進的な行動主義の中に、操作主義という言葉ができる前の萌芽を見てとることができる。ワトソンが心理学の問題を観察可能な刺激と行動に限定したとき、彼は心だけでなく、空腹や性衝動など、彼が「内的刺激」と呼んだ、内的でありながら心的ではない多くの状態をも議論から排除したように思われる。[34] しかしそうした刺激の存在をもっともらしく否定することは不可能だったため、ワトソンはそれらを自身の枠組みに含めたのだ。彼は次のように書いている。「刺激とは、一般的な環境におけるあらゆる物体、または動物の生理的条件による組織自体のあらゆる変化を意味する。たとえばある動物を性行動から遠ざけたときや、餌を与えなかったとき、巣を作らせないようにしたときなどに私たちが得る変化である」と。[35] この問題を回避するため、引用にあるとおり、ワトソンはこれらの「内的刺激」を純粋に観察可能な言葉、つまり動物の環境と取り扱いにおける変化と定義した。

ブリッジマンの本が出版されてから一〇年も経たないうちに、心理学者のS・S・スティーヴンスは一組の論文を発表し、「心理学の進むべき方向は明確だ」と告げた。心理学者は操作主義の基準を自らの研究に統合する必要がある、ということだ。スティーヴンスにとってそれは、心理学にとって「無意味な概念を強化する」ための唯一の方法だった。[36] ベントン・J・アンダーウッドは、心理学の学部教育で最も広く使われていた教科書で、アメリカ全土の大学のカリキュラムを牛耳っていた『実験心理学』の一九六六年版の中で[37]「すべての学問における大半の実験主義者は、学問の経験的基礎を規定する手段として、操作的な定義を暗黙のうちに、または積極的に受け入れている」と述べた。つまり彼らは、ある学問の対象となる自然現象を定義するために操作的な定義を利用しているということである。[38]アンダーウッドは操作的定義を文学的または辞書的な定義と対比させている。それは「ある現象を測定するために使用される手順または操作を指定することによって、その現象を特定するものである」と。[39]彼はしばしば自分自身の観察から、ひいては小説家から、エピソード的に知った概念に関心を抱くことがあると認めており、それらを操作化することによって、結果的にその意味の重要な要素の一部が失われる可能性があるということも受け入れていた。しかしアンダーウッドは、これは必要な犠牲だと主張している。

操作主義が特に有益だったのは、それまで討論の場から閉め出されていた内部の生理的状態を理解する好機を与えたからである。だからこそ操作主義は、科学哲学者たちから一貫して批判されてきたにもかかわらず、行動主義を中心とした心理学に固執したのだ。こうした科学哲学者らは、世紀半ばには、操作主義の素朴な現実主義を非難するようになった。[40]新行動主義者らは論理実証主義と、特にウィーン学団（一九二〇年代に哲学者シュリックを中心にウィーンで結成された主に社会科学者や自然科学者から成る一団）からヒントを得て、[41]動因などの概念を「操作化する」ことで内観法に頼らずに済むようになり、これらの概念を行動主義分析に統合することができるのではないかと提案した。

動因をめぐる論争は強化の概念を中心に展開した。強化とは実験システムにおいて、報酬を利用することで行動を促進する方法である。なんらかの報酬（食べもので空腹を満たすなど）があれば低減する動因が存在すれば、その報酬へとつながる行動がなぜ好まれ、繰り返されるかの理由が説明できる。[42]ワトソンが強化の話を好まなかったのは、動物が望んでいることに人間的理解を取り入れてしまう恐れがあったからである。ある特定の行為（動物に餌を与えるなど）が行動の繰り返しを促進するという考えは、動物の欲望に関する検証不可能な仮定に依存しすぎていた。[43] しかしクラーク・L・ハルをはじめとする新行動主義者にとって、強化はそうした動因の有益な操作主義的説明を提供するものだった。

ハルはこうして「一次的強化の〝法則〟」を体系化した。すなわち、「反応（R）が刺激エネルギー（S）の受容器に影響することによって生じる求心性受容器衝動（s）と時間的に連続して起こり、この連続発生の直後に要求の減少（および動因Dと動因受容器解放SDにおける関連する減少）が起こった場合、その後の刺激でその反応を呼び起こす傾向に増加Δ（s→R）が見られる」ということだ。[44] ここできわめて重要な要素がΔ（s→R）である。実験を繰り返す中で、ある特定の刺激（S）が異なる規模または異なる待ち時間の反応を生成する場合、これはこのふたつの間の安定した関係性を暗に含むワトソンの単純な刺激―反応システムではもはや説明がつかない。ハルにとって、それには動因への呼びかけ、つまり、ワトソンの刺激と反応の間、または彼自身の言葉を使えば「受容器―効果器の結合」の間に位置づけられる変数が必要だった。[45]

ハルは例として、片側の障壁にラットを置き、その足に電気ショックを与えた。ラットは障壁を飛び越えて逃げようとし、実験を繰り返すにつれてその動作は速くなっていった。同時に、コンテナの壁に向かって飛び跳ねる、床をかじる、キーキー鳴くといった「無駄な反応」が減少していった。[46] つまり電気ショック（S）は障壁越え（R）を強化したということだ。この実験的状況でのラットの行動はじゅうぶんに観察することができ、実験的に何度も繰り返すことができた。しかしハルにとって最も重要だったのは、刺激と反応の間で変化する関係性は、「衝撃効果の終了」が何らかの内的動因につながる

「要求」だということを示したことだった。[47]

新行動主義者のアブラム・アムゼルは、一九五〇年代から一九六〇年代にかけてのハルの動因の取り扱いを取り上げ、フラストレーションに関する自らの理論を発展させた。[48] アムゼルと仲間のジャクリーヌ・ルーセルが定義しているように、フラストレーションとは「それまで一貫して強化されていた道具的反応が強化されなくなったことからくる状態」である。この理論の基本的洞察は、動因が存在する場合、そのフラストレーション（食べものを拒否するなど）は「一般化された動因強度の増加」につながり、その結果、条件反射が観察可能な増加を見せる。ここにも操作化された説明がある。すなわち、実験の反復における刺激と反応との間の変化する関係性が媒介動因へ向かったということだ。アムゼルとルーセルの言葉でいえば次のようになる。「フラストレーションが動機づけの条件であることを示すためには、その存在が行動の何らかの側面を増加させることを証明する必要があるように思われる」。[49] アムゼルはこうして、初期の実験で、期待していた餌という報酬が取り除かれたときに、ラットがトラックに沿って走る速度がいかに速くなったかを明らかにした。

ハルやアムゼルなどの新行動主義者は、行動主義の境界線をそれほど押し広げることはなかった。動因はじゅうぶんにシンプルで、生物学的プロセスと結びついていたため、彼らは動物の中にもそれが存在すると推量することは誇張ではないと考えていた。[50] しかし彼らの研究の重要性は、操作主義をどのように利用すれば行動主義の規則を曲げることができるかを示したことにあった。つまりこれまでの動物への関心から、正確に制御された条件下で、同じ刺激に対する反応がどう変化するかということへと関心を移行することによって、行動主義者が内的状況についてどのように語ることができるかということが、彼らの研究によって示されたのである。一度押し戻された境界線はきわめて柔軟であることがわかった。エドワード・トールマンなど異端の新行動主義者の中には、操作主義を単純な動因を超えた、自分の視野を広げるための手段と捉える人もいた。トールマンはハルと同様、刺激と反応の間に「介在する変数」として作用する欲求という心理学的概念の再定義をおこなった。[51] 論理実証主義の雑誌『認識《エルケントニス》』に書いた記事の中で、トールマンは欲求を広く「欲望、願望、目的、欲する気持ち、要求、価値、動機」と定義した。[52] その例として、彼は食べものに対する欲求や対象を消したいという欲求（刺したり切ったりといった欲求）のような、食欲と嫌悪に関わる「一次的欲求」だけでなく、「特定のスタイルの服を着たい」とか「特定の社会的目標を達成したい」など、より高次の「二次的欲求」も提示している。[53] 一九五〇年代、霊長類学者のハリー・ハーロウは同様のアプローチを使用して好奇心を操作化し、霊長類はなぜ餌という報酬がないときでもパズルに取り組むのかを説明した。[54]

ギャラップの操作主義

ギャラップは最も初期の研究からこうした考え方と触れ合っていた。操作主義により、彼は自らのキャリアの始まりを特徴づけるふたつの関心事をひとつにまとめることができた。操作主義は、実験において鏡がどのように機能するかという根気のいる分析を、より高次の概念を行動主義に統合するという、より野心的なプロジェクトに変換する可能性を提供した。修士号を取得する前に発表したギャラップの最も初期の実験のひとつは、強化とフラストレーションに関するアムゼルの研究を基礎にしていた。ギャラップは、直線の長さ分を走ったラットへの報酬として、その直線の通路の端に餌を置いた。[55] しかし彼は、最新の「フラストレーション―攻撃」仮説、つまり前者が後者を誘い出す可能性があることを示唆する仮説に基づいて攻撃を記録することにより、アムゼルの考えを拡大解釈した。部分的な強化がフラストレーションにつながるとしたら（アムゼル）、そしてフラストレーションが攻撃につながるとしたら、部分的強化は攻撃につながるということになるだろうか？　ギャラップの実験結果は、そうであることを示唆していた。

鏡は「フラストレーション―攻撃」仮説に関するギャラップの実験に貴重な付加価値を与えるのに役立った。ギャラップは前述のラットの実験と同じ設定を使用したが、今回は通路の端に餌を置くかわりに、ラットが鏡に気づき、それを三〇秒間点検できるような状態にした。一九六六年の修士論文で、ギャラップはなぜ鏡がすぐれた強化子になりうると考えるのかを説明した。一九五〇年代半ばのR・A・バトラーによる研究では、サルは、イヌなどの他の種族や、おもちゃの電車などの物体よりも、他のサルを見たときの方が反応がよいということがわかった。さらに、刺激物が動いていたり変化したりしていたら、それは静止しているときよりも効果的だった。鏡はこれら両方の特性を兼ね備えていた。実際、後者の点については、鏡は同種の動物よりも効果的でさえある。ギャラップは、鏡はすべての行為を忠実に再現し、動物にその行為をコントロールさせるため、鏡像は「高いレベルで刺激の変化を維持」することができ、したがって「反応性を強化する」ことができると述べた。[56]

しかし鏡が本当に強化子として機能するとしたら、それは大手柄だといえるだろう。鏡は明らかな生物学的要求には反応しないため、行動主義者に「より幅広く受け入れられていた」生理的動因を超えた、「いわゆる内発的動機、つまり報酬のない接近行動や好奇心―調査的動機づけ」を指し示すことになるからだ。[57]つまり、鏡はより高次の内的機能を操作化するための手段を約束したということである。後に明らかになったように、ラットは鏡に興味を示していないように見え、研究結果が発表されることはなかった」[58]。にもかかわらず、この実験は彼のその後の研究の動向を決めた。ギャラップは動因に関する初期の研究をもとに、鏡を使ってより複雑な内的状態を切り開こうとしたのだ。

自身の研究テーマにおいて、ギャラップは行動主義の理念からますます遠ざかっているように見えた一方で、実験的実践においてはその理念に密着した。彼は「いわゆる内発的動機づけ」を主題としていた一方で、それらを説明するのに使用される言語からは距離を置いていたということは重要である。一九六八年までの研究群で、ギャラップは自分から内的状態に言及することを極力避けた。動因の使用について言及する際は、あいまいな言葉を使用する傾向があった。たとえば「強化子の効力はしばしば……適切な基礎的動因の強度の関数であると仮定される」といった具合だ[59]。動機研究の分野は用語の統一性に欠けていたため、すべての用語を全体的に操作化できるように試みた、とギャラップは主張している。彼はラットの攻撃性実験においてはすでに、「クライン－ホール尺度」を使用して攻撃性を測定していた[60]。後に彼は、E・H・ヘスとJ・M・ポルトが一九六〇年に霊長類における感情状態を測定するために開発した瞳孔記録技術を提案した[61]。哲学者ベルナール・ロランが後に著した動物の意識に関する本の書評の中で、ギャラップが自らを「論理実証主義者」と称したのもうなずける[62]。

鏡によって引き出された「内発的動機づけ」は、このアプローチによく合っていることがわかった。それらは「ホメオスタシスの機能や生存機能として働く内的刺激や動因」に言及するものよりも、操作化の影響を受けやすかった。というのも、それらは空腹とは異なり、検証不可能な生理学的な内的状態には依存していなかったからだ。皮肉にもギャラップは、動因とは対照的に、これらの「内発的動機づけ」は、動機の「外発的ソース」に基づくものになるように再形成されることによって、「外受容的に喚起された」行動を生み出すことができると考えた[63]。

こうした内発的動機づけを操作化しようというギャラップの試みは、鏡前行動の分類法の開発へと彼を導いた。つまり、ひとつの実験装置としてその機能を説明するということだ。ギャラップは修士論文の執筆にあたり、金属でできたサルの檻の扉にはめ込むことができる木箱を作った（図4・2）。箱を設置して、ギロチン式の扉が上がると、サルの前に低張力ばねに取り付けられたドアが現れ、この扉は自分で開けることができる。サルはドアの後ろに、木製の平板か鏡を発見する。ギャラップは、NIHから学生奨学金をもらい、六匹の前青年期の、実験に慣れていないサル（ブタオザルの雄が一匹、雌が三匹と、ニホンザルの雄が一匹、アカゲザルの雄が一匹）を使って実験することができた。[64] それぞれのサルを順にテストしていくうちに、ギャラップは、鏡へのアクセスがあるときの方が、サルはドアを長時間開けておく傾向があることに気づいた。これは、鏡の強化特性を確証すると彼は主張した。[65]

ギャラップは博士論文で、鏡の分析を強化子としての効果を超えて拡張した。そして、「鏡が極めて複雑な刺激であることは疑いようもなく」、「心理学は、その鏡像の存在における生体の行動を解釈するための発見的で統一された概念的枠組みを持たない」と主張している。[66] したがって彼は、ワトソンの言葉でいえば、「さまざまな条件下で鏡の刺激の可能な結果に関する予測を立てるための枠組みを統合し、提供する」ものとなるような「概念図」を作成するというタスクを自らに課したということだ。[67] 私たちの目的にとって最も重要なことは、ギャラップがこうして、鏡像刺激に対する反応を「他者指向的行動と自己指向的行動」へと「多面的な分析」をおこなったということである。[68] この分析は博士論文の構成に反映され、それは鏡の最も単純な「動機づけの特性」（四、五章）から社会的刺激としてのその効果（六章）、そして最後は鏡像が反映として認知されたときのその機能（八章）へと展開していった。

ここでも、ギャラップが行動主義的実験の実践に忠実でありつづけたことは強調しておかなければな

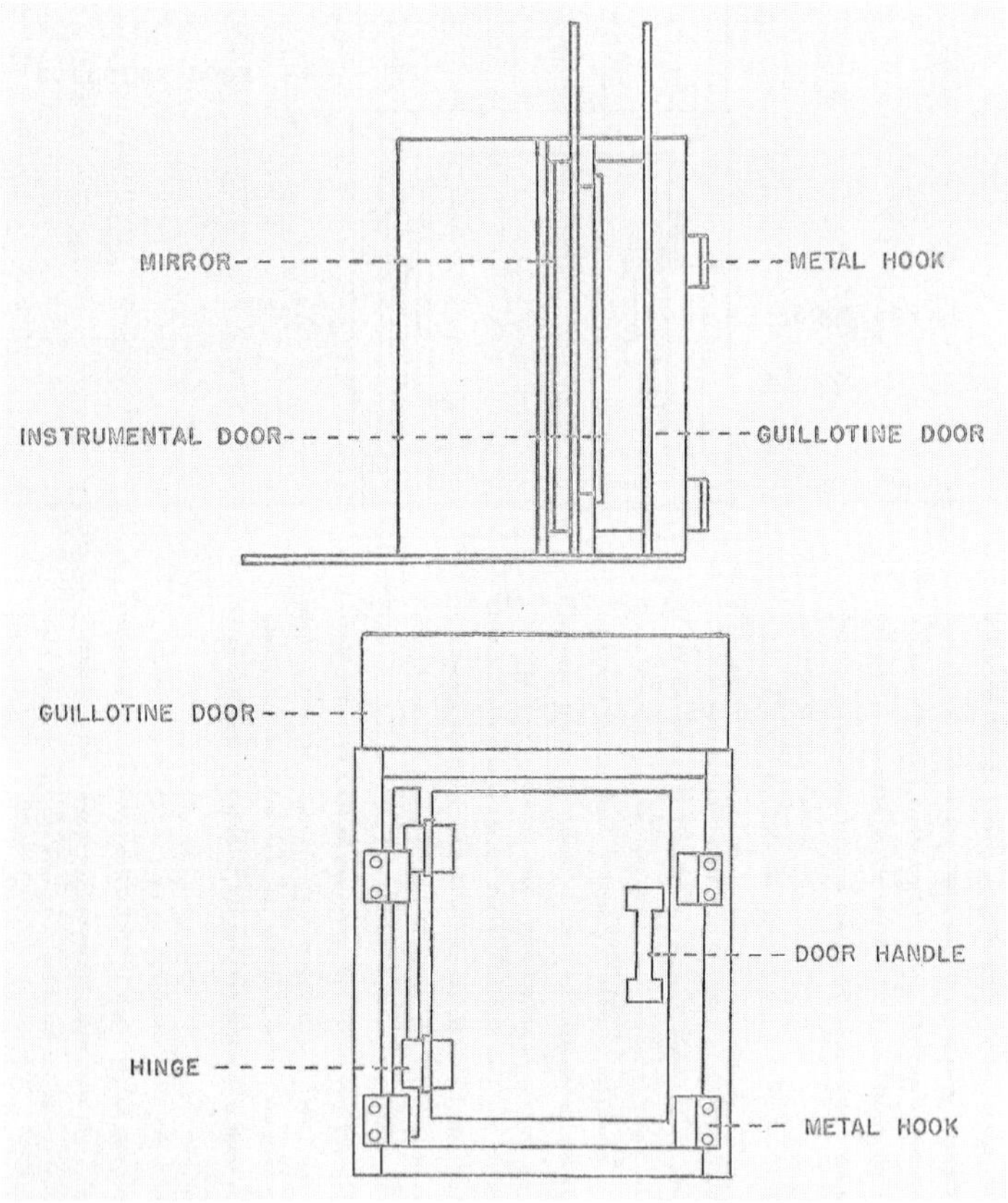

図4.2　鏡の装置。ギャラップは、鏡へのアクセスがあるときの方が、サルはドアを長時間開けておく傾向があり、これは鏡の強化特性を実証するということを発見した。Gordon G. Gallup Jr., “A Technique for Assessing the Motivational Properties of Self-Image Reinforcement in Monkeys” (master’s thesis, Washington State University, 1966). ゴードン・G・ギャラップの許可を得て転載。

らない。自己という言語を使用しているとはいえ、彼の説明は、いうなれば鏡像に対する（あたかも同種の動物に対するような）攻撃性の現れと、鏡像の前での毛づくろいを区別するに留まる純粋に行動レベルでの記述だった。実際、彼は鏡前での行為を定義するにあたり、「自己への言及」を含むことを避けた。[69] 修士論文では「自己像刺激」という用語を使用していたが、博士論文ではこの表現が持つ認知主義的な響きを警戒し、より中立的な「鏡像刺激」という表現を好んで使用している。

にもかかわらず、少なくとも鏡前でのさまざまな行動の範囲を特定することは、どんなに少なく見積もってもさまざまな心的状態が存在することを示唆していた。博士論文の第七章で、ギャラップは動物が鏡像を自分の反映として認知するようになるプロセスと思われるものについて説明している。多くの人にとって鏡は社会的刺激として作用するものだった。動物は鏡の中にもう一匹の動物を見て、同種の動物に接するときのようにそれに反応する。ところがギャラップは、鏡像は動物の行為を直接的に模倣するがゆえに、「非典型的な社会的反応」を構成すると指摘した。より具体的には、刺激—反応（*S-R*）の相互作用と仮定されている一連の事象が崩れるということだ。動物は鏡の前で、それ自身の刺激的状況を作り出し、動物自身の側の反応のみが追加的反応の刺激となる」。[70] サルははじめ、鏡像を同種の動物と特定したように見えたが、そのやりとりが普通でないことから、サルはその判断を疑うようになる可能性があるのだ。

動物が鏡像の奇妙さにどう反応するかはさまざまだ。一部の種では、それは重要な問題ではなく、「こうした種において、鏡像は他者指向的反応を永続させるのにじゅうぶんな社会的刺激特性を保持しているようだ」。[71] 逆に、ほとんどの霊長類は単純に鏡への興味を失う。彼らの社会的反応は「消失」していく。[72] ギャラップは博士論文の中で、一匹の青年期の雄のチンパンジーにまったく異なる反応を見た。それは本章の冒頭で詳しく述べたとおりである。これに対してギャラップは、行動主義者が禁止している内的状態の発動を自らに許し、認知の概念に訴えた。「鏡を前にした個人は自己の二元的知覚」に直面する。この二元性が二元性として認知されるかどうかは、それに続いて起こる他者指向的行動対自己指向的行動の程度によって決まる」と。[73]

博士論文では、この自己指向的行動だけを簡単に議論している。それは最初、一匹の動物の行動を観察することから始まり、最終章では自己指向的行動がより詳しく取り上げられ、他の科学者によるヒトに関する研究についての考察が主に述べられている。にもかかわらず、ここで重要なのは、ギャラップが鏡前での行動の変化を、アムゼルやハルがある一定の刺激に対する反応の変化を発見したのとちょうど同じように特定したことだった。さらにギャラップはすでに、行動主義的ではない言語を、たとえ一時的にせよ使用して、それを説明しようとしていた。つまり、実験装置のひとつとしての鏡の不安定な刺激特性が、自己概念を操作化するひとつの方法を示唆したということだ。さらにギャラップの研究のこの部分は、その後の研究も提示している。最後から二番目の章の末尾には、霊長類における自己指向的行動をテストするために使用できるさまざまな実験のリストが掲載されている。その中には、後に彼の出世作となる「マークテスト」の最初の概要も含まれていた。[74]

チンパンジーの自己認知

ギャラップは一九六八年にワシントン州立大学を卒業し、同年、テュレーン大学の心理学部准教授として終身在職の地位を得た。この新たな役職により、彼は、特にキャンパスから車で一時間ほどのルイジアナ州コヴィントンにある、高名なデルタ地域霊長類研究センターに配属され、動物の研究を大規模におこなう機会を得た。このセンターは、NIHが資金を援助していた国立霊長類研究センタープログラムを立ち上げたアメリカの八つの研究所のひとつとして、一九六四年に開設された[75]。

教職に就いて初めての年の夏、ギャラップはデルタ地域の客員研究員となり、そこでの研究によって名を挙げた。彼の「チンパンジー：自己認知」と題された論文は一九七〇年に『サイエンス』に発表された。この論文でギャラップは、チンパンジーは鏡の中の自分を認知し、したがって「自己概念」を持っていると主張した[76]。まず、野生の前青年期のチンパンジー四匹（雄雌二匹ずつ）に、檻から三・五メートル離れた位置に置かれた姿見を見せる。実験期間中、チンパンジーは個別に生活し、実験前の四日間は、何もない部屋の隅に置かれたそれぞれの檻の中に隔離されていた。八時間の慣らし期間の二日後、鏡を檻にさらに近づけ、その距離を〇・六メートルにし、この状態で八日間過ごさせる。壁の穴から、ふたりの実験者が一日二回の一五分のセッションの間、チンパンジーの行動を観察し、少なくとも三〇秒に一回、すべての行動を記録した。チンパンジーは最初、鏡に映った自分の像に社会性のある反応をし、声を出したり、上下に飛び跳ねたり、威嚇したりという行動を示した。しかしこの種の行動はすぐに見られなくなる。その代わりにチンパンジーは、鏡に映る自分の前で自己指向的行動を示しはじめる。鏡がなければ見えない自分の身体の部位の毛づくろいをしたり、鏡を見ながら鼻の頭についたものを取ったりといった行動だ（図4・3）。

自己認知がこの動物に存在するということを実験的に証明するため、ギャラップは鏡を見せはじめてから一〇日後にチンパンジーを檻から出し、彼らに麻酔をかけて、眉毛の端と反対側の耳に、アルコールに溶けるタイプの赤い染料をつけた（図4・3）。麻酔から覚めると、その間に檻に戻されていたチンパンジーは三〇分間、鏡の前に置かれる。ギャラップは、チンパンジーがマークされた部分に触れた後、

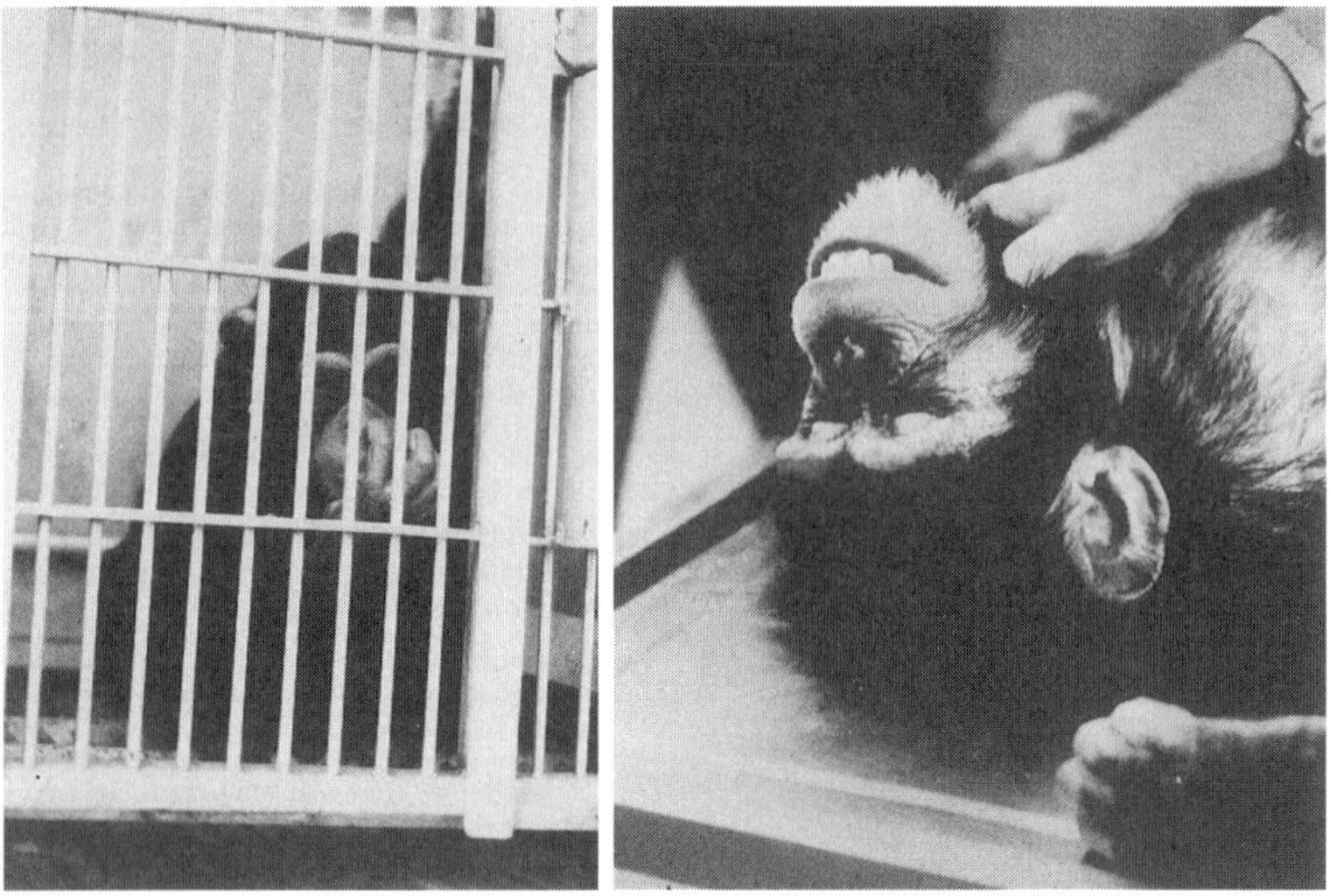

図4.3　左：檻の外に置かれた鏡に映る自分を見ながら、鼻についているものを取ろうとするチンパンジー（自己指向的行動）。右：マークをつけられている前青年期のチンパンジー。 Gordon G. Gallup Jr., “Chimpanzees and Self-Awareness,” in *Species Identity and Attachment: A Phylogenetic Evaluation*, ed. M. A. Roy (New York: Garland, 1980), 223-43, on 228 and 230. ゴードン・G・ギャラップの許可を得て転載。

その指を点検するなど、相当数のマーク指向的反応を示していると記録した。実験を制御するため、彼はそれまで鏡を見せたことのないもう二匹の野生のチンパンジーにマークテストを実施したところ、彼らはマーク指向的反応を示さなかった。このことからギャラップは、最初のチンパンジー群の自己認知は、鏡を見せていた一〇日間のいずれかの時点で学んだものだと結論した。

この一九七〇年の論文の鍵を握るのはマークテストだった。マークテストとは、すでに紹介した児童心理学者のベウラ・アムステルダムが、ほぼ同時期にヒトの乳児に関してのものとして個人的に開発したものだ。ギャラップにとってこれは、チンパンジーが自己概念を持つことを実験的に証明するものだった。しかし行動主義者の立場からすれば、この主張は弱かった。この動物の鏡前行動は確かに示唆的ではあったが、行動主義全体で重要なのは、（自己認知のような）心的状態をそうした基準で動物に帰結させるのを禁じることだったからだ。一九八一年、新行動主義者のB・F・スキナーは、仲間のロバート・エプスタインとロバート・ランザとともに、「ハトにおける〝自己意識〟」という物議をかもすようなタイトルが付された論文を『サイエンス』に発表した。ギャラップの論文への直接的な回答として、彼らはギャラップのマークテストは自己概念を発動させるには不十分であることを示そうとした。エプスタイン、ランザ、スキナーの三人は、ハトは自己意識行動のようなものを示すように訓練することができることを示した。さらに、ハトに自己概念があると主張する人は誰ひとりいなかったため、この行動はすべて「環境的要因」、つまり「非心理主義的説明」に起因するものとされた。[77]

この実験で、研究者らは古典的なスキナーボックス（32×36×42 cm）にハトを入れ、右側のアクリルの壁の背後に一枚の鏡（34×21 cm）を設置した。彼らは、ギャラップらが自己概念に帰結させた行動を鏡の前で起こさせるために、ハトにふたつの「レパートリー」を設定した（図4・4）。第一に、鏡が覆われている間に、自分の体につけられた青い点を探し、餌を強化子として利用して、それらの点をつつくようハトに教えた（自分で一回〜五回つつくと、ディスペンサーから餌が出てくる仕組み）。第二に、彼らはハトに鏡を使うよう教えた。ハトは鏡を覗き込んだとき、また背後の壁の青い点が光っているところをつついて振り向いたときに餌がもらえる。これらふたつの手法を確立した上で、研究者らはテストを実施した。まずハトの胸のところに青い点をつける。その点は、ハトがまっすぐに立っているときに観察者から見えるようになっている。しかしハトにはその点は見えない。首の周りに胸当てのようなものをつけられているからである。ハトがその点を見ることができるのは、鏡を覗き込んだときだけだ。こうした準備をすると、ハトは鏡の前で、胸当ての下のちょうど点に対応するあたりをつつきはじめた。

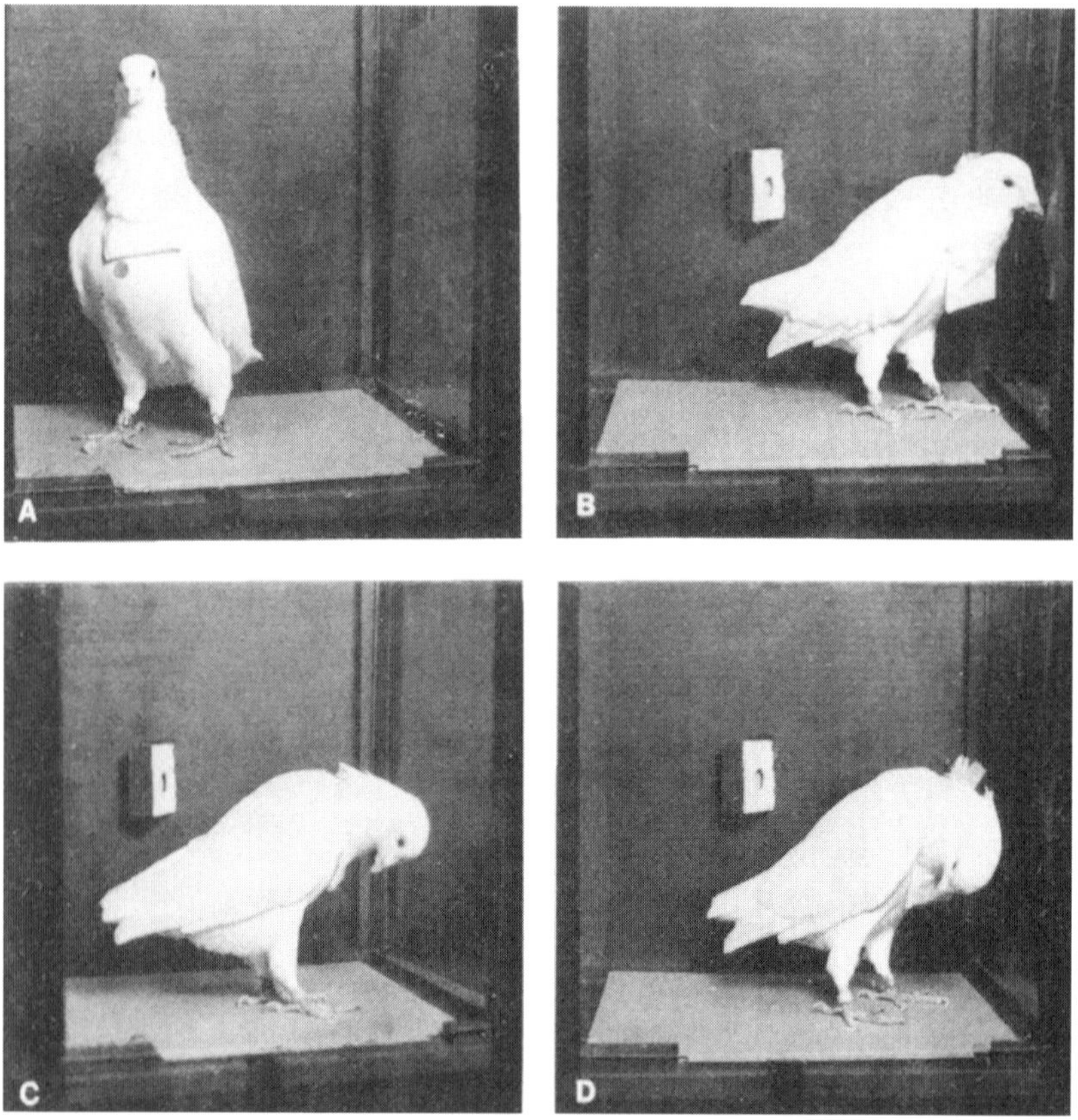

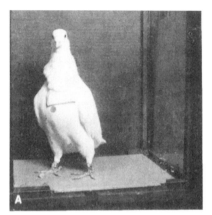

図4.4　ハトの「自己意識」。ハトは鏡を通してしか見ることのできない、胸のところにつけられたマークをつつくよう教えられた。Robert Epstein, Robert P. Lanza, and B. F. Skinner, "'Self-Awareness' in the Pigeon," *Science* 212 (1981): 695-96, on 696. AAASの許可を得て転載。

この実験は複雑な行動の非行動主義的説明を覆すという、より大きなプロジェクトの一環だった。『サイエンス』の記事が発表された年、エプスタインはスキナーと共に、ハーバード大学で心理学の博士論文を仕上げた。[78] 翌年、この研究は教育映画『認知、創造性、行動：コロンバン・シミュレーション』の基礎となった。[79] ここで、エプスタインと彼の元指導教員は、自己認知に加えて、言語や問題解決といった認知プロセスの結果と思われるさまざまな行動タイプを生成し、その後、行動主義的学習によってそれらを説明することができることを示した。この映画によって、それ以来ケンブリッジ大学行動研究センター[80]のエグゼクティブディレクターの地位を引き継いだエプスタインは、動物に自己のようなものが存在するとは考えていないことを明確にしただけではなかった。彼は、「この種の概念は……それが生み出すとされる行動の制御変数の探索をあいまいにするだけだ」とも述べた。つまり「それだけでは本当の原因が何かはわからないし、またそれらを今後も探しつづけなければならない」ということだ。エプスタインにとってギャラップの説明は、動物における自己認知を前提にしており、その概念を利用して動物の行動を説明しているという点で循環論法のようなものだった。[81]

一九八〇年代に書かれた数多くの論文の中で、ギャラップはエプスタインの反論に応えて次のように書いている。「もし私が大学院進学適性試験の解答用紙の正しい選択肢をつくるようにハトに教えたとしたら、そしてその結果として、口頭試験と定量試験の合計で一五〇〇点をとったら、それはこのテストを受ける大学四年生の成績をもっともらしく説明することになるだろうか？」[82]にもかかわらず、ギャラップは一九七〇年にすでに、マークテスト単体での弱点を見抜いていたようだった。それは、真に操作化された概念に求められる水準に達していなかったのだ。その後五年以上の間、彼は一九七〇年の論文の認知主義的な主張よりも、一九六八年の博士論文の時間をかけた詳細な分析に類似した鏡研究のプログラムを作った。一九七五年の総合論文（鏡を使った彼の研究の全貌を描き出した最初の長文総合論文シリーズ）で記しているように、彼は「自己意識の操作的定義」を発展させようとしており、それには動物が色のついたマークを暗示的に引っ掻く以上のことが必要だった。[83]

マークテスト以後：鏡の理解

そうした操作的概念を作り出すには、実験装置としての鏡の二段階分析が必要だった。ギャラップはまず社会的刺激としての鏡の特異性、つまり鏡への反応は動物が同種の動物を見せられたときとどう違うのかということを分析した。鏡は他にはない独自の刺激であることを示そうとしたのだ。第二に彼は、動物の中には、鏡の刺激特性が実験の最中に変化するものもいることを示唆した。この変化は、行動や事前の条件づけによっては説明できないとギャラップは主張している。つまり、自己概念を喚起せざるを得ないということだ。操作化された自己概念は、鏡が動物実験とその不安定な性質の中で刺激として機能するような、さまざまな方法の綿密な分析に依存していた。[84]

一九七〇年代初頭、ギャラップは動物を使った鏡の実験に携わったが、動物、特に鳥類や魚類が自己概念を持つことを示すものは何もなかった。[85] ここでの目標は、より大きく、より物議をかもすような自己意識の疑問をひとまとめにすることにより、社会的刺激という観点から鏡の刺激の特性をテストすることだった。これらの場合、鏡は超常的な社会的刺激物として提示された。この用語は動物行動学から借用したもので、通常の刺激を誇張したものを指し、一種の超現実であり、動物は自然に起こる刺激物よりもそちらの方を好むようになる。[86]

しかしまさにこの用語が示唆しているとおり、超常的刺激物という言葉はあいまいだった。刺激物は、それが常態の強化された形態であるという意味で超常的なのだろうか？　それともそれは超常、すなわち例外的ということなのだろうか？　つまり、鏡は良い社会的刺激物として機能するということなのだろうか？　それともむしろ、鏡はあまりにも異なるため、もはや通常の社会的相互作用を生成することはないということなのか？　これらの疑問は一九七一年の金魚の研究で前面に表われた。ギャラップと彼の仲間であるテュレーン大学のジョン・ヘスは、研究者らが雄のシャム闘魚で示していたように、鏡を使って攻撃的な誇示行動（たとえば同種の魚に出会うなど）を生み出すことができるという考えに異義を申し立てたかったのだ。[87]これに対してギャラップは、鏡の魅力、その「欲求を増進させる特性」は「鏡面反射そのもの」に起因すると主張した。[88]このことを示すため、ギャラップは、通常攻撃的な誇示行動を示すことのない金魚を使って実験をおこなった。この実験で彼は地元のペットショップで手に入れた実験経験のない金魚を使い、チューブワームを餌として与えた。研究者らはアクリルのパーテーションを使用して、三八リットルの水槽の中に幅〇・一二メートル、長さ〇・五一メートルの小路を作った。パーテーションの一方の端に〇・一二メートル四方のガラスの鏡を置き、反対側には標的魚を匿うた小さなコンテナを置いた。実験環境に短時間晒された後、金魚は六〇分間の嗜好性テストを受け、一〇分後、三〇分後、五〇分後の三回にわたって一〇分間観察がおこなわれる。この観察で、金魚が鏡または標的魚の前で過ごした時間が記録される。標的魚よりも鏡の前にいる時間の方がかなり長かったことから（四〇二・九秒に対して一二六二・五秒）、ギャラップとヘスは、「鏡像刺激に対する明確な嗜好性」があることがわかった。ふたりの研究者にとって、これは攻撃性によるものではなく（刺激物としての鏡は、攻撃的な誇示行動を示す同種の動物に取って代わられるという説明）、鏡が「非典型的な社会的刺激の形態」であるという事実によるものだった。この金魚には、鏡像の行動と類似した社会的出会いは過去になかった。つまり鏡は、それが目新しかったがゆえに好まれたのだ。全体として、鏡の効果は「動物の社会実験における鏡の使用に制限を課す可能性がある」とギャラップは警告した。[89] 翌年、ギャラップはその警告をさらに力強く断言した。鏡は「ある動物にとっては明確な社会的刺激特性」を持つが、彼は自身の実験結果に基づき、「鏡を使って通常の社会的出会いをシミュレートすることの妥当性に対して反論」したのである。[90] 超常的なものが非常的なものになったのだ。

鏡はこのように、鏡像を自分自身の身体として認知しているようには見えない動物にとってさえも、独自のタイプの刺激であることを表していた。ハルが、電気ショックにより、実験を繰り返すごとに、ラットがより素早く障壁を飛び越えるようになることを示したように、ギャラップが、鏡の刺激特性が経時的にどう変化するかを何らかの動物で示すことができたとしたら、自己意識の「操作化された」説明をつけることができただろう。一九六八年の博士論文で、ギャラップは、鏡の前で他者指向的行動を示す動物と自己指向的行動を示す動物との間には、定性的相違ではなく定量的相違があることを示唆した。その定量的な要因とは時間である。[91] 動物にとって、社会的刺激物としての鏡の異常性を認識し、その像が自分の身体の反映であることに気づくようになるには、（動物の種によって異なるが）じゅうぶんな時間が必要だった。一九七〇年の論文でも、ギャラップは経時的な他者指向的反応と自己指向的反応の頻度を測定していた。そのグラフは、三日目までに自己指向的反応が他者指向的反応に置き換わったことを示していた。つまりチンパンジーは自分自身を認知したということである（図4・5）。

ギャラップはまた、大人のベニガオザルとアカゲザルの自己指向的・他者指向的行動を経時的にテストし、その後、前青年期のカニクイザルでも同じテストをした。これらのケースでは何の変化も見られ

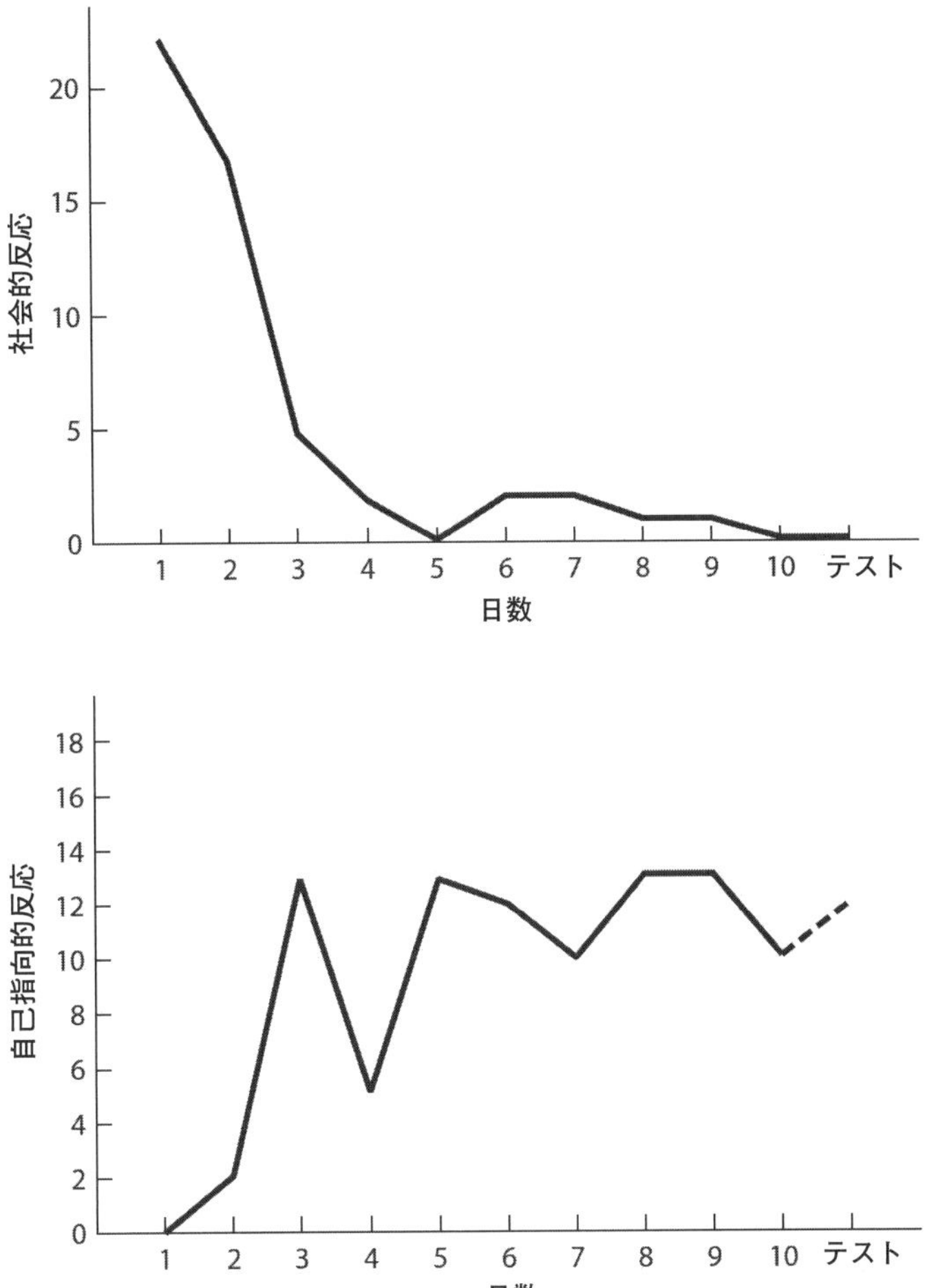

図4.5 「チンパンジー：自己認知」。3日目までに自己指向的行動（下）が他者指向的（社会的）行動（上）に置き換わっている。これをギャラップは自己認知の兆候として解釈した。Gordon G. Gallup Jr., "Chimpanzees: Self-Recognition," *Science* 167 (1970), 86-87, on 86. AAASの許可を得て転載。

なかった。[92] その後の数年間で、ギャラップはこの結果を立証し、再度、鏡の前での特定の行為だけでなく、鏡が行動の変化、すなわちその刺激特性の変容を引き出す方法も強調した。

ギャラップの操作化された自己概念は、マークテストだけでは不十分だった。このテストは鏡前におけるはるかに大きなマトリクスに統合する必要があった。一九七〇年代からおこなわれたギャラップの実験の経過は、ある動物が鏡の前に置かれたときの行動パターンの変化を示していた。自己概念を持つ霊長類はすべて、鏡像をもう一匹の動物として捉えたが（他者指向的行動）、時間が経つにつれ、自己指向的行為が他者指向的行為に置き換わっていった。さらに、これらの霊長類はじゅうぶんな原因（マークテスト）を与えられると、自分の鏡像への関心が劇的なほど増した。

これらのさまざまな実験結果は、エプスタインのシミュレーションのように、単純なオペラント理論〔報酬や罰といった結果を得ることによって自発的な行動（学習）をするようになるという理論〕では説明がつかない。エプスタインのギャラップへの反論は、事前の経験から取り出された、明確に定義された刺激（鏡）に反応する単一の行動の再現に依拠していた（ギャラップは、動物たちにそのように行動をとるよう訓練してはいなかったと言い張っている）。しかしギャラップの操作化された自己概念は、ハルやアムゼルの操作化された動因と同様、もはやこの一回限りのテストに基づくものではなかった。なぜなら鏡の刺激は、実験の最後に、それが最初に示した行動とは異なる行動を生み出したからである（広くは他者指向から自己指向へ）。そしてこの理由から、ギャラップはそれを説明するために、条件づけ以上のものに頼らざるを得なかった。ギャラップは、鏡に反射した姿の正体を正しく見分ける動物の能力について書いたが、この動詞（見分ける）は、非認知から認知への動きという最も積極的で変容的な意味で読むべきである。[93] そしてこのことは、統合された自己概念は「機械的なものよりもはるかに認知的なものである可能性がある」ことを示唆していた。[94]

結論

本章では、ギャラップがより高次の認知プロセスをいかに行動主義の枠組みに導入しようとしたかを見てきた。彼は、心理学的実験における鏡の働きに注力し、そこで明らかになった行動の種類と、その行動が同種の動物や別の強化子の存在といった他の刺激とどのように違うかを検討することによってこれをおこなった。そしてある一定の状況下では鏡の刺激機能が変化することがわかったため、さまざまな行動を誘い出すような、同じ動物における同じ実験を何度も繰り返すことで、彼は、刺激と反応との間の中間変数、すなわち自己概念を推測せざるを得ないと考えたのだ。ギャラップ自身の言葉でいえば、彼は自己の概念を「操作化し」、非言語的生物が本当に自分自身を認知したということを私たちはどのように確証するかという鏡前行動の中心にある疑問に回答を与えたのである。同時にギャラップは、人間の特質性に残された砦のひとつにも挑んだ。つまり、チンパンジーなど人間以外の動物も自己概念を持つということを実証したのだ。[95]

ギャラップ以降、マークテストのさまざまなバリエーションを用いて、自己認知の領域をさらに動物界にまで拡大しようとする研究が相次いでいる。イルカ、ゾウ、イヌ、ウマ、カササギ、オニイトマキエイ、カワスズメ、リス、そしてアリに至るまで、さまざまな動物が、自分自身を認知するかどうかの確認のために鏡の前に置かれた。[96] しかしこれらのケースのほとんどにおいて、研究の動機は、プライヤーが鏡を使用するきっかけとなった動機とは正反対だった。ミラーテストは今や、人間と動物との間に境界線を引くのではなく、この境界線を取り除く最も効果的な方法のひとつとなったのだ。さらにその境界線は、それまで人間以外の動物で否定されてきた認知能力を認める形で、つまり動物と人間の差異に関する他の多くの研究のように人間が動物に近いということを強調するのではなく、動物を人間のレベルにまで引き上げようとするこの能力を認めるような形で取り除かれてきたのである。ギャラップの『サイエンス』の論文が、動物の権利運動の原点となるピーター・シンガーの『動物の解放』の出版のちょうど五年前に発表されたことも憶えておく必要があるだろう。[97] 動物が鏡像自己認知の兆候を示したという事実は、動物愛護運動に参加する科学者たちの中心的動機となった。心理学者ダイアナ・ライスは二〇一一年の『鏡の中のイルカ：イルカの心を探ってその命を救う』の中で、イルカの知能に対する洞察は、それを保護する価値をますます高めると主張した。[98] 私たちは、鏡の中の子どもから「セイブ・ザ・ホエール（鯨を救え）」へと続く長い道のりを歩んできたのだ。[99]

ギャラップの研究は、ミラーテストの伝統と長い間結びついてきたヒューマニズムに組み込まれたまま、その意味を反転させることになったミラーテストのもうひとつの伝統を生み出すきっかけを与えた。その理由を探るために、双子の子どもと鏡の研究を生涯にわたって続けたフランスの児童心理学者ルネ・ザゾの研究に目を向けてみたい。ザゾは、本書の第一部と第二部の橋渡し役とみなすことができる。彼はダーウィンからギャラップまで、これまで議論してきたミラーテストの伝統のすべての面で関わり、行動のあいまいさや解釈の問題を前面に押し出した。ところがマークテストのおかげで、ザゾは鏡との出会いの他の側面に再度目を向け、鏡に映し出される姿の奇妙さと異質性を強調することができた。おそらく鏡像認知は、発達上の成功とか高度な認知能力の兆候と見なすべきではないだろう。鏡像は錯覚であり、それとの同一化は、あるレベルでは誤りだったのである。

幕間

ミラーテストの伝統の最初の一〇〇年は、シンプルながらも一見扱いにくい問題に支配されていた。鏡像自己認知が言語の境界区分を撤廃したことで、このテストは主に自分の内的世界を言語化することのできない被験者に対して使用されてきた。すると、被験者の行動に見られる自己認知の外見上の兆候を、実際にはどのように確認することができるかが問題となった。この問題は、このテストに対する初期の最も重要な批判を引き起こし、戦後、鏡研究者の結論をより強固なものにするためにさまざまなメディアを使用するなど、多岐にわたる拡散を促した。それはまた、ギャラップとアムステルダムのマークテストが、なぜそれほどの情熱でもってヨーロッパとアメリカで受け入れられたかの説明にもなる。

マークテストが自己認知の伝統に与える影響を例証する人物としては、ルネ・ザゾ（一九一〇―九五年）をおいて他にいないだろう。彼の研究は、本書でこれまで述べてきた議論をまとめてくれる。一九四五年一月、息子のジャン＝ファビアンの誕生後、ザゾはダーウィンとプライヤーに倣って自分の息子の育児日記を編纂することにした。そこには鏡像自己認知の瞬間が次のように記されている。

一九四七年二月一七日――母がジャン＝ファビアンを腕に抱く。そして暖炉の上の鏡の前に座らせる。私が「これは誰？」と尋ね、彼が応答しないと、祖母である私の母が同じ質問を繰り返す。彼は恥ずかしそうな笑みを浮かべ、それから自分の像を見ないですむように顔を背ける。私の母が半分だけ振り向かせると、彼は自分の像が目の前にあることに気づく。同じように困惑した笑顔を浮かべる。そして突然、顔を赤らめる。しまいには気を取り直して、別れぎわのジェスチャーをしながら、「バイバイ、かわいい赤ちゃん（*ava bebe sehi*）」といって鏡を後にする。鏡の前でこのような混乱や回避の反応を観察したのは、それが初めてだった。[1]

ジャン＝ファビアンは、本書で出会った他の人々の子どもたちよりもかなり遅れて自身の反映を認知したが――プライヤーの子どもが一六か月だったのに対し、彼の場合は生後丸々二年経っていた――、これは彼の成長が異常に遅いせいだったといえるかもしれない。[2] しかしこれから見ていくように、この遅れはむしろ、アメリカのメンタルテストの検査員の規準に倣ったザゾの実験手法から来るものだった。

一九三三年、ソルボンヌ大学で心理学と哲学を修めた後、ザゾはアメリカ東海岸に渡り、イエール大学児童研究センターでアーノルド・ゲゼルと、コロンビア大学ティーチャーズカレッジの一部である児童発達研究所でルイス・ミーク・ストルツと共に研究活動をおこなった。この経験が彼に大きな影響を与えた。後に彼は次のように書いている。この旅をするまで「私はどう見るべきかわからなかった。私の観察は不正確さだけでなく、見落とし、捏造、解釈という点でもさらに深刻な罪を犯した」。[3] ゲゼルに倣い、ザゾは研究においてますますビデオに頼るようになり、これを使って子どもの発達段階を解き明かそうとした。そして、鏡像自己認知テストを無批判に使用していると思われるもの、つまり、より早期の年齢設定を正当化していたものに疑問を抱きはじめた。

ザゾにとって、鏡研究は「事実よりもはるかに思考に富んだ領域」であり、だからこそ「慎重な態度」が要求されるように思われた。[4] 証拠より推測の方が優勢だったということが、なぜ彼が何人かの先達、最も有名なところではダーウィンとプライヤーの年齢設定を拒否することになったかの説明になる（彼らはそれぞれ鏡像認知を生後八か月、一四か月とした）。彼らは、正当化された子どもの行動よりもはるかに多くのことを鏡の中の出会いに読み取った。ザゾは、子どもは二回目の誕生日を迎えるあたりで、いやむしろそれ以降で、鏡の中の自分を認知するようになることを証明したゲゼルやスタッツマンといった「心理測定士」の考えを受け入れた。[5]そして次のようにまとめている。「年齢設定は、観察がより厳密になり、基準がより厳しくなるにつれて、どんどん遅い時期になっていった」。[6]

そうした厳密さを受け入れながらも、ザゾはそれが行き過ぎることを懸念していた。その不安は、本書に登場したもうひとりの人物、ウィリアム・グレイ・ウォルターに対する彼の反応に見てとることができる。アメリカからフランスへ戻る途中、ザゾは大規模で権威ある国立研究機関、CNRSの一部である児童心理学研究所のポストを得た。ザゾはそこで生涯研究活動をすることを決め、一九五〇年には所長に就任した。[7]その地位のおかげで、ザゾは子どもの心理学的発達に関する研究グループに参加することになった。このグループは一九五三年から一九五六年の間、毎年四回、会議を開催していた。この国際的で学際的なグループには、ウォルターの他、心理学者のジョン・ボウルビィ、民族学者のコンラート・ローレンツ、人類学者のマーガレット・ミード、そして認知心理学者のジャン・ピアジェらがいた。[8]

会議が印象に残るものだったことは疑いようもない。第三章で見たように、ウォルターのロボットは鏡を前にしたとき、明らかに自分自身を認知する能力を持たないにもかかわらず、容易に自己認知とみなすことのできるある種の行動を示した。ウォルターがこの発見をグループの前で発表すると、ザゾはウォルターの機械の「自律性」、つまり決められた行為のコースから外れるその自由さに感銘を受け、

「われわれはまだメカニズムの資源を使い果たしていないし、そのような物体の豊かな記述も使い果たしていない」と表明した。この機械は、研究者らがそれまで「被験者」に委ねていたような多くの特徴を再現することができた。これは自己認知、つまり「人間に最も特有の活動における意識」にまで及んでいるように見え、ここでの会話でウォルターは、ロボットの鏡前行動を、先に引用したザゾの息子の鏡前行動と比較した。[9]

にもかかわらず、ザゾはこの議論が荒唐無稽なものになることを懸念していた。彼はウォルターの比較をジョークと捉えたのだ。「それはグレイ・ウォルターにとって明らかにユーモアの意味合いを含んでいたのだが、その戦略的なユーモアのおかげで、あまりスキャンダルにもならず、過剰に関与することもなく、彼は大胆な推測の許容範囲を超えることができたのだ」。ザゾはそれを真に受けることはなかった。彼の考えでは、機械が「新しい魔法のトーテム」にならないようにするために、サイバネティシャンは「機械論的な説明」をできるだけ押し進める必要があったが、これによりその限界、つまり「生の模倣は生そのものではない」ということを認知する必要もあったのである。[10] 特にサイバネティシャンは、子どもの認知には、ウォルターのロボットにはない何かがあったということに気づくべきなのだ、と。

だからこそザゾは、行動主義を避けられない絶対的なものとして受け取ることを拒否した。後に書いているように、「観察された事実のレベル」で彼が課した方法論的制限は、「意識という事実の明確な排除というタブーを尊重するもの」と見なすべきではない。[11] 鏡像認知における意識（*conscience*）の高まりは、単なる「感覚運動的な知能」とは別世界のものだとザゾは考えた。それは「意味づけ」と「表象」の世界なのだ。[12] 人間の乳児がロボットの亀と別物であるのは、乳児は像を像として認知することができたからなのである。

　認識論的謙虚さを意識の理解という目的と結びつける必要性は、ザゾがなぜギャラップやアムステルダムのマークテスト（色彩染色試験）に強い関心を示したかの説明となる。彼が思うに、それは「シンプルさの中に独創性があり」、鏡像認知の存在を決定する「最も厳密な手法」だった[13]。ザゾは後に出版物の中で、アムステルダムとギャラップの両者について言及するようになる[14]。

　マークテストの発見は、ザゾの研究に大きな変化をもたらした。自己認知が起こったかどうか、被験者は鏡の中の自分を自己同定しているかどうかを決定する確実な手段を発見したザゾは、さまざまな要素、つまり鏡像認知の意味を解き明かすことに努力を集中した。協力者のアン＝マリー・フォンテーヌと一年かけておこなった一連の実験で、ザゾは生後一〇か月から一三か月までの三〇人の双子の子どもを鏡の前に座らせて撮影し、双子（二卵性双生児も比較対象としているが、ほとんどが一卵性）を向かい合わせにしてガラス窓で仕切った。研究者らはふたりの子どもの間にあるガラスの仕切りに鏡をスライドさせて出し入れすることで、二通りの状況を切り替えた（図Ⅰ・1および図Ⅰ・2）[15]。

　ザゾは鏡像認知の段階に関するアムステルダムの複雑な説明を利用し、意識は一度に現れることはないと主張した。「自己像の所有化」は、「長い歴史に刻まれる事象」だった[16]。思い出してみると、アムステルダムは、社会的反応から回避を経て、生後二一か月から二四か月で認知に至ると述べていた。しかしザゾは一九四七年に自分自身の子どもが鏡像を認知したときに気づいた「動揺」に照らしてデータを再解釈した。一六人中一〇人の子どもが、初めて鏡を見たときに、鼻につけられたマークに手を伸ばしたというアムステルダムの最終段階においてさえ、一五人全員がやはり回避の反応を示したのだ。この、より早いとされる段階の持続性が、アムステルダムの「認知」解釈に疑問を投げかけたと彼は考え

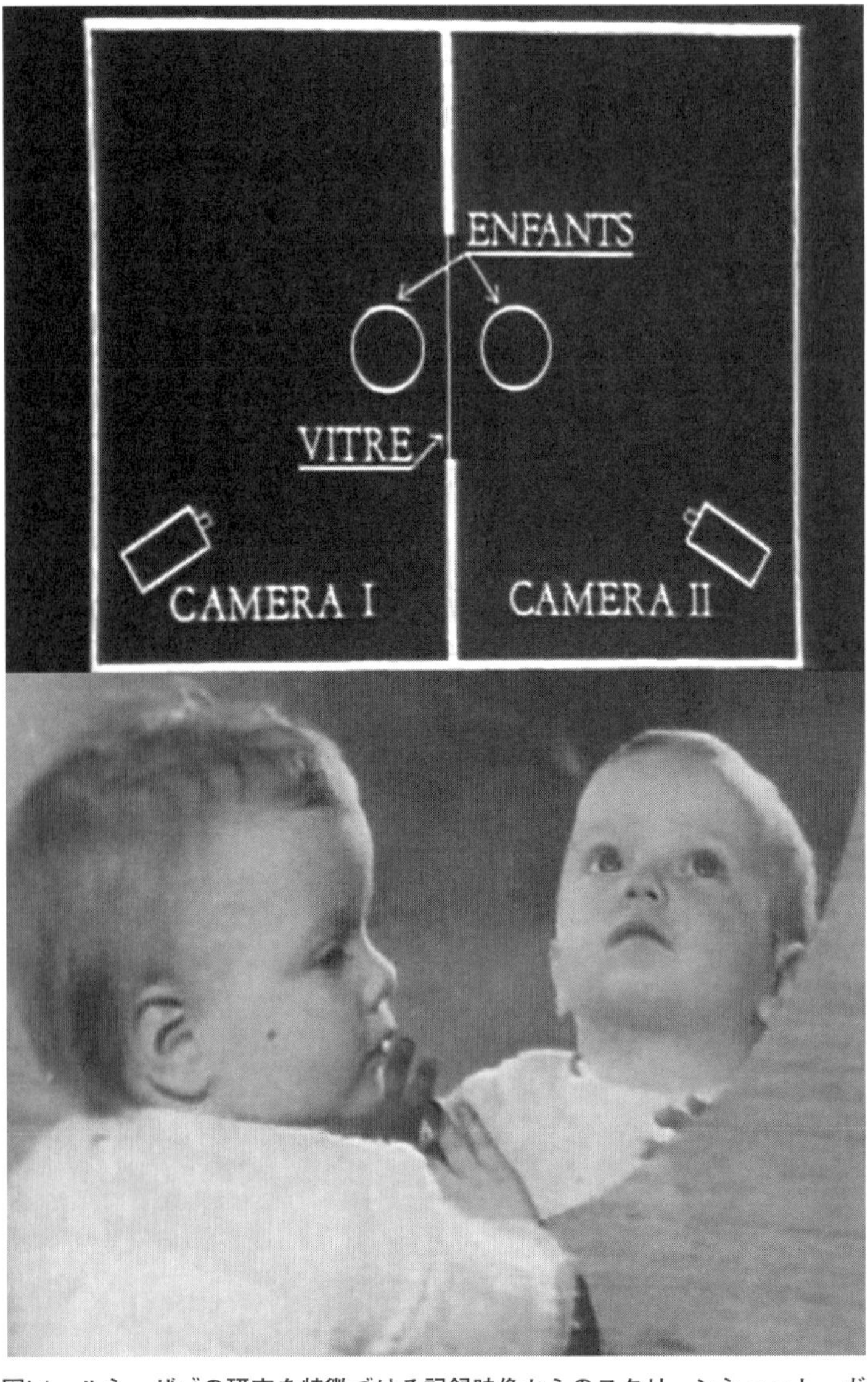

図I.1　ルネ・ザゾの研究を特徴づける記録映像からのスクリーンショット。ガラス窓はスライド式の鏡に置き換えることができる。Rene Zazzo and Anne-Marie Fontaine, *A travers le miroir—etude sur la decouverte de l'image de soi chez l'enfant* (January 1, 1973) , CERIMES, Canal-U, https://www.canal-u.tv/40869, video, 2:06 (上)、1:07 (下).

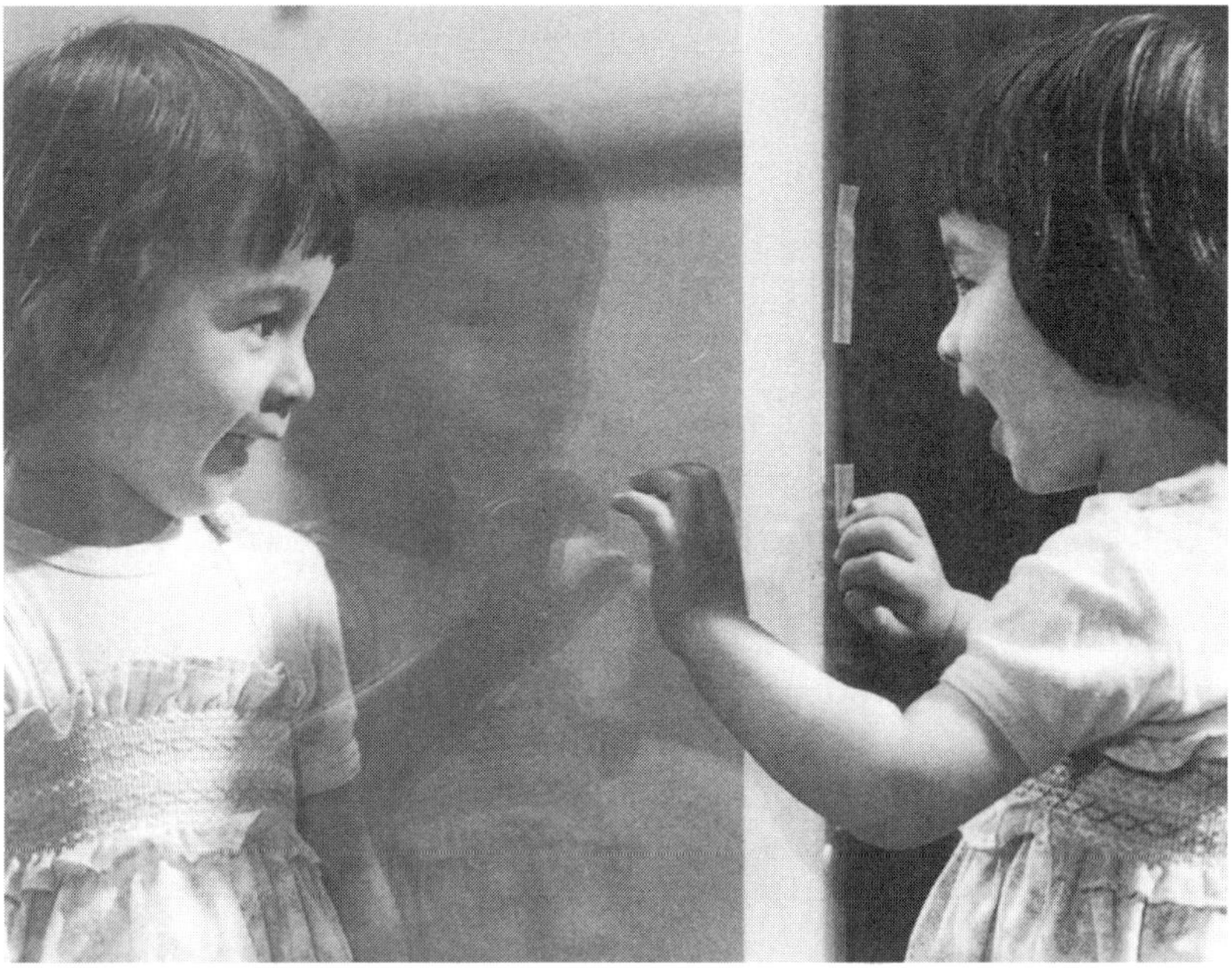

図I.2　ガラス窓の向こう側にいる双子の妹と触れ合う少女。Anne-Marie Fontaine, *L'enfant et son image* (Paris: Nathan, 1992), on 33.

た。それは自己認知が完全に出現した瞬間というより、「最初の兆候」を示したに過ぎない。これはよくある問題だとザゾは考えた。他の多くの研究者と同様、アムステルダムは自己認知の瞬間を探し求めていた。だからこそ、それが自己認知であると解釈するのが妥当だと思われる最初の行動の後に、彼は実験を終了させたのである。[17]

ザゾにしてみれば、アムステルダムの読みは鏡の特異性を考慮に入れていなかった。自分を鏡の中に見るとき、私たちは通常出会う自己とはまったく異なる自己と向かい合っている。子どもは単純に鏡を見て、そこに見慣れた顔を見ているのではない。奇妙で見慣れないその鏡像を自己の感覚と調和させるには時間がかかるのだ。これが、ザゾが記録映像でとらえたプロセスだった。[18] 最初、子どもはその鏡像に魅了され（ダーウィンの笑顔）、それをもうひとりの子どもだと思う――ザゾは子どもが鏡を「叩く」動作と、双子のもうひとりをガラス越しに叩く動作を注意深く観察した。[19] ところが生後二年目に入ると、子どもは鏡を叩くのはやめたものの、ガラス窓は叩きつづけた。[20] この段階で、その子は鏡の特異性を認知しはじめたのだとザゾは考えた（ここでザゾはギャラップのシャム闘魚の実験を参照している）。「鏡に映った像は、直接見る物体やガラス窓を通して見る物体と同じようには知覚されない」と。鏡の特異性は、子どもの身体と鏡像の身体の奇妙な一致、すなわち「反響、複製、循環反応効果」によって生じたのである。[21]

鏡の特異性、その奇妙さは、子どもがなぜそれを回避しようとするかの説明となった。しかしアムステルダムにとってこれは、自己認知の瞬間に取り残された段階であったのに対し、ザゾにとっては、このふたつは重なり合っていた。ザゾの主張どおり、鏡の前で遊び心のあるしぐさをすることによって、子どもはゆっくりと鏡像の様相を自分自身と関連づけるようになる。まずは指、次に手、その他身体の見える部分、そして顔という順だが、顔は普段目にすることができないため、より困難であることがわかる。[22] だからこそ子どもは二歳頃になると、鏡像への社会的反応を超えて進歩し、マークテストに合格するのだ。にもかかわらず、これは差異を伴う同一化だった。ザゾによると、この段階で、子供は自分の姿を認知しながらも、その反映が、自分の身体と奇妙な関係を持ちながら世の中に存在する現実の物体であると信じていた。その子どもは、自分自身を説明するのに「私（me）」という人称代名詞を使うようになった後も、その像に自分の名前だけを当てはめつづけた。「したがってこの同一化は完璧ではない」[23]。だからこそ認知の最初の兆候後しばらくの間、鏡に映し出された像はまだ「不確実性と懸念に影響されていた」のだ。[24] 子どもが現実的な錯覚を超え、鏡に映し出された像を「イメージ」として、「象徴的表現」として認知したときに初めて、完全な認知というものが生まれる。[25] すると鏡の特異性が意味を持つようになるため、回避反応が消えていく。子どもは「現実の空間が映し出される仮想空間」を構築したのである。[26]

マークテストはこのように、ザゾがその注意の方向性を変えるきっかけとなった。鏡前行動を解釈するという問題、つまり子どもが実際に自分の反映を認知しているのかどうかを解決しなければいけないという問題を回避したことで、ザゾはようやくその認知の本質を問うことができるようになった。鏡像と同一化するとはどういうことなのか？　鏡像とそこに映る自己との間の差異、特にイメージとしてのその反映の状態をどう考えるのか？　子どもは鏡像の特殊な状態、つまり自分の身体は本物で、その反映は仮想であるということを感じ取ってはいたものの完全には理解していなかったからこそ不安が生じたのだとザゾは考えた。鏡像との同一化は、実は誤認の一形態だったのだ。

鏡が持つ差異を理解するため、ザゾは意味づけと「象徴」という言葉を駆使した。それはミラーテストにつながったプロジェクトの失敗を振り返ると同時に、その後の最も重要な発展のいくつかを指し示すものだった。それはまた、フランスで一九六〇年代以降、パリの知的風景を支配する存在となった人物を明確に呼び起こすものでもあった。その人物とはジャック・ラカンである。この用語の重なりは、精神生物学研究室でザゾの師であったアンリ・ワロンの文献を読んだり、彼と共同作業をしたりしたことに起因している。ワロンは後述するように、ラカンに大きな影響を与えた人物だ。実際ワロンは、ザゾ自身の精神分析への関心を奨励していた。一九三三年にソルボンヌ大学の博士課程を修めたザゾは、当初、イエール大学に向けて出発し、ゲゼルと共に研究するつもりはなかった。むしろウィーンでジークムント・フロイトと共同研究することを望んでいたのだ。ワロンは、政治情勢が悪化したために、この計画を中止しただけだった。「今は……オーストリアに行くべきときではない」と。[27] にもかかわらず、ザゾは自身の研究を精神分析に近いものと考えていた。そして折に触れて、自分をフロイト＝マルクス主義者と称していた。[28]

アプローチ法が似ていることから、ザゾはラカン主義者に好感を持たれていると考える人もいたかもしれない。確かに、ザゾが鏡像自己認知に関する考えを初めて発表した一九七三年の会議にもラカン主義者が何名か出席していた。しかし後述するように、予期しない重大な影響を及ぼしたおなじみの論争のせいで、彼は敵対的な反応を集めることになった。ザゾは、鏡像との同一化が正確にはいつ起こると想定されるかという問題について、ラカンに異議を唱えたからである。[29]

第二部　誤認

第五章　実現しなかったミラーテスト　ラカン、自我、象徴的なもの

その子どもは見るからに幼い。歩くこともできないため、歩行器に乗るか、あるいは大人に支えられて鏡の前に直立する。手を動かすと、鏡に映る像がその動きを正確に追うことに気づく。それはまもなくするとゲームに変わる。子どもはこのゲームを実験の契機として利用し、鏡像と現実世界との関係性、つまり自分自身の身体と、自分が見ている鏡に映し出された他者や物との関係性を調べる。それから大きな歓喜が訪れる。子どもは歩行器から身を乗り出し、まるでそれを心の中に焼きつけようとするかのように鏡像全体を一気に見つめる。子どもはある力強い霊的な力によって、鏡の中の何かに引き寄せられているように見える。

このシーンは、近代の思想における鏡像自己認知テストと最も関係の深い人物、フランスの精神分析学者ジャック・ラカンによる描写に従ったものだ。ラカンは「鏡像段階」に関する一九四九年の論文で、鏡像認知の瞬間を、子どもの心的発達における重要な段階として提示し、これを自我の出現の印とし、彼が「想像界」と呼ぶものの基礎を形づくった。自分の身体をまとまりのない混沌として経験し、その動きを完全にコントロールすることができない子どもは、鏡を覗き込み、そこに首尾一貫した全体として自分の身体を見る。全体性に対する子どもの欲求を満たした鏡像は欲望の対象となり、それゆえ、それを認知した瞬間、「喜びに満ちた活気にときめく」、とラカンは主張している。しかし、それが鏡像の鏡像の統一性と現実の身体の断片性との対立は、鏡の中の自己を虚像にする。

自己の力を弱めることはなかった。子どもはまず鏡に映る自分自身を自己、すなわち特定の性格を持つ個人だと考えるようになる。[1] にもかかわらず、虚像である以上、鏡像とそれが生み出す理想の自己は、現実と完全に一致することは決してありえない。それは大いによそよそしいものなのだ。ラカンはこう主張している。鏡像は「自我として知られる行為主体性が社会的に決定される前に、それを虚構の方向に位置づける。それは、一個人にとっては永遠に還元不可能であり、主体に自分自身の現実性との不調和を私として解決させる弁証法的綜合がいかに成功したとしても、むしろその主体の形成に漸近的にしか近づくことのないような方向性である」[2]。結果的にラカンは、彼自身の精神分析研究と、次第に発展する彼の学派の精神分析研究の両方を、自我の固着をうまく切り抜け、ひいてはそれを解消し、無意識に自らを語らせる試みとして位置づけたのである。ラカンは一九三〇年代に鏡像段階に関する概念を展開し、一九四〇年代末にそれを発表した。しかしこれらの概念は、一九五〇年代半ばには、彼によるフロイトの幅広い再読の中に組み込まれていった。それは精神分析の言語的側面を強調し、無意識は言語のように構造化されているという考えに準拠するものだった。この見方によると、鏡像段階の「想像」界は、「現実」界、「象徴」界とともに、ラカンの有名な「異端」（ＲＳＩ）の一部を形成するものだった。

本書に示す文脈で読めば、鏡像との出会いに関するラカンの理論は親しみやすくもあり、奇妙でもある。[3] 手遊びは、ゴードン・ギャラップやアン・ビゲローが描写した遊びを思い起こさせる。歓喜の瞬間はドディの笑顔を彷彿とさせる。しかしラカンの説明には奇妙な点もいくつかある。第一に、これまで見てきたように、二〇世紀全般にわたり、ミラーテストはその本質からして、ほとんどの実践者の控えめな認識を助長させてきた。アムステルダムとギャラップによって、さらにその二〇年後にようやく定式化されることになるマークテストを用いても、鏡像との邂逅で起こっていることを正確に判断することは、率直にいって非常に困難だった。特にラカンにとっては、彼の先達と同様、マークテストは一般に非言語的生物、すなわち乳児や動物を参加させるものだったからだ。しかしラカンは、研究者らが自分たちの実験から完全な結論を引き出そうとせず、より幅広い理論から切り離された事実の主張に甘んじているという点で、彼らを「臆病」だとして非難した。[4] これと対照的にラカンは、膨大で繊細な理論体系に自身の学説を含めるに足る自信があったため、ミラーテストを利用して、人間の自己についてきわめて重要な、しかし同時にかなり途方もない主張をしたのである。

第二の奇妙な点は、些細なことのように聞こえるかもしれないが、広範囲に影響を及ぼすものである。ルネ・ザゾが主張したように、ラカンは特に、認知の瞬間は早ければ生後六か月で起こりうるとした点で、基本的な事実を取り違えていた。これまで見てきたように、これにはさまざまな解釈があるが、二〇世紀におけるミラーテストの伝統への主要な貢献者たちは、子どもが鏡像と同一化する瞬間を二歳の誕生日前後と定めていた。[5] ラカンの年齢設定は単なる不注意として済ませることはできない。なぜならラカンは、鏡像との同一化の瞬間をずらすことによってのみ、それが著しい協調運動不全の瞬間に起こると主張することができ、したがって鏡像の統一性は虚構であるという説得力のある主張を展開することができるからである。[6]

このふたつの奇妙な点により、私たちは驚くべき仮説を立ててみることができる。つまりこういうことだ。ラカンは鏡の実験の多くの実践的な困難を無視し、その最も明白な細部においていくつかの誤りを犯した。本当に幼児の反応を直接的に研究したことがあるのかと疑問を抱く人が出てくるに違いない。歴史上最も有名なミラーテストは、もしかしたら実行されていなかったのではないだろうか。[7]

ワロンと鏡

ラカンは、ザゾの指導者としてすでに本書で紹介したフランスの心理学者アンリ・ワロンと（一般的には暗黙のうちに）関わることで、自らの研究をもっぱらミラーテストの伝統に組み込んでいった。英語圏の国々ではほとんど知られていないが、ワロンは二〇世紀前半のフランスで最も卓越した心理学者のひとりだった。彼はリセ・ルイ＝ル＝グランとパリ高等師範学校でエリート教育を受け、哲学と心理学を学び、一九〇二年に一級教員資格試験《アグレガシオン》に合格した。その後、医学に転向し、とりわけ組織学者のジャン・ナジョットと同時期にサルペトリエール病院に勤務した。彼はナジョットのことを、重要な影響を受けた人物として挙げている。ワロンは小児精神科クリニックでさまざまな職を担当した後、一九三七年にはコレージュ・ド・フランス〔フランスにおける学問と教育の頂点に位置する国立の高等教育・研究機関〕でピエール・ジャネの後任に就いた。これはフランスで心理学者が受けることのできる最高の褒賞である。

戦間期には、ワロンはその著作においてミラーテストに相当の時間と労力を注ぎ込み、本書の第一章と第二章で取り上げたような人物たちの書物を熱心に研究した。とりわけダーウィン、プライヤー、シャーロッテ・ビューラーの著作を読んだ。実際、彼の代表作である『児童における性格の起源』（一九三四年）には、初期の運動の主要人物への言及と共に、彼らがおこなった多くの鏡の実験に関する詳細な解釈が満載されている。ワロンには時間がなく、自分で実験をしようという気持ちもなかったから文献を読んでいたわけではない。彼には子どもがいなかったが、この著書全体に散見される言及から、自分が立てた仮説を直接検証することを嫌がってはいなかったということがわかる。また、ミラーテストの伝統の結論を承認するためにそうしたわけでもない。そうではなく、彼は自分がミラーテストを独自に書き換えたことの根拠を、こうした主要人物たちの解釈の正当性がすでに認められていた資料に求めたのだ。特にワロンはこう主張している。彼らは自分たちが観察した子どもの行動に自己認知の萌芽を見たかもしれないが、私にとってその行動は別の、しかし同じくらい重要な発達の前触れとなるものだった、と。ワロンによると、子どもは鏡像の重要性を把握するようになる瞬間、肉体から切り離された観念の幽界に入るという。鏡は、彼が「象徴的なもの」と呼ぶものへの入り口だったのだ。

　これまで本書で取り上げてきた多くの人物と同様、ワロンの研究も内観法の危険性を鋭く察知することに突き動かされていた。彼は、意識を有する大人である私たちが皆、鏡に対する自分の反応を、言語習得前の子どもや動物の行動にあまりにも安易に投影してしまうことを憂慮していた。このようなアプローチは、人間の認知の始まりの異質性を見えなくさせ、子どもや動物を、私たち大人の人間が持つ能力の原始版とみなすような、直線的な目的論を押しつけるものだった。こうした直線的な読解を避けるために、ワロンは意識の様式を、その「実際の顕現、具体的な現れ方」のみに注目して考察することを要求したのである。[8]

　こうした直線的な目的論の形態を拒絶したワロンは、すべての形態の発達を否認したわけではなかった。児童心理学の範囲は広大だが、「この分野に自分をあまりにきっちりと閉じ込めようとすると、結局は目録を作ったり、年代を列挙したり、単純な説明をしたりするに留まることになる」と、『子どもにおける性格の諸起源』の冒頭でも述べている。[9] ワロンにとって児童心理学の事実は、じゅうぶんな成熟によって定義されるより幅広い全体の一部として理解されたときに初めて意味あるものになる。

「われわれの種は大人の型にしかその目的を見出すことができない……乳児は、システムがその均衡に向かって進むのと同じように、大人に向かって進んでいく」[10]。大人の目的《テロス》の他に、ワロンは社会的なテロスも追加した。「人間を社会から切り離すこと、よくあるように個人を社会と敵対させることは、その脳の皮質を剥離することに等しい」と。[11]

この最後の表現が示唆しているように、ワロンは神経学的解釈論においてプライヤーをはじめとする初期の人物たちに倣った。つまり脳の生理的発達は、子どもの他者性を認知する手段を提供する一方で、子どもの経験を大人の人間の経験と関連づけるということだ。ワロンは初期の研究の中で、「異なる行動の優位性が入れかわりつづけること」と同時に、「神経中枢の漸進的成熟」を追ったと述べている。[12]ワロンは人間の発達を、感覚系と運動系がゆっくりと連合し、それらがますます複雑化する神経系によって結合していくものとして理解していた。子どもは最初、混沌とした感覚だけを経験し、いかなる形態の協調運動も持たないが、一貫した相関関係が神経接合部に組み込まれるにつれ、子どもは世の中での経験と行為を通じて、世界をまとまりのある秩序立った全体として経験することができるようになる。こうした理由からワロンは、特にさまざまな感覚野間の連合の生理学的下部構造を提供する髄鞘形成のプロセスに興味を抱き、運動指令を末梢神経に伝達する錐体路の形成について考察した。[13]

最初の重要な連合は生後三か月で起こった。この時期から子どもは、頭と目の動きをうまく調節することができるようになる。ワロンの主張によると、生後七か月頃、子どもはなんとかして自分の身体をより安定した状態でコントロールしようとする（しかしその範囲は非常に広く、身体を完全にコントロールできるようになるのは、それよりずっと後になってからだということも彼は認めている）。[14]同時にワロンは次のようにも書いている。「動揺が広がることはまったくなくなり、身体のさまざまな部位がランダムに介入したり、単純な運動性衝動によって介入したりすることがなくなる」[15]と。一歳になる頃には、この一貫性の感覚が身体を超えて広がり、子どもは外界の物体の意味がわかるようになる。つまり、ゲシュタルト心理学者カール・ビューラーが「チンパンジー年齢」と称した領域に入り、この段階で子どもは物体を道具として使い始める。[16]

ニューロンの漸進的連合を通じて生じる、自身の身体に対する子どもの意識の高まりは、ワロンにとってミラーテストを扱う上での土台となった。神経系がそれ自体を結合していると考えることが、プライヤーをはじめとする先人たちに、鏡を見て自己概念の証拠を求めるよう促したのに対し、ワロンにとってそれは、主体がいかにしてその環境から自分を切り離すかという問いを投げかけるものとなった。微妙な違いではあるが、重要な結果をもたらす違いでもある。動物の鏡への反応に関するワロンの議論を考えてみたい。[17]プライヤーのアヒルはつがいを失った後、自分自身の鏡像に慰めを見出したはずがない。というのもアヒルには個としての感覚がないからだ、とワロンは主張した。むしろ、そのアヒルは他のアヒルたちを「統合的直観」によって経験したのだ。彼は次のように記している。「それは、人が環境から自分自身を引き離し、自分の印象、つまり自分自身を参照する印象と外界を参照する印象とを区別する方法を知っているという状態に先行する感受性の状態である」と。[18]要するに、動物が鏡像に自分自身を見るか別のものを見るかという疑問そのものが、アヒルにはできない区別を前提としているということである。アヒルはつがいの不在を、仲間の存在の欠如としてではなく、「切断」に似たものとして経験した。[19]したがって、鏡像はかつてのつがいの代わりになることはなかった。つまりそれは、つがいが以前からその一因を担っていた全体性の感覚を復活させたのだ。またワロンは、フォックステリアを使った実験においても、フォックステリアは自分の感情と鏡像の感情の区別がつかず、それはむしろ「二重性の感覚を持たない共鳴」のようなものだと主張した。[20] この罠にはまらない動物も中にはいた。ワロンによれば、「高等類人猿」は「……もっとずっと高いレベルの反応」を示す。[21] 鏡に遭遇すると、「高等類人猿はすぐさま［鏡の］背後に手を回し、そこに何もないことがわかると怒りを露わにし、それ以上鏡を見ることを拒否した。それは紛れもない認知行為のように見える」。しかしこの類人猿が味わった失望は単に、それ以上鏡を見ないということにつながっただけだった。[22]

ヒトはこれとは異なる反応を示した。ヒトにとって最初の節目は、おおよそ生後六か月ほどで訪れる。この頃、子どもは「鏡の中に像を確認した人物の方を振り向き」はじめる。[23] この反応は像の外観と、もうひとりの人間の存在との間の、習慣的な連想による単純な結びつきとして理解することはできなかった。むしろワロンにとってそれは、「ひとつの関係の立証、ひとつの認知の行為」だった。[24] つまり、子どもは鏡の仕組みの初歩的な理解を発展させ、その視野のさまざまな部分間の関係性を経験の中で整理しはじめていたということだ。同様に生後八か月頃（ここでワロンはダーウィンを引用している）になると、子どもは自分の名前が呼ばれると鏡の方へ向くようになり、その意味で自分自身を認知したということになる。[25]

他の研究と比較すると、自己認知に関するワロンの年齢設定は驚くほど初期である。[26] しかし彼の関心は自己概念ではなく、子どもが自分自身の身体と自分以外の世界とを区別するプロセスにあったため、彼は自己認知を決定的な段階としては考えなかったのだ。ワロンにとって、鏡像にまつわる厄介なことは、それが身体と空間的に切り離されているということだった。子どもは「類似と付随の関係性を知覚する」ことはできたが、その瞬間、「彼らはまだ自分の本当の従属関係を理解していない」。[27] 特に、そしてワロンにとってはきわめて重大なことに、子どもがそれでも鏡像に現実を託し、鏡の実験において現実の人間に優位性を与える（彼らの方を振り向くなど）のは、まさに音が鏡像からではなく、その人物から発せられていたからに他ならない。[28] だからこそ、もうひとりの人物が鏡に映っているということはその人が存在しているということだと認識してから数週間経っても、子どもはまだ自分の鏡像を、同じく空間の中の物理的な物体であるかのように捉えようとするのだ。[29] この時点で子どもは、自分がふたつの身体、つまり、自分が感じることのできる現実世界の身体と、自分が見ることのできる鏡の中の身体に同時に宿っているという「アニミズム」的な考えに従っている。子どもは「その自己受容的印象と一体化した空間の中にいると同時に、外受容的な像によって生気を与えられる［空間にもいる］のだ。[30] つまり鏡像認知は、外界の物体を自分の身体の一部とした過去の誤った考え方の再現だったということである。

身体の境界線を正しく引くために、子どもは自己と他者を空間的に区別できるような方法で、自己受容感覚と特定の外受容感覚（本質的にはその身体の視覚的経験をもつ身体的感覚）を連合させることが必要だとワロンは考えた。その点で、鏡像認知は確かに貴重な貢献をした。ワロンの主張によれば、反射させるものがなければ、子どもは「身体全体の均質で一貫したイメージ」を得ることはできない。子どもは自分の身体を見ることはできるが、「断片的で、組み立てられていない」状態でしか見ることができないからだ。最初に頭のない胴体、次に片方の肩、そしてもう片方の肩、その次に片方の足が視界に入ってくるというように。結果的にそれは「寸断されたビジョン［*vision parcellaire*］」だった。[31] これに対して鏡の中では、子どもは身体全体を一度に、身体をひとつの全体として他の世界から切り離すような、完全な輪郭を持った形で見ることができる。

しかし、子どもは依然アニミズム的な二重性に満足していた一方で、この経験を利用して自己の境界線を引くことはできなかった。統一された外受容的自己は空間的に分離され、内受容的自己と区別されていた。このふたつの自己を結びつけるために、子どもは（本書の後半でワロンが示唆しているように）外受容的に経験した鏡像を「衣服」(*vêtement*) として扱い、鏡の世界からその精神面を取り除き、身体の自己受容的経験にその衣服を纏わせなければならなかった。そうすることで初めて、統一された像が身体の内部と外部の世界の境界を明確にすることができるのだ。この操作をおこなうために、子どもは像を像として、それが映し出す身体に従属し、身体的な現実そのものを持たないものとして見る必要があった。つまり子どもにとって、「見た目が現実的であるだけの像を受け入れること」（鏡像）と、「知覚を逃れる像の現実性を肯定すること」（身体の直接的な視覚的一体性）の両方が、前者を後者の反映として（したがって後者への視覚的アクセスとして）見るためには必要だった、ということである。[32] このように置き換えて初めて、鏡像は、感覚的経験を組織化する幅広いプロセスの一翼を担うことができる。これは一歳の頃に起こりはじめるとワロンはいう。このとき、フランスの心理学者ポール・ギヨームの娘は、鏡に映った自分の帽子を見て、それに手を延ばした（マークテストの初期版）。[33] ここで重要なのは、少女がその鏡像の存在を「空っぽ」にし、結果的にそれを「自己受容的で触知できる自己 (*moi*)」に転化することができたことである。「[像は]、それが示す [子ども] 自身の身体の特殊性へ身振りを方向づけるのに適した参照システムに他ならない」[34]。生後六〇週目、プライヤーの娘が母親を見るために振り返ったとき、ワロンにとってこれは八か月前（最初の節目）の同様の身振りとは質的に異なるものだった。今や子どもは、鏡像の「非現実性と、純粋に象徴的な性質をはっきりと認知するようになった」のである。[35] ワロンにとって、この発達は子どもが三歳の誕生日を迎える頃にようやく完全に確保される。[36]

ワロンにしてみれば、自分の身体の新しい感覚は、その後の発達の基礎となる重要な心理学的達成だった。それは「子どもの中で、他者に対する道徳的人格の自覚を発展させるような概念に、多かれ少なかれ統合される」[37]。結果的に、身体の意識は社会的、文明的要因によって形成されるようになる。これは『子どもにおける性格の諸起源』の最後のセクションのトピックでもあり、そこでは「自分自身の身体の意識」(*conscience du corps propre*)ではなく、「自己の意識」(*conscience de soi*)に焦点が当てられている。物語は、身体的な経験に関するものと同様の横糸を辿り、不明瞭な混沌から同一化の瞬間を経て、並置され、最終的に象徴化へと進む。ワロンは、他者を自己の延長と見なす初期の癒合的社会性について説明している。このような癒合性の中で、子どもは生後六か月になってようやく自己の感覚を持ちはじめ、同年代の他者へのライバル意識を芽生えさせる。しかしこのライバル意識は、ある種の同一化の上に成り立っていた。ここでワロンは、二か月半以上の年齢差がない限り、ふたりの子どもの間にライバル意識が生まれる可能性があると示唆したシャーロッテ・ビューラーを引き合いに出している[38]。たとえば──生後六か月頃になってから起こるとワロンが主張する──嫉妬については、「自分自身とは明らかに異なる人格」という観念を子どもが持つとするのは誤りだと書いている。むしろその瞬間は、「共有を示すことには変わりはないが、対照的な性質の共有であり、それは個人化の瞬間を告げるものである」ことを示している。「ふたつの極に引き裂かれ、自らの感受性の内部で和解してその対立を解消することで、主体は一方の極に集中し、もう一方の極の周りに自分とは異なる人物を結晶化させる必要性を感じているという感覚にかなり近い」と[39]。これは三歳の終わり頃になってようやく現れ、この時点で子どもは、自分の身体の独自性という揺らぐことのない感覚の上に構築される、他者の世界で自分は絶対的に異なる存在であるという感覚を発展させるのだ、とワロンは主張している。

おわかりのように、自己の発達にとって必要不可欠なものは、鏡像がその子ども自身の身体の反映であるという認知ではなく、その像の興味深い存在論的ステータスの認知であり、したがって「純粋に仮想的な表象システムの」発見だった。[40] だからこそワロンはこの瞬間を「心が感覚データを世界へと変換するようになる象徴的活動の前段階」として提示したのだ。[41] ワロンの理論における表象の真の重要性は、何十年もの間、鏡の伝統から遠ざかっていた一連の主張の復活を意味する。これまで見てきたように、一九世紀後半、ダーウィンの育児日記研究は、言語の境界区分がもはや機能していないことの証拠とみなされ、ミラーテストがその代用品となっていた。これに対して、ワロンにとって鏡像段階は、主に表象の問題、ひいては言語の問題に関するものだった。ワロンはこう記している。言語の発達には「表象的な思考」が必要であり、これは「記号によって境界が定められ、同と他、類似と非類似、一と多、永久と一時、同一と変化、静と動、存在と生成の間に対立を生じさせる」[42] ものである、と。ワロンによると、言語の発達、高次の思考、そして自己の感覚の発達は、このように深く統合されていたのだ。ワロンは次のように続けている。

言語は実際、生物学的進化によって人間が成すことのできる必要不可欠なステップである。人間の神経系には発話を可能にする中枢がある。ひとたび物に、そして物と物の関係性に名称を与えれば、それらが不在のところでそれらを呼び起こし、人間がそれらに対して持つイメージを自在に組み合わせ、自分の知識を伝え、他者の知識を受け取ることができるようになる。このことから、文明が時代ごとにその遺産を増やしていく可能性が生まれるのだ。[43]

ワロンは、サルが子どもと同様の発達段階と精神的能力を示しながら、子どもが言語を使うようになるや否や、あっという間に置き去りにされてしまった例も引用している。[44]

ワロンにとって人間を他と区別するものは、少なくとも直接的には自己認知ではなかった。ワロンは、主体が鏡像を自分と同一視するか、他の誰かと同一視するかという問題に特に関心があったわけではなかった。彼がミラーテストに興奮し、興味を抱いたのは、同一化ということではまったくなかったのだ。鏡像の最も顕著な特徴は、それが映し出す自己が持っている物理的存在を持たないという点だった。ワロンによれば、私たちが鏡を理解するのは、鏡像に自分自身を認知したときではなく、鏡に映る自己を現実のものではないと認知したときなのだ。同一化の問題、すなわち子どもが鏡像を自分自身として認知しているかどうか、またどのように認知するかという問題に焦点を当ててきたそれまでの伝統と異なり、ワロンは誤認を前面に押し出し、鏡像と自己を切り離して考えたのである。

ラカンの鏡

ラカンの論文「精神分析的体験に顕現した私の機能を形成するものとしての鏡像段階」は、『フランス精神分析学会誌』の一九四九年の巻に発表された。しかしその中心的な考えは、戦前の一九三六年八月にボヘミアの温泉地、マリエンバード（現在のマリアーンスケー・ラーズニェ）で開催された第一四回国際精神分析学会（ＩＰＡ）にラカンが出席したときまで遡る。[45] ラカンは当時、パリのサンタンヌ病院で働く若き精神科医だった。その若さにもかかわらず、フランスではすでに重要な思想家として認められていた。パリの文学・芸術界では、彼の一九三二年の論文『人格との関係からみたパラノイア性精神病』は、その文学的スタイルが注目を集めたものとされていた。[46] この著書は実際、小説のように読むことができ、エメ（本名はマルグリット・アンジュー、旧姓パンテーヌ）の症例をもとにしている。彼女は一九三一年四月に有名なパリの女優ユゲット・デュフロをナイフで襲い、その後入院してラカンの患者となった。ラカンの解釈では、デュフロを切りつけたとき、マルグリット・アンジューは自身の理想の自己を攻撃したのだ。というのも彼女は、有名な作家か公人になることを熱望していたからである。この攻撃は、結果的には自分自身に向けられたものであったため、彼女は何の安堵も得られなかった。エメは裁判にかけられ、罰を受けることで初めて満たされ、安らぎを得ることができた。[47] ラカンはこう書いている。「彼女の治癒の性質は、その病気の性質を示していると考えられる」[48]。

精神医学の世界で、ラカンは新しい知的指導者につきものの希望と期待を背負っていた。しかし精神分析学の世界では、彼はまだ比較的新顔だった。一九三六年、ラカンはルドルフ・ルーヴェンシュタインと共に教育分析の真っ只中で、パリ精神分析学会（SPP）の会長になろうとしているところだった。[49] 裕福なマリー＝ルイーズ・ブロンダンと結婚したおかげで、彼はサンタンヌ病院の患者を診ながら自分の診療所を開くことができた。したがって、マリエンバードの学会まで出向いて論文を発表したとき、ラカンは若く、未だ名声を確立していない精神分析医であり、その過激なまでに挑発的な発言はあまり評判が良くなかった。その二か月前にSPPに提出された論文は、混乱した、むしろ否定的な反応を引き起こしたと見られ、マリエンバードでは会長のアーネスト・ジョーンズによって講演が打ち切られてしまったという（とはいえ、ウィーン学団は彼の考えに対してよりオープンだったとラカンは報告している）。[50] こうした拒絶的な扱いを受けたラカンは会議を飛び出し、ナチス政権下のベルリン・オリンピックを見に行くことにした。[51] 彼はこの学会の講演要旨集に論文を提出することはなかった。結果的に、彼の論文は講演要旨集にある『国際精神分析学会誌』にはリストアップはされたものの、そこに掲載されることもなければ、要旨が載ることすらなかった。[52]

とはいえ、精神分析への関心を示しながらも決してそのコミュニティに属していたわけではなかったワロンが、歴史家リュシアン・フェーヴルから、新しい『フランス百科全書』の心理学の巻の編集を依頼されたとき、明らかにその貢献者となったのは、ワロンが一九二八年から一九三四年にかけて精神科学会で何度か会っていた、フロイトに新たな関心を見出した精神科医という微妙な立場にあったラカンだった。[53] 家族複合《ファミリーコンプレックス》に関する彼の論文は、精神分析を扱ったいくつかの論文の中のひとつだった。その他に、SPPの創立（一九二六年）メンバーで「狂信的愛国主義」[54]を提唱したエドゥアール・ピショ ンや、セクシュアリティに関する著作を担当したダニエル・ラガーシュらもいた。

ワロンはどの部分にも引用されていないが、ラカンの論文には、ワロンが展開した数多くの議論が使用されており、その数の多さは、彼の伝記作家エリザベト・ルディネスコがラカンを盗作で告発しかねないほどのものだった。[55] ワロンが、内観法を通じて発展させた考えを言語習得前の子どもに投影することを懸念したように、ラカンもまた、大人の心の構造、とりわけエディプス・コンプレックスを、未だ発達がじゅうぶんではない子どもに投影することを憂慮した。[56] この発達という概念はまた、神経学に言及することで常に補強され、ラカンもワロンのように神経中枢の髄鞘化遅延に言及し、それが人間に「特有の出生時の未成熟性」に関して彼が議論を組み立てる上での正当な根拠となっていた。[57] また、子どもの初期の発達が他者との関係性の基礎を形成するという点でも、同様の軌跡と時系列が見られる。ワロンにとってもラカンにとっても、一歳半になるまでに子どもがどのように成長したかということが、その後のさまざまな社会的・家族的影響の受けやすさに関わってきた。

社会性の問題については、ラカンは先輩であるワロンに忠実だった。きょうだいの嫉妬に関するラカンの議論は、ワロンの著作のテーマや疑問を大いに利用したもので、その中には、嫉妬はふたりの子どもの年齢差が二か月半未満のときしか起こらないというシャーロッテ・ビューラーの議論も含まれていた。[58]ラカンは、他の大多数の心理学者に対抗してワロンを支持し、嫉妬の中心的特徴は競争や敵対心ではなく同一化であると主張した。「それぞれが相手の領域を自分の領域と混同し、相手と同一化してしまうのだ」[59]。初期の段階では、子どもは母親と自分以外のものを同一視し、これをワロンは「癒合的社会性」と呼んでおり、この両者の違いに気づくのはもっと後になってからのことである。したがって幼児の世界は「他者を含まない」ということになる。[60]その後ラカンは、後に「社会的な私」と呼ぶようになるものの出現について考察している。このとき子どもはきょうだいとおもちゃの取り合いをし、想像的自我を社会的設定の中に折り込むのだが、ワロンと同様、これが完成するのは三歳になってからだった。[61]

　鏡のセクションは、少なくとも一見したところでは、ワロンの考えと共鳴しているように見える。一歳前後の子どもに関しても、高等類人猿の比較優位と発達遅延について、同じくカール・ビューラーの「チンパンジー年齢」に言及するなど、似たような議論がある。そしてそれと相関的に、人間らしさを明確にするために鏡像段階が絶対的中心に据えられている。[62]最も重要なのは、ラカンがワロンの理論の中心にあった鏡像段階の生産性と虚構性についての主張をしていることである。ワロンと同様、ラカンは、鏡像はその子ども自身ではないという事実を強調した。これまで見てきたように、ワロンによれば、子どもは生後八か月頃、まだ鏡像の非現実性を認識しておらず、その像と誤って同一化している。ラカンもこれと意見を同じくしている。これは子どもが「[鏡]像と自分自身を混同している」[63]時期だ、と。そして両者にとって、このプロセスが自己という感覚の出現の下地となった。

　こうした類似性はあるものの、見逃してはならないのはラカンの分析におけるふたつの重要な移行である。第一に、ワロンにとって鏡像との同一化はそもそも、彼が三歳頃（ラカンの「社会的な私」の出現とほぼ同時期）に位置づけた自己の意識に関わるものではなく、「身体の意識」に関わるものだった。ラカンはこの段階では決定的な主張はしていないが、彼にとっては、子どもの精神に入り込んだ鏡像との一体化が自我［*moi*］の形成に……貢献している」ことは明らかだった。[64] 第二に、ラカンはその時期を変えた。彼は実際、ワロンの比較的あいまいな一九五三年の論文にあった生後八か月という年齢設定を受け入れていた一方で、[65] 一九三八年の百科事典の項目と一九四九年の「鏡像段階」の論文の両方（さらに一九六六年の『エクリ』の再訂版においても）で、その時期を二か月早めたのだ。[66] ラカンはこの瞬間を「歓喜のエネルギーのほとばしり」を生み出すと表現しているが、これは鏡に対するドディの最初の反応（四か月半で笑顔を見せた）を記録したダーウィンの記述を参照している可能性がある。これについてはワロン自身も論じている。しかし年齢設定や描写のドラマにおけるずれを考慮しても、この言及がラカンの望んだ目的にかなうかどうかは定かではない。前述のように、ダーウィンはこの時点で鏡像との同一化について何も言及していなかった。鏡像同一化の年齢設定をずらしたことは、ラカンの嫉妬の取り扱いと一致しており、ラカンはこれを一九三八年に、自身の鏡像段階の分析のための枠組みとして利用した。[67] シャーロッテ・ビューラーとワロンの両者が嫉妬の出現を生後九か月としたのに対し、ラカンはこれも生後六か月としたのだ。[68]

年代におけるこうした小さな変化がなぜ重要なのかを理解するためには、一九三八年のテキストからミラーテストに関する該当箇所を詳しく引用するのが有益だろう。ラカンは鏡への反応について次のように主張している。

〔それは〕諸器官の長引く協調不全の結果に他ならない。その結果、身体を寸断されたもの〔*morcelé*〕として扱う自己受容性に基づいて精神的・感情的に構成される状態が生じる。つまり一方で、心的関心は、身体そのものの何らかの接合〔*recollement*〕を目指す傾向に置き換えられるが、他方で、もともと知覚の寸断に従属している現実は、その混沌がたとえば「空間」のような範疇にまで及び、子どもがとる一連の体勢と同じようにまったくばらばらの状態であるが、それは身体の諸形態を反映することで自らを整理し、いわばすべての対象の手本を与えているのである。[69]

表面的には、この議論はやはりワロンの議論と類似しているように見える。ワロンが「寸断されたビジョン」(*vision parcellaire*)について語ったのに対し、ラカンは「知覚の断片化」(*morcellement perceptive*)について論じている。いずれも空間のカテゴリーを特徴づけ、鏡を見るというプロセスを通じて克服することができる。

しかしよく見てみると、いくつか大きな違いがあることがわかる。すでに述べたとおり、ワロンにとって鏡像は、子どもが自分の身体のすべての部分を一度に見ることはできないという、外受容的身体経験の不統一を中和することができるものだった。これはワロンにしてみれば、鏡像が自己と他者を区別する上で不可欠であり、鏡像の輪郭はそのために必要なスキーマを提供するからこそ重要なのである。鏡像の中に身体の(自己受容)経験を「着せる」ことで、子どもは身体と非身体の分離ができるようになる。[70] ところがラカンは、鏡像が自己と他者の境界線を鮮明にするということには関心を示さなかった。むしろそれがどのように、自己の内部の分裂に対して主体を盲目的にするかということを分析したかったのだ。だからこそ彼は外受容的な断片化ではなく、「寸断されたものとしての身体を与える自己受容性」を最も重視したのである。[71] 確かにワロンは著書の中で自己受容的協調運動不全についても触れているが、それは子どもの発達の早い段階について述べているもっと前の章に書かれていた。ワロンによると、生後七か月の頃――子どもが鏡像と同一化できたと思った時期よりかなり前――までに、「さまざまな部位が自発的に同じ行為を実行することができる身体の統一性」を発見していたという。[72] これに対してラカンは、この協調運動不全を二歳まで延長し、「初期の幼児期の行動研究から、生後一二か月以降では外受容的、自己受容的、内受容的感覚がまだじゅうぶんに調整されておらず、身体の意識も、それに関連して身体の外側にあるものの概念も、達成され得ないと断言できる」としている。[73]

このようにミラーテストの伝統を自由に利用し、さまざまな段階を混合して、子どもがまだ自分の身体をほとんどコントロールできない時期にまで鏡像との同一化の時期を引き戻すことは、戦後に書かれた鏡像段階に関する後のさまざまな論文においても継続された。ラカンは一九四九年七月にチューリッヒで開催されたIPAの第一六回学会で改訂版を発表した。それが後に、私たちが知っている現在の版として出版・再版されることになる。一九四九年版はフランスで実存主義が盛り上がりを見せているときに出版され、ラカンはこれを利用してサルトルやシモーヌ・ド・ボーヴォワールとの関係性を明確化した。[74] しかしこの論文は、ラカンのワロンに対する恩義と挑戦を再確認するものでもある。ラカンは、協調運動と錐体路に関するワロンの議論をさらに際立たせた（ただしここでも、この年長の人物の名を挙げているわけではない）。[75] 彼は一九三八年版にはなかった要素を取り入れることで、これらを鏡像段階と修辞的に結びつけ、著しい協調運動不全の瞬間として提示した。つまり、この章の冒頭で述べた「人間または人工的な小道具（フランスではトロット・ベベ［歩行器］と呼ぶ）」によって、子どもが鏡の前に直立させられる様子を脚色したのだ。[76]

子どもによってかなりばらつきのある発達の年齢設定において、二か月の差というのはたいしたことではないように思えるかもしれない。[77] しかし、これまでラカンの理論をワロンの鏡像同一化の議論と比較してきたことを忘れてはならない。ワロンは鏡像同一化を、他のほとんどの学者よりも、子どもの発達におけるかなり早い時期に位置づけていた。しかし、鏡像が統一のスキーマとして機能するためには、同一化だけでは不十分だった。ワロンが明らかにしたように、子どもが鏡像と自分の身体を関連づけるプロセス——自己の境界を示すためであれ（ラカン）——には象徴化も必要であり、そのための最初のステップは一歳の誕生日以降、正確にはさらにその後におこなわれる。これはラカンの鏡像段階の始まりよりもかなり後のことである。[78] この条件は、ラカンにとって鏡像段階が、実際の反射像との対面によってではなく、何らかの「見せかけ」との想像上の同一化を通じて促される必要があると考えたとしても成り立つ。ラカンは象徴化の必要性を認知していたようである。一九三八年の論文で、彼が鏡像段階を「侵入コンプレックス」(*complexe d'intrusion*)という表題がつけられたセクションで説明したことは重要である。鏡像の統一性が心に「侵入」することができるのは、それが鏡の領域から象徴的に抜け出し、子どもがそれを像として認知し、結果的にこれを利用して自分の自己受容経験を知らせることができる場合に限られた。[79]

ラカンの理論の革新性はふたつの部分に集約される。つまり彼は、ワロンの著書の三つの別々のセクション——身体的協調運動の議論（最初の七か月間）、鏡像認知のふたつの瞬間、すなわち像との同一化（生後八か月頃）とスキーマ構築のための鏡像の非現実化（生後一二〜一八か月）——をひとつにした。そして、完全な協調運動不全時に発生する、嫉妬の弁証法に巻き込まれた象徴的同一化の前社会的瞬間を構築するために、年齢設定をいじったのである。さらにこれらを、ダーウィンをはじめとする他の人々が説明しているように、生後六か月以前、あるいはそれよりも前に起こる鏡像に対する肯定的な情動反応の瞬間と関連づけたのだ。[80] これはすべて、単に身体の意識だけでなく、自我そのものを生み出すプロセスであり、ワロンにとっては三歳にして初めて発生するものであると仮定された。この戦略は、プライヤーが育児日記の執筆を推奨したことを想起させる。観察したことを、切り取ったり並べ替えたりできるような方法で記録しておかなければならないということだ。しかし、ここでラカンは、プライヤーのように異なる発達傾向を分離するために順序を並べ替えようとしたのではない。鏡像との出会いの年代そのものを変えようとしたのだ。ラカンがいかに年代をいじり回したかを考えると、自分が説明するような方法で子どもが鏡像と同一化する様子を、彼自身が見ることができたとはとても思えない。

ラカンは、ミラーテストの伝統に対するワロンの革新的な貢献、すなわち、子どもが鏡像と同一化しているかどうか、またどのように同一化しているかという分析から、その同一化の病理に関する分析への移行を取り上げた。しかし同一化の時期をずらしたことは、これらの病理に異なる注釈を与える。修正された年表によると、子どもは鏡を見たとき、外受容的経験のみならず、「諸装置の長引く協調不全」という自己受容的経験とも対照をなす全体性を持つイメージと対面しているのだ。[81] 自己と世界を区別する広範なプロセスの一部として、鏡像における身体の視覚的な（しかし実際にはない）断片化を克服するのではなく、イメージの統一は、身体の自己受容的な（そしてこの意味では現実の）断片化と対比される「虚構」となる。このように発達の過程を反転させることによってのみ、ラカンは鏡像段階の決定的な時間軸を確立することができ、それによって、「主体はその力の成熟を」像の中で「予期する」のである。

ラカンがワロンの鏡像段階を変容させた大きな動機は、未成熟性の問題、つまり鏡像との同一化の何が問題なのかについての理解の相違に起因している。ワロンは、子どもがどのように感覚的な印象の混沌状態にゆっくりと秩序を与えるようになるかを示そうとした。ラカンにとって子どもは、欠如を克服するよう駆り立てられていた。[82] 百科事典のラカンの項目は、まさにこの問題で構成されていた。鏡に関する文章を含む「侵入コンプレックス」のセクションは、母親との分離が引き起こす喪失感を強調した「離乳コンプレックス」(*complexe de sevrage*)のセクションの直後にある(離乳コンプレックスについては、ワロンはあまり論じていない)。つまり、離乳のトラウマは、それ自体が最初の誕生のトラウマを繰り返すことで、失われた全体性を取り戻したいという強い欲求を生み出し、この欲求こそが子どもを本能の牢獄から脱出させる。[83] この欠如感は、ラカンの嫉妬の解釈の核心でもあった。きょうだいとの同一化は、ワロンのように自己と他者を区別する能力がないということではなく、むしろ何かが欠けているという感覚から生じており、それは離乳のプロセスに端を発するものでもあり、状態ではなく過程として同一化を提示している。[84] ラカンが、身体に関する子どもの不十分な見方についてのワロンの議論を、身体そのものの不十分さの議論に転換させたがっていた理由、つまり、なぜ彼が同一化の瞬間を時間的に遡らせたいという誘惑に駆られたかの理由がわかる。この移行によって彼は、鏡像による子どもの「捕獲」を、欲望によって促されるプロセスとして提示することができたのだ。[85]

鏡像との出会いの書き換えには、ラカンの精神分析的訓練の跡も見られる。これから説明する重要な但し書きをもって、ラカンは、フロイトとの関わりの中ですでに受け入れるようになっていたいくつかの考えをミラーテストに読み込んだ。鏡像段階を論じるとき、ラカンは繰り返し、フロイトのナルシシズムの扱いに目を向けていた。[86] フロイトは論文「不気味なもの」(一九一九年)において、フロイトのナルシシズムを、文学的ロマン主義において最も好まれるモチーフのひとつである分身との関係性の中で扱った——E・T・A・ホフマン、アーデルベルト・フォン・シャミッソー、オスカー・ワイル

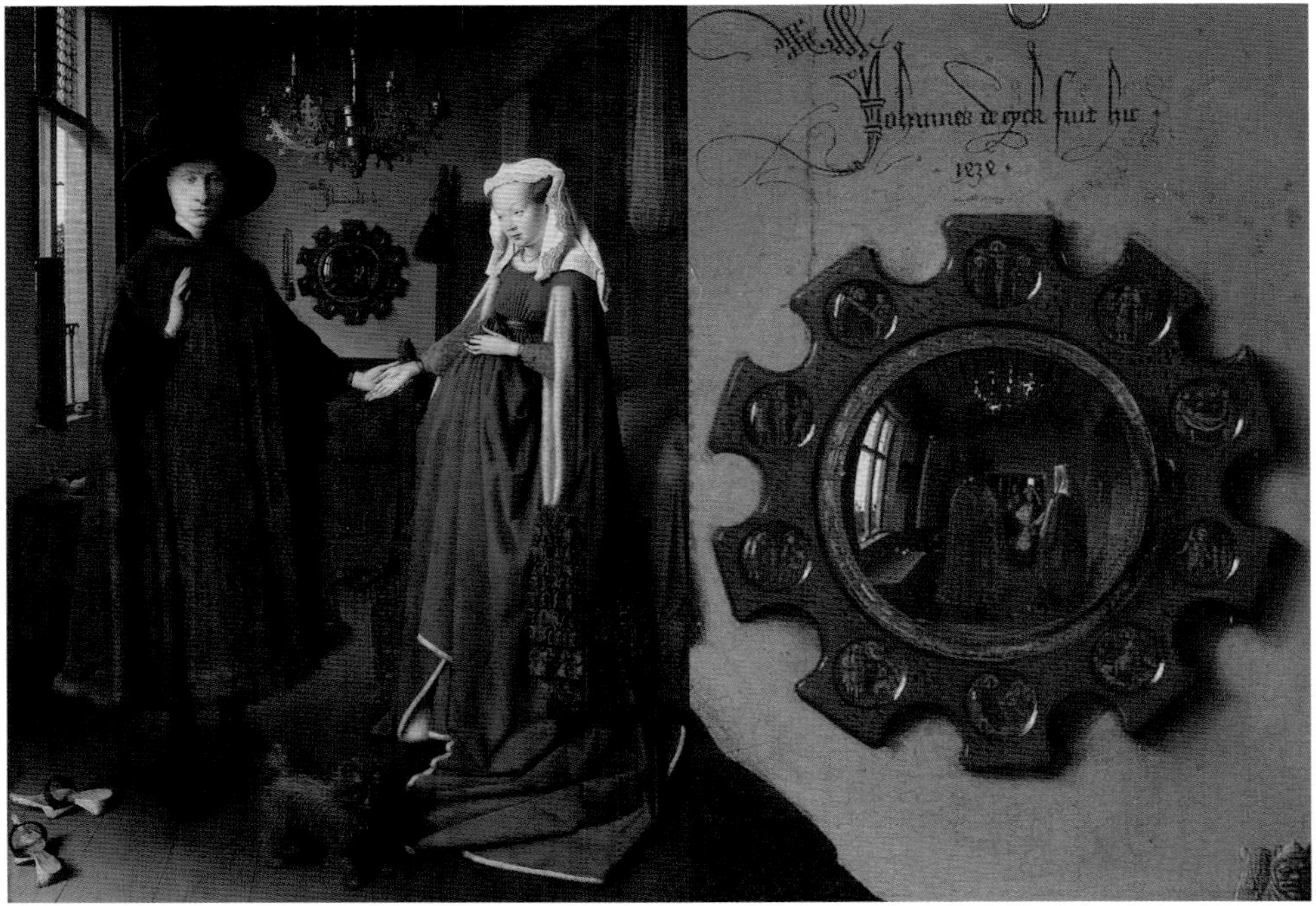

カラー図版１（図0.1）
　ヤン・ファン・エイク、《アルノルフィーニ夫妻の肖像》1434年。鏡は、事実を物語る役割も果たしている。そこには2人の人物が部屋に入ってくる様子が映し出されており、そのひとりはファン・エイク自身であると思われる。出典：Wikimedia Commons.

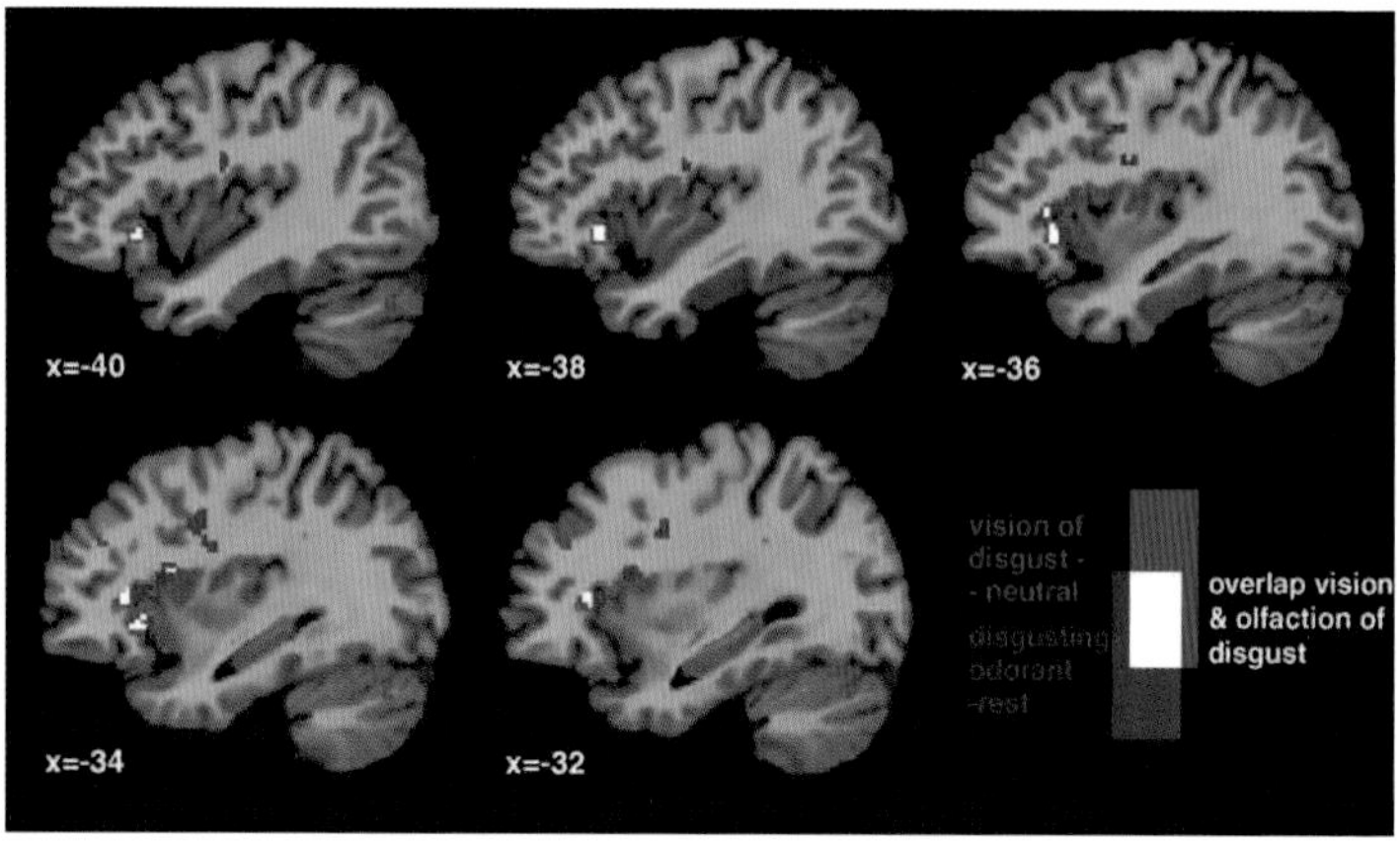

カラー図版２（図8.6）　嫌悪感とミラーニューロン：参加した14名の被験者の平均的な左半球を通る矢状断面図。白い斑点は、島皮質にある嫌悪の視覚と嗅覚の重なりを示す。B. Wicker et al., "Both of Us Disgusted in My Insula: The CommonNeural Basis of Seeing and Feeling Disgust," Neuron 40 (2003): 65564, on660. Elsevierの許可を得て転載。

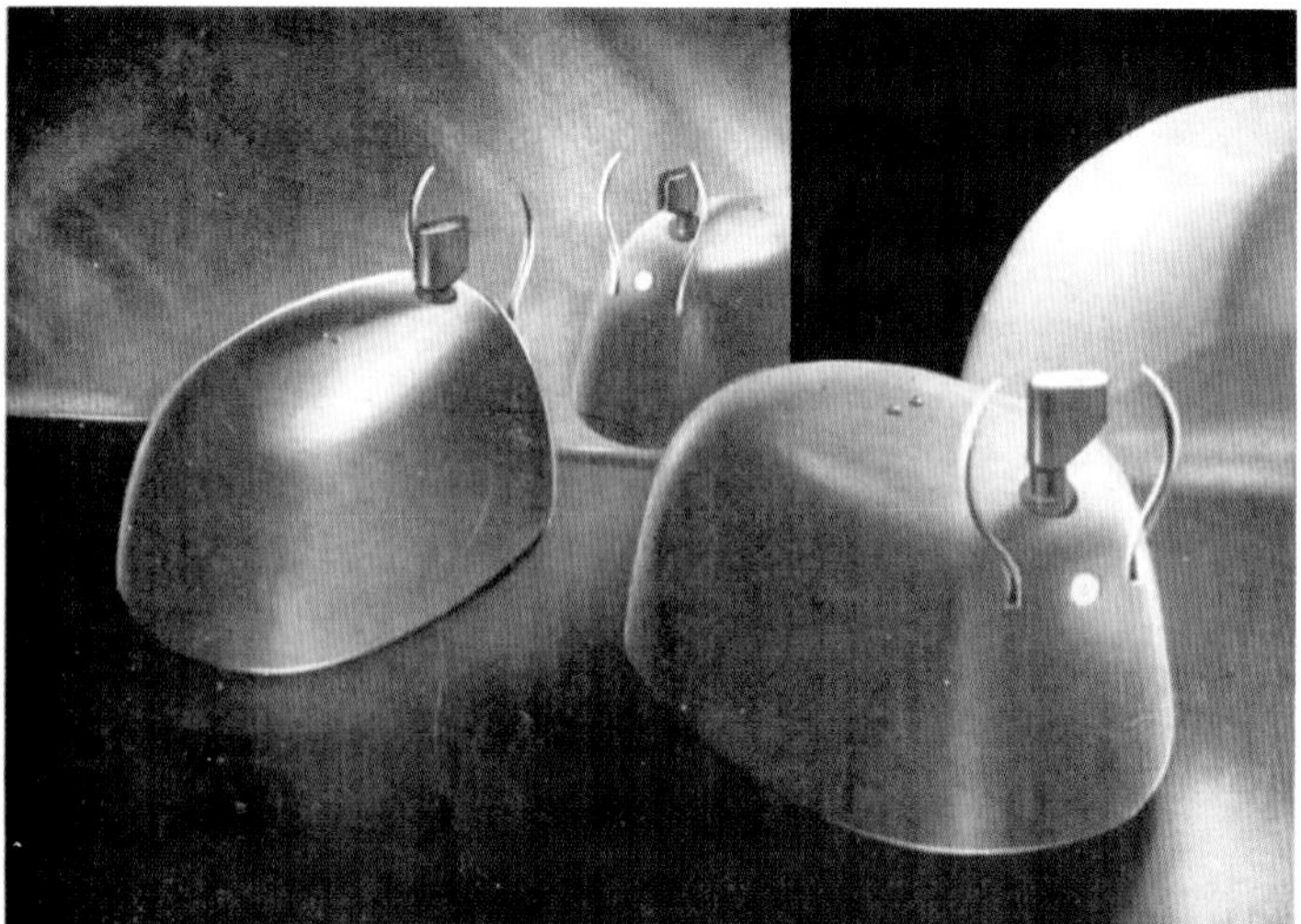

カラー図版３（図3.2）　フェスティバル・オブ・ブリテンの展覧会カタログに収録された2匹の亀。キャプションには次のように書かれている。「機械仕掛けの"動物"は光に向かって自らを操縦することができる」。亀のうちの1匹が鏡を「覗き込んでいる」のが見える。1951年度科学展、サウスケンジントン、フェスティバル・オブ・ブリテン、ガイドカタログ。「電気仕掛けの亀型モデル」の助言および監督：W. グレイ・ウォルター博士。国立公文書館より許可を得て転載。Ref. WORK25/230/C1/A1/3.

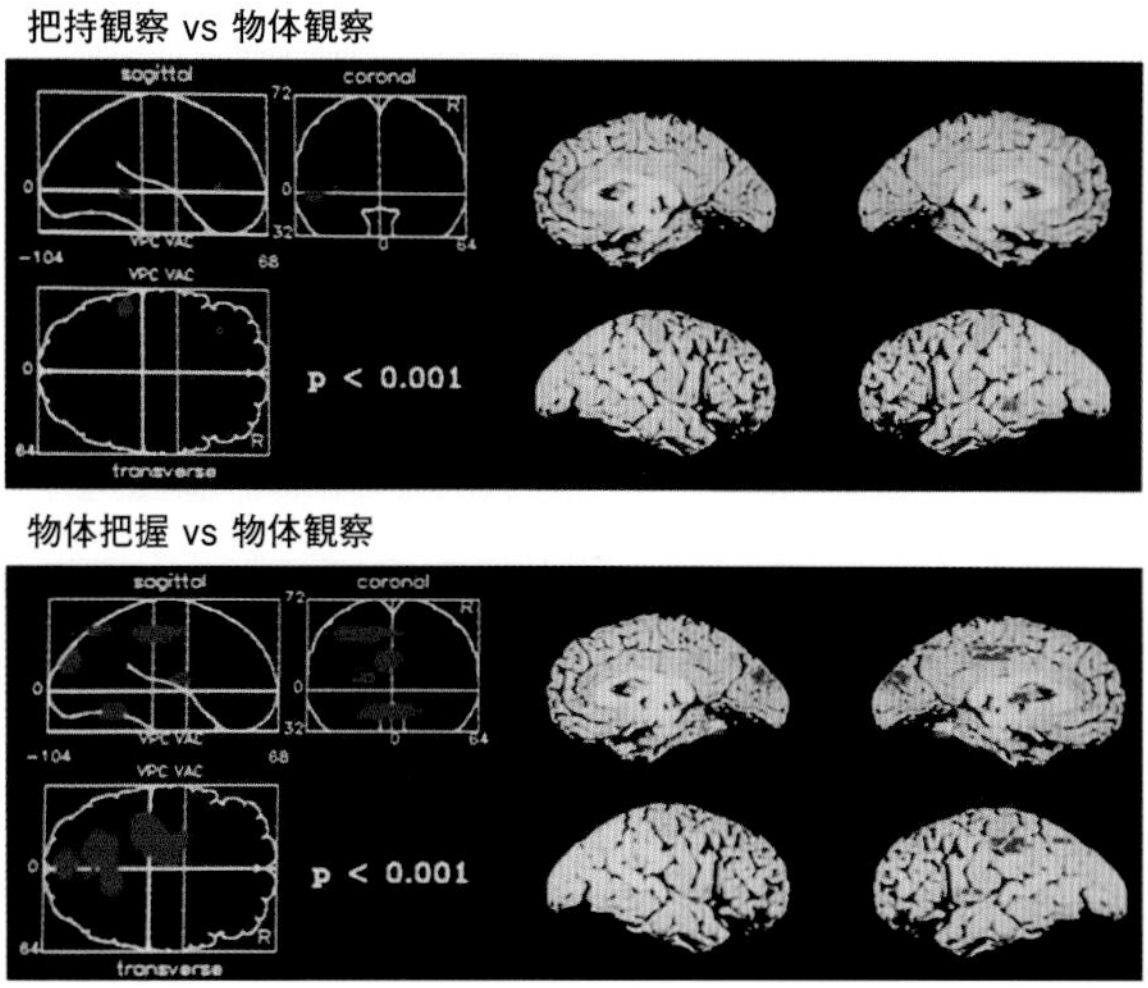

カラー図版４（図8.8）　把持観察により、側頭下皮質と下前頭回が活性化した（上：2列目の脳）。下前頭回では、把持実行時の活性化は見られなかった（下：“物体把握”）。G. Rizzolatti et al., “Localization of Grasp Representations in Humans by PET: 1. Observation versus Execution,” Experimental Brain Research 111 (1996): 246?52, on 248. Springer Natureの許可を得て転載。

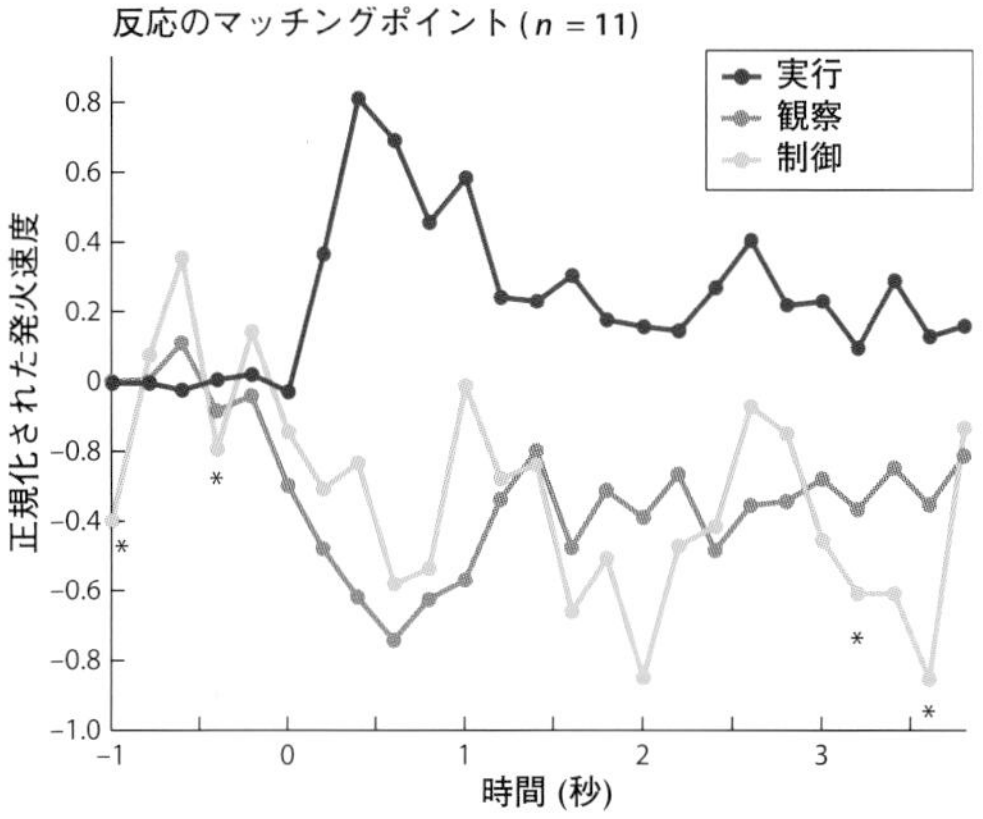

カラー図版５（図8.9）　逆ミラーリングを示すスーパーミラーニューロン。以下より転載。Roy Mukamel et al., “Single-Neuron Responses in Humans during Execution and Observation of Actions,” Current Biology 20 (2010): 750?56, on 754. Elsevier より許可。

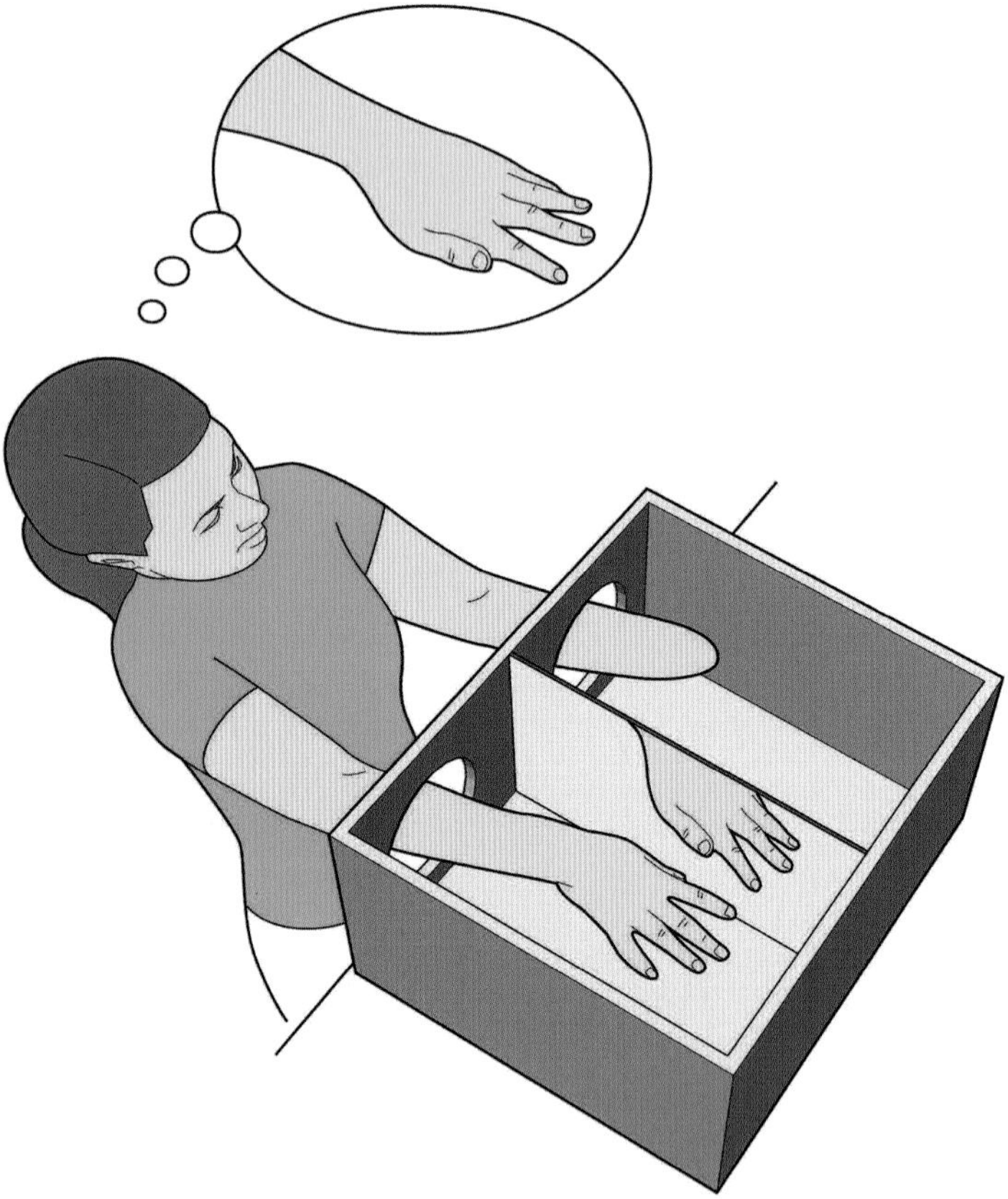

カラー図版６（図8.10）　V. S. ラマチャンドランのミラーボックス。V. S. Ramachandran and Diane RogersRamachandran, “It’s All Done with Mirrors,” Scientific American Mind 18, no. 4 (August/September 2007): 16?18, on 17.

ド、エドガー・アラン・ポーなどがこぞって、鏡像や影としての自己の二重性を何らかの形で描いている。[87] フロイトが指摘しているように、これらの物語では、分身の「自己二重化（Ich-Verdopplung）」は「自我の破壊に対する備え」として始まる。それはフロイトの弟子で『分身――ドッペルゲンガー』（一九一四年）の著者オットー・ランクの言葉を借りれば、「死の権力の精力的否定」である。[88] フロイトは分身の創造を、その同一化が自我に中身を追加していく子どもの「一次的ナルシシズム」と関連づけている。[89]

しかしこれで終わりではなかった。フロイトは、一次的ナルシシズムが過ぎ去った後、分身が「死の不気味な前触れ」になることを指摘した。[90] 特にドッペルゲンガーはある種の検閲者、自己批判の瞬間と化す可能性があり、それは「自我の残りの部分を物体のように扱う」。

「分身」という考えは、必ずしも一次的ナルシシズムが過ぎ去ると当時に消滅するものではない。なぜならそれは、自我の発達の後期の段階から新しい意味を受け取ることができるからだ。そこでは、自我の残りの部分に対抗できる特別な行為主体性が徐々に形成され、それが自己を観察、批判し、心の中で検閲をおこなう機能を持ち、私たちはそれを「良心」として意識するようになる。[91]

フロイトは一九一四年の論文「ナルシシズムについて」の中で、この検閲とか抑圧といった考えを、後に「理想」として設定されることになる自我の一部に投じる二次的ナルシシズムの形態と明確に結びつけた。フロイトは次のように書いている。この「理想自我［*Idealich*］」は、今や実際の自我が幼少期に享受していた自己愛の対象となっている……彼が自分の前に理想として投影しているのは、自分が自分自身の理想だった幼少期の失われたナルシシズムの代替なのだ。[92] ここに、ラカンの鏡像段階の解釈と共鳴するものを見ることができる。すなわち、現実の存在の欠如が理想的な分身によって補われ、そこから主体は最終的に疎外されるのである。

これを、ラカンの精神分析的取り組みの、ミラーテストへの単純な翻訳と見るのは間違いだろう。なぜならこの翻訳は、その理論にとって重要な意味を持っていたからである。[93] フロイトにとって理想の自我の疎外は、自我の創造後の二次的ナルシシズムの産物だった。後に彼は、これを超自我の基礎とみなすことになる。ラカンにとって、自我はそれ自体が理想的であり、疎外的なものだった。鏡像段階の論文で、彼はナルシシズムの「意味的潜在性」、つまり自分の美しさを映し出す反射像に囚われる青年に言及している。[94] このように二次的ナルシシズムの特徴が一次的ナルシシズムへ翻訳されたのは、ワロンがその意味を書き換えようとしたにもかかわらず、ミラーテストが長い間、自意識の高まりと結びついていたという事実に起因していると考えられる。[95] だからこそラカンは、フロイトとは対照的に、（例えば鏡像段階における）同一化の対象としての理想自我（*Ideal-Ich*）と、超自我の要素としての自我理想（*Ich-Ideal*）とを区別したのだ。[96] 第二に、フロイトにとっての一次的ナルシシズムは自我との同一化を生み出すプロセスだったのに対し、ラカンにとっては——ワロンのミラーテストの解釈に倣って——ナルシシズムがそもそも自我を生み出すのである。鏡に訴えることによってラカンは、超自我の形成に関するフロイトの議論を自我に置き換え、精神分析に関する重要な意味合いをもたらすことになったのだ。[97]

ラカンと象徴的機能

筆者の主張、すなわちラカンがミラーテストを言語や象徴的なもの（ワロンにとってはそれが果たした役割）の問題から引き離し、自己の出現と認知へ方向転換させたということは、二〇世紀の知性の歴史におけるラカンの立場を考えると皮肉に聞こえるかもしれない。ラカンはしばしば、主体の脱中心化を目指した広範な反ヒューマニズムの一派とみなされ、彼が精神分析に果たした多大な貢献はフロイトの「言語的」解釈にあったからだ。この解釈は一九五三年の「ローマ講演」で正典化されたが、その中で彼の思想の中心となった三つの界――現実界、象徴界、想像界――のひとつとして言語が紹介されたのである。[98] この三つの界のうち象徴界は、ラカンがこれによって無意識の本質――無意識は「言語のように構造化されている」――を特徴づけることができたために最も重要なものだった。[99]

ラカンの洞察は、ベルタ・パッペンハイム（症例仮名アンナ・O）が「談話療法」と名づけた、精神分析における発話の中心性と、特に夢や言い間違いなど、フロイトが扱った素材の象徴的性質に端を発している。[100] ラカンは、病的な症状は、ある能記《シニフィアン》が他のシニフィアンに置き換えられるような象徴的変位、すなわち一種のメトニミーやメタファーの産物と見るべきだと主張した。[101] 象徴界はまた、（言語のように）個人に先行し、その言語を理解することのできる他者を必然的に巻き込むという意味で間主観的なものだった。このようなわけで、ラカンは無意識を「他者の言説《ディスクール》」と名づけたのだ。[102] つまり、最も重要なのは、象徴界の論理は生物学や本能の力とは全く異なるということである。この段階で、象徴的なものとは、イマーゴ〔鏡像段階における自己認知された像〕と単純な関係しか持たない動物に対して人類が決定的な一歩を踏み出したことを意味するのは明らかだった――それは結果的に、ワロンへの完全なる回帰だった。[103]

この頃、ラカンは想像界と象徴界は重なり合っていると主張していた。後者は、前者を保持し、形成するシステムである、と。ラカンはこのふたつを重ね合わせることによって、鏡像段階の重点を、想像界の生産における役割から成人患者の象徴的世界の文脈におけるその想像界の分析へと移行したのだ。[104]ラカンがこの関係性を提示した最も有名なものは、*L*図《シェーマL》（ギリシャ文字のラムダ（λ）に似ていることから名づけられた）である。彼はエドガー・アラン・ポーの物語「盗まれた手紙」に関するセミネールでこの図を紹介し、一九六六年の作品集『エクリ』の冒頭にその論文版を掲載した（図5・1）。

　*L*図には想像界が組み込まれており、ラカンはふたつの中間項、*a*と*a'*を「私〔ラカン〕が『鏡像段階』で明らかにした相互想像的対象化に関わる対」と明確に結びつけた。[105]他の頂点は、大文字の他者（*A*）と主体（エス、*S*）を指し、その関係は想像界の軸によって遮られている。言い換えれば、自我（*a*）と鏡像（*a'*）の同一化が大文字の他者と主体（エス）の象徴的言説の邪魔をし、無意識の「充実した語り《パロール》」を、想像的・疎外的欲望を持つ自我の「空虚な語り」で妨げているということだ。ラカンが「ローマ講演」に書いたように、精神分析は「主体の自我と語りかけてくる存在とが同一であるという考え」を斥けなければならなかった。[106]このふたつを区別することによって初めて、自我が構築されるための同一化を患者が弱める手助けをするのが精神分析医の役割であることが明らかになった。

　ラカンの研究の中で象徴界が重要な位置を占めるようになったのが一九五〇年代半ば以降だとすると、その根源はそれよりもずっと前にあると考えられる。論者らが指摘しているように、この概念は一九三〇年代からすでにラカンの著作の中に見られた。[107]ラカンの弟子で彼のセミネールの編集者でもあったジャック＝アラン・ミレールは、「家族複合《ファミリーコンプレックス》」において「文化的なもの」は、ラカンの原文を引用すれば、「本能のあらゆる固定化を転覆する」という意味で「代替的象徴」であると論じた。[108]また、子どもに自分の像と同化することを促す欠如感は、その子どもを本能的行動から遠ざけることにもなっ

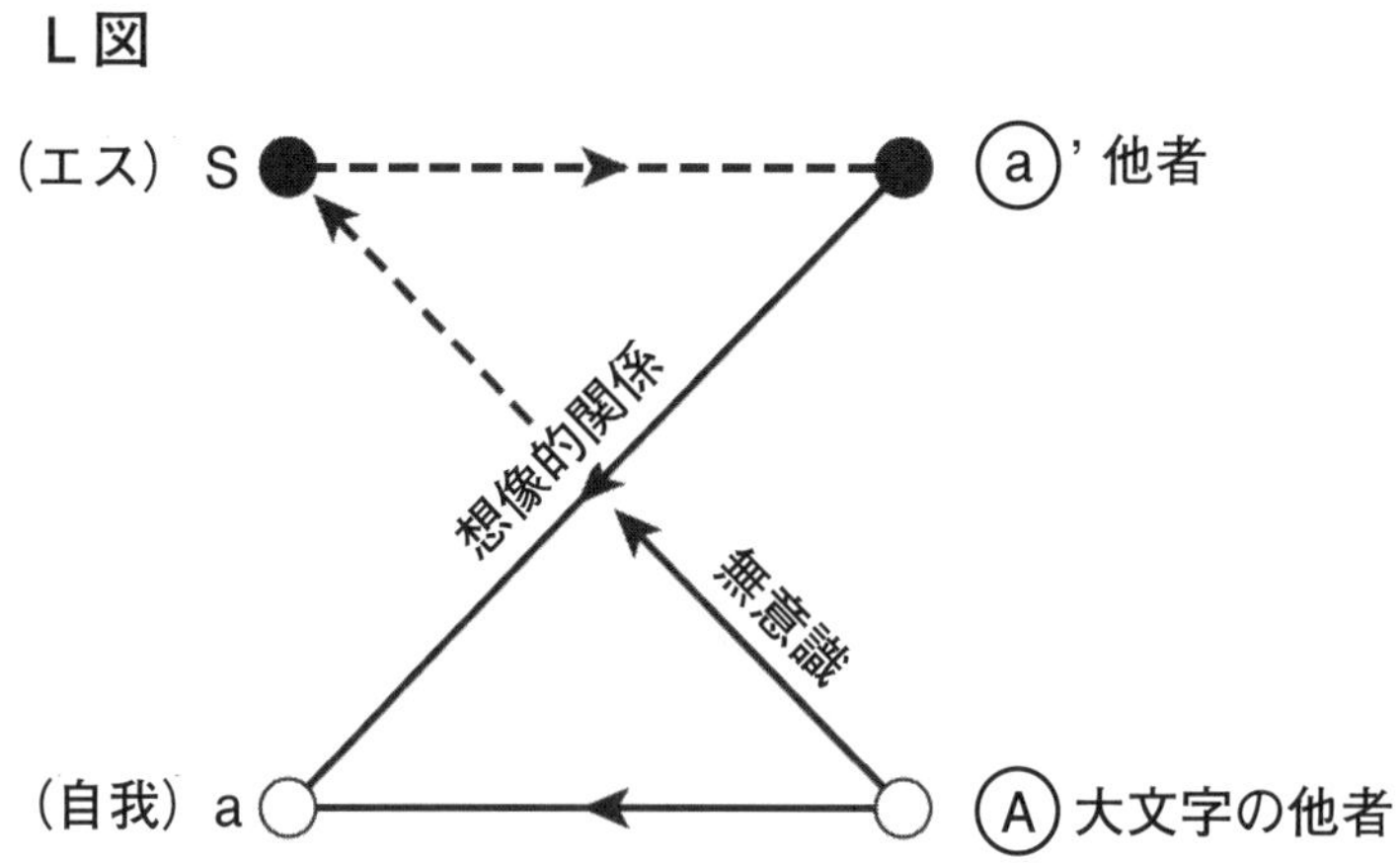

図5.1　ラカンの*L*図。自我（*a*）と鏡像（*a'*）の同一化が大文字の他者（*Autre* の*A*）と主体S（エス）の象徴的言説を遮っている。ジャック・ラカン「『盗まれた手紙』に関するセミネール」より。*Écrits: The First Complete Edition in English*. trans. Bruce Fink (New York: W. W. Norton, 2006), 6-48, on 40. commons.wikimedia.org, “Scheme L”で閲覧可能。Copyright© 1996, 1970, 1971, 1999 by Editions du Seuil. 英語版copyright 2006, 2002 by W. W. Norton and Company, Inc. W. W. Norton and Company, Inc.の許可を得て転載。

た。本能に支配されている動物の界とは対照的に、人間（文化）の領域は関係性の変わりやすさを特徴としていた。ミレールが指摘したように、これはラカンが後におこなった定式化とは程遠いものだった。それでも、「このテクストに重要な点があり、また、この主体の区分の後に完全に決定的な点があるとすれば、それは人間に関する本能の概念の否定である。厳格で不変的な本能に対して、人はまさに最も基本的な、人間の存在とその組織形態の無限の変化である文化的探究によって対抗するのだ。[109]

初期のテキストには、原象徴的なものを特定する方法はもうひとつあり、それはワロンがこの用語を使用したときに遡る。前述のように、ラカンの鏡像段階の解釈は、ワロンにとってそうであったように、反射像との単純な同一化だけでは不十分だった。[110] 彼はさらに、空間に分身が存在することを喜んで受け入れていた初期の「アニミズム」を子どもに克服させる必要があった。そうして初めて、鏡像の疎外された統一性が心に「侵入」し、子どもの自己受容経験を秩序づけるためにこれを利用することができるのである。先に見たように、ワロンが象徴界の入り口としたのは、まさにこの克服だった。つまり、ラカンは先行統一についての議論をおこなうために鏡像認知の出現を二か月前にずらしたのだが、象徴界の出現についてはさらに大きくずらさなければならず、これを頼りに、ワロンが最初に出現するとした時期の六か月前を鏡像段階の可能性の条件としたのだ。

象徴界の起源に関するこの解釈は、後の研究における象徴界と想像界との間の興味深い関係性によって確認できる。一九三八年の論文にあるように、象徴界は鏡像段階よりも後に来るものである同時に、その密かな条件でもあることがわかった。筆者の知る限り、ラカンは子どもが象徴界に巻き込まれる瞬間を日付では示していない。にもかかわらず、彼はそれを、それ自体で年代を示すことができるふたつの異なる発達に結びつけた。第一に、ラカンは何度も象徴界とフォルト・ダー（fort-da）遊び（「いないいないばあ」のような遊び）を結びつけている。これは一九二〇年に出版された『快原理の彼岸』の中で正典的に表現されている。フロイトは、生後一八か月の孫が「木製の糸巻きに紐を巻きつけたもの」を使って、母親との別離と再会を演じている様子を説明している。子どもは紐を持ち、「カーテンのかかったベビーベッドの端にそれを投げ入れ」、紐を引っ張って糸巻きを取り返そうとする。この遊びの名称は、子どもが発する音声に由来している。糸巻きが離れると「オー・オー・オー・オー」（フロイトはこれを「遠くへ」（*fort*）の意味だと解釈した）と発語し、それが戻ってくると「ダー」（*da*）（そこにある）と発語したからだ。[111] ラカンによれば、欲望の対象を記号に置き換えることで、子どもは「その自然な性質」を取り消し、結果的に「人間という動物が象徴界から受ける決定」を現出させたのだ。[112]「ローマ講演」の中で、ラカンはさらにはっきりとこう述べている。「この存在と不在の明確な対から……言語《ラング》の意味の世界が生まれ、その中で物事の世界が位置づけられる」。[113]

第二の対提示《アンカリング》はさらに後になってからのもので、ラカンが生後四年目と関連づけたもの、すなわちエディプス・コンプレックスである。ラカンは、人類学者クロード・レヴィ＝ストロースの研究を参照し、象徴界の一貫性を「その形式においては集団にとって必須だが、その構造においては無意識」である親族の法則と関連づけた――つまり、選択の自由を装っていても、それはわれわれの行為を決定しているということだ。[114]これに基づいて、ラカンは「父の禁止」（non du père）を意味するフランス語と同音異義語の「ノム・デュ・ペール（nom du père）」――「父の名」の意――に言及した。私たちが抱く自由という感覚は、実は大文字の他者から来る象徴的な法則に支えられていたのだ。この法則は近親相姦のタブーを原型としており、母親への欲望を抑圧させるものだった。エディプス・コンプレックスを通じて、「父の禁止」が超自我として内面化されるのである。

しかしこのように象徴界を、鏡像段階に後続し、その上に構築されるものとして提示したにもかかわらず、ラカンはさらに、それが間違いなく最初から存在していたことを暗示し、本書で先に述べた一九三八年の論文の意味合いを持ち出している。一九五三年から一九五四年にかけてのセミネールで、ラカンは「想像界のトピック」に多くのセッションを割いた。この中で彼は第二の鏡の配置について述べ、それを「鏡像段階の代用」として提示している。この装置は、物理学者アンリ・ブアスが、一九一七年に出版された『幾何光学の基礎』（図5・2）で初めて説明した、逆さまにした花束を中心とするものだった。[115]

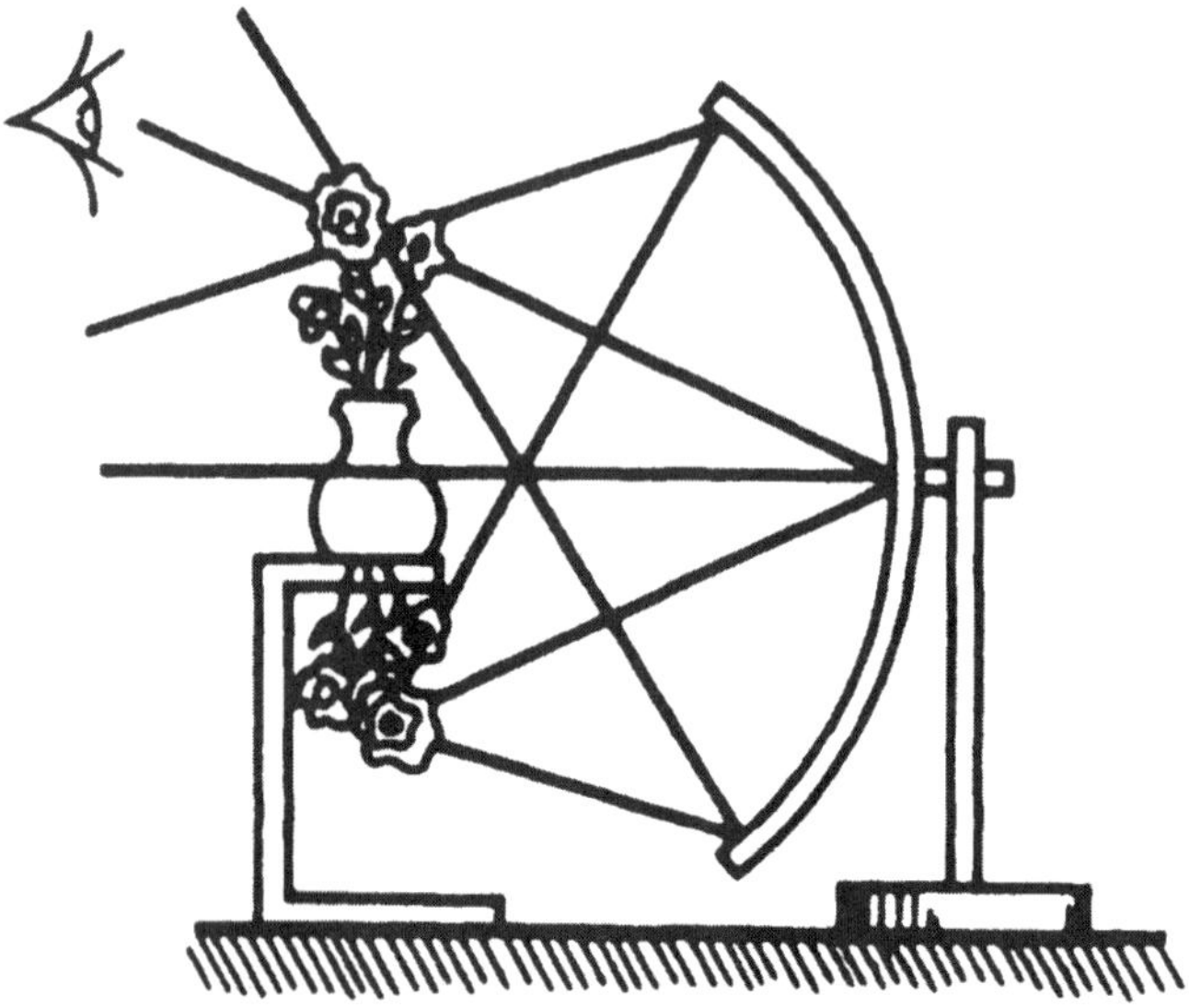

逆さまにした花束の実験

図5.2　ラカンの逆さまにした花束。凹面鏡に映る花（実際には台の下に吊るされている）は、ある特定の視点から見たときだけ花瓶と重なる。Jacques Lacan, *The Seminar of Jacques Lacan,* ed. Jacques-Alain Miller, book 1, *Freud's Papers on Technique*, 1953–1954, trans. John Forrester (1975; New York: W. W. Norton, 1988), 78. Copyright © 1975 by Les Éditions du Seuil. 英語翻訳© 1988 by Cambridge University Press. Used by permission of W. W. Norton and Company, Inc.

鏡の中の身体の統一はこの花瓶のようなものであり、花瓶には主体の複数の欲望——ここでは台の下に吊るされた花束——が収められているように見え、その結果、自我の中にまとまった、統一されたものとして提示される。[116] ラカンは、それは「発達の瞬間」というより、*L*図と並行してその「模範的機能」を説明していると主張した。[117] しかし、この図から明らかなように、想像の中で花があるということ、つまり寸断された自己を想像上の自我によって包み込むことは、観察者がある特定の位置を占めたときにのみ起こるのである。目線を別の場所に置くと、花瓶と花の鏡像は一直線にはならない。ラカンは次のように述べている。「想像界と現実界の関係において、またそこから生じる世界の構成において、すべては主体の位置に依存している。そして、主体の位置は――もうずいぶん長いこと繰り返しているのでおかわりだと思うが――象徴的世界、言い換えれば発話の世界においてそれが位置する場所によって本質的に特徴づけられる」[118]。つまり象徴界は、想像的自我を現出させる構造を提供しているということである。[119]

ラカンはここで、主に大人の患者における想像界と象徴界の関係性に興味を示したが、この議論は、鏡像同一化の最初の瞬間について語る場合にも成り立つことは明らかだ。ラカンは一九六二年から一九六三年にかけておこなった第一〇回セミネールで、この関連を明確にした。ラカンはこのふたつの記録間の関係について受けた質問に答える形で、次のように主張した。「私が教えてきたことにふたつの段階、すなわち、鏡像段階と想像界に焦点を当てることになる段階と、その後「ローマ講演」によって示されるあの歴史的瞬間、私が突然シニフィアンを発見することになる瞬間というふたつの段階があったとは思えない」[120]。この関係性を説明するために、ラカンは鏡像との出会いに立ち戻った。子どもは「後ろで自分を支えてくれている人の方を振り向いた」。「この動作はきわめて頻繁かつ一定なので、皆さんも思い当たる節があるはずだ」と彼ははっきりと述べている。子どもは、「自分を支えてくれる人、ここでは大文字の他者を象徴する人に、この像の価値を承認するよう求めているように見える」とラカンは説明している。つまり、鏡像が実際にその子どもであることを確認するのはその親である、ということだ。見て、いいいいいい、それがあなたよ！　と。ラカンにとって、これは「この大文字の他者との関係と、$i(a)$ で記される鏡像の機能の出現が結びついていることの現れ」だった。[121] すでに象徴的世界に折り込まれている親の行為主体性を通じて、子どもは想像上の像を経験するべく、身体を支えられるということである。

ラカンはこれらの意見を次のような疑問と共に紹介した。「私は常に、乳児が示す動作を強く主張してきたのではなかったか?」[122]。案の定、この修辞的疑問に対する答えは「ノー」だった。少なくとも、彼が発表した鏡像段階に関する説明では、子どもが親を見るために振り返るという記述はなかった。思い起こせば一九四九年の論文で、ラカンは「人間か人工的な何らかの小道具（フランスではトロット・ベベ（歩行器のようなもの）と呼ぶ）」への言及を加えていた[123]。このように親が喚起されているが、それはこのシーンにおいて考えられうることではあっても必要なことではなかった。子どもが大人に確認を求めているとは、ラカンは一言もいっていない。このことがわかっていたかのように、ラカンは一九六二年から一九六三年にかけてのセミネールで、鏡像段階に関する正典的な説明ではなく、一九四六年に初めて発表され、後に『エクリ』に収められた別の論文「心的因果性について」に言及している。この論文では実際に、鏡像段階を父親と結びつけている。エディプス・コンプレックスを通じて「人の世界を主体に〝凝集〟させるのは父親である」とラカンは述べている[124]。このことからラカンが意味しているのは、父親は、母親やきょうだいのライバルとの関係性を特徴づける欲望的な同一化から、さまざまな別個の個人を析出する手助けをしている、ということである。しかし、ラカンの「家族複合《ファミリーコンプレックス》」で見たように、彼はエディプス・コンプレックスを鏡像段階に後続し、それに依存するものとして位置づけていた。ラカンは一九四六年の論文でそのことを認めている。父親の出現から鏡像段階へ移行することで、ラカンは子どもがより幼児期の、社会的随伴性の少ない発達へ戻っていくことを示唆した（エディプス・コンプレックスが家父長制の家族形態を持つ社会に限定されることは彼にとって明らかだったからだ）[125]。子どもが親の方を振り向くのを象徴界の中心的な身振りとしたのはラカンではない。それはワロンだったのである。

ラカンは鏡に関する研究の中で、自分はテストを実施しなかったともう少しで認めるところだった。結局、彼は言語を道具とする精神分析医であり、臨床において言語習得前の子どもと関わりを持たなかっただけなのだ。彼は、これは精神分析が入り込めないような発達の瞬間だとさえ主張した。[126]「自我に関する考察」で述べているように、言語習得前の経験は「少なくとも言語化される可能性がある形で」存在しなければならず、したがって年長の患者を通じてのみアクセスすることができるのだ。[127]正典とされる一九四九年の論文でさえも、ラカンは鏡の経験を「言語技法に基づいて」分析する方法を強調している。そしてこう述べている。「だからこそ私は、客観的なデータの集積に基づく現行の仮説の中で、象徴的還元という方法を自分の指針として求めてきたのだ[128]」。彼のキャリアにおいて、鏡像段階についての説明はすべて、（大人の）寸断された身体の夢の例で説明されている。[129]

これは、単に乗り越えなければならない障害というだけではなかった。これまで見てきたように、ラカンは（大人の）患者が今ここにおいて（*hic et nunc*）過去の出来事を「言語化」する方法に最も関心を寄せていたのである。彼の言葉を借りれば、「危機に瀕しているのは現実ではなく真実なのだ。というのも、充実した語りの効果は、来るべき必然の感覚を与えることによって、過去の偶然を並べ替えることだからだ[130]」。だからこそラカンは、フロイトが記憶のプロセスを通じて回復したトラウマ的な出来事の歴史的現実に焦点を当てたことを批判したのである。[131]ラカンによれば、「ある直観、記憶の錯覚、説得力のある憤り、想像的対象化が起こった正確な時間と場所を、筆記者を通じて位置づけることは不可能」[132]だった。これと相関的に、鏡像段階は個人の生活史におけるある瞬間としてではなく、個人の現在の精神生活に影響を与えるという点で重要だったのである。

しかし、いくら時期の選択に無関心だったとはいえ、ラカンは鏡像段階の始まり（と終わり）については正確に捉えていたことを忘れてはならない。本章で示してきたように、その年齢設定は彼の分析において無関心な要素ではなかった。なぜなら、鏡像段階が「存在論的操作」であったとすれば、それが人間の発達の特定の瞬間でもあることがラカンの議論にとっては重要だったからである。鏡像段階を「人間の出生時の未成熟性」に関連づけることで、ラカンはそれを幼児期に位置づけることを自らに強いた。ラカンの論理によれば、自分の身体を完全に動かし、コントロールできるようになって初めて鏡像と同一化できるのであれば、私たちは自分の鏡像に対して同じ欲望を感じることはないだろう。ラカンは鏡像段階を――ワロンよりもさらに――時間的に引き戻すことによって、子どもの生活経験とその鏡像との間に決定的なギャップ、すなわち不適合を生じさせたのだ。これが疎外的な同一化の手段になりえたのはそのためである。

鏡像認知を誤認知の一形態にしたこの差異は、鏡像段階を生産的なものにもした。それまでミラーテストは、既存の認知能力を明らかにするためのツールだった。ギャラップが鏡の刺激の変化する性質を強調したのも、猿人類が自分自身を見る（比較的安定した）方法ではなく、自分の反射像を見る方法の変化を追跡するためだった。これと対照的に、ラカンにとって鏡像段階は、現実の身体と常にずれているため、根深い変容を引き起こした。差異は生産的なものだった。この差異とその生産性を強調することにより、ラカンはミラーテストの伝統の新たな文流を発展させる概念的・実践的基盤を築いたのである。

第六章　ニューギニアには鏡がない
エドマンド・カーペンターと「部族民」問題

遠くパプアニューギニアの高地で、ビアミ族の男女の一団が小さな手鏡を囲んでいる。初めて鏡を覗き込んだときの効果は絶大だ。「口や目を覆う者もいれば、頭を隠したり、逃げ去ったり、息を飲んだり、震えたり、目を輝かせたり、もう一度見ようと急いで戻って来たりする者もいた」[1]。この最初の動揺が収まると、ビアミ族は鏡の点検を続け、それが次第に彼らを「麻痺」させる。「目を見張り、自分の像をじっと見つめ、大きな緊張を表す胃の筋肉だけが動いている」[2]。

鏡を手にしたビアミ族と対面し、その行動を記録したのは、アメリカの映像人類学者エドマンド（「テッド」）カーペンターだった。カーペンターがビアミ族に惹かれたのは、反射させるものと彼らとのユニークな関係性だった。カーペンターが指摘しているように、植民地社会の「手つかず状態」という数十年来の通説を丸ごと受け入れているビアミ族は、「鏡の経験がまったくない」のだ。したがってこの手鏡との出会いは驚くべき発見であり、カーペンターはそれを大げさな言葉でこう表現している。ビアミ族の反応は、自身の一九七五年の代表的な論文のタイトルにあるように、「自己意識の部族的恐怖」を示している、と。

カーペンターは「原始社会」にまつわる長年の固定観念を取り扱ってきたが、西洋の優位性を自他共に認めようとしていたわけではない。鏡に対するビアミ族の反応を研究することで、彼はむしろ、ミラーテストの伝統を動機づけ、植民地拡大、とりわけオーストラリアのニューギニアへの植民を正当化してきたヒエラルキーを逆転させようとしたのだ。一九七三年、カーペンターがこの研究をしていることをまったく知らなかったルネ・ザゾは、思考実験として「鏡を持たず、反射させるものに関する文化的背景も持たない人物」を想定していた。[3] これを利用して、自己認知を意識から切り離すことができると考えたのだ。「光学的反射［*reflet*］に対する無知が自己反省［*réflexion*］を奪う」と誰が考えるだろうか？[4] と。カーペンターは、鏡の経験が自意識を生み出したとは考えていなかった。しかし彼は、ジャック・ラカンと同様——地理的にも学問的にも両者のプロジェクトには大きな隔たりがあるにもかかわらず——鏡像との欲望的同一化に、個人的、社会的に広範囲な結果をもたらす恐ろしい誤認知があることを認めていたのだ。

パプアニューギニアのカーペンター

カーペンターはオーストラリア政府から、ポート・モレスビーに設立されたばかりのパプアニューギニア大学の研究教授として採用され、一九六九年の夏、パプアにやって来た。国の情報教育サービス局（ＤＩＥＳ）の通信コンサルタントとして、彼の仕事は「村民だけでなく、沼地や山谷、離島で孤立している人々ともつながることができるように」、ラジオや映画、テレビの利用についてアドバイスをすることだった。[5] 二〇世紀初頭からオーストラリアの統治下にあったパプアニューギニアは、一九七五年に独立するまでその状態が続いていた。一九六〇年代、ＤＩＥＳはパプアのさまざまな住民をオーストラリアの文化的規範に同化させることを目指した多くの取り組みを開始した。大々的に宣伝された

「シネカヌー」――映画館を乗せて村から村へ移動する船――を使って映画の公開上映をおこなったり、先住民をラジオ放送に出演させたりしていた。にもかかわらず、オーストラリア人はこうしたメディアの使用が逆効果になることを懸念していた。「一八八五年以来、西洋人と接触」してきたラバウルやキエタの島民が「街なかをデモ行進するようになった」のだ。そのよく知られた理由が、オーストラリアの行政官らによる通常英語で放送していたプロテスタントの説教の最新のラジオ放送だった。[6] カーペンターは、メディア露出がもたらす影響を見極め、悪影響を克服するための戦略を立てるという任務を負っていた。

この仕事にカーペンターはうってつけだった。自分の専門分野の学問的主流とは合致しないこともしばしばあったが、印象的で関連性のあるさまざまな資格を持っていることが彼の誇りだった。彼はアイヴィリングミウト〔通称アイヴィリック〕（昔からカナダのハドソン湾に居住しているイヌイット族）と数年間暮らしたこともあり、カナダの北極圏の人々の生活と芸術にも精通していた。[7] オーストラリア政府に雇用される二年前の一九六七年まで、カーペンターはカリフォルニア州ノースリッジにあるサンフェルナンドバレー州立大学の人類学部長として、手厚い資金を受けておこなわれていた実験人類学、映画制作、ジャズを組み合わせた学術プログラムを先導していた。[8] また、ラジオやテレビのキャスターを務めたこともあり、民族誌映画の制作経験も豊富だった。そして何よりも、カーペンターには強力な味方がいた。一九六四年に出版された『メディア論――人間の拡張の諸相』の出版によって、メディア界の第一人者として名声の絶頂期にあったマーシャル・マクルーハンと生涯にわたって協力しあい、親交を深めてきたからである。ふたりはいわゆるトロント・スクール・オブ・コミュニケーションを結成し、メディアとコミュニケーションに関するセミナーを共同で受け持ち、芸術関連の雑誌『エクスプロレーションズ』を発行していた。いずれもフォード財団からの助成金によるサポートを受けていた。[9] つまりカーペンターは、メディアに対する学問的関心と実践的経験を併せ持つ著名な人類学者だったのだ。

彼はたまたま仕事も探していた。一九六七年、主に政治的圧力を理由に、ノースリッジでのプログラムへの資金援助が打ち切られた。その後二年にわたり、フォーダム大学（マクルーハンとの共同任務）とカリフォルニア大学サンタクルーズ校で一定期間働きながら、放浪生活を送っていた。こういうわけで、地球の反対側からの申し出は、カーペンターを不安定な状態から救う命綱だったのだ。しかし、その知的な機会こそ、カーペンターにとっては最も刺激的だったのだろう。後に彼は、この仕事が「一万年にわたるメディアの歴史に参与する」またとない機会を与えてくれたと振り返ることになる。[10]

識字者の堕落と贖罪

トロント・スクールの基準からしても、一万年というのは長い期間だった。それは文字が出現してから現在に至るまで、人類の歴史の包括的な物語を形成してきた。マクルーハンが一九六二年に発表した『グーテンベルクの銀河系』で示した正典的な形式では、人類のメディア史は、古代ギリシャにおける音声の文字化の導入に始まる[11]（紀元前八〇〇年頃）。ギリシャ語のアルファベットは新しい感覚領域を導入し、これが「口承部族文化」の段階を終結させた。マクルーハンにとって音標文字は「音からの意味の抽象化と、音から視覚的コードへの変換」を生み出したのである。[12] 意味の領域を「聴覚―触覚の世界から視覚の世界」に置き換えた結果、視覚が他の感覚を支配するという不均衡な状態となった。[13] マクルーハンとカーペンターは、この移行の影響はまさに社会生活の根幹にまで達していると考えた。

音標文字とギリシア人に始まり、宇宙に向かってある種の非協力的な身振りをするような、分離と非関与の習慣が生まれた。識字者は、このように自分の住む世界との関わりを拒否することで、分離と客観性を得た。彼は自分の環境から、ひいては自分の身体からも疎外されるようになった。そして分離には優雅さがあると信じた。彼は孤立した、境界が定められた自己、特に心というものを大切にした。彼はひとつの島になり、自分自身で完結した。[14]

次の歴史的出来事であるグーテンベルクの銀河系の扉を開いた印刷技術の出現がこれらの変化を統合し、民主主義、プロテスタント、資本主義、民族主義といった近代国家と宗教の発展を可能にした。実際マクルーハンは、グーテンベルクの発明は近代化について、それ以前の歴史家よりもはるかに優れた説明を提供すると主張している。[15]

マクルーハンにとってもカーペンターにとっても、これは不可避的な堕落の物語ではなかったということを認識することが重要である。[16] 一九五一年に発表した『機械の花嫁――産業社会のフォークロア』で、マクルーハンは大衆文化のメディア――広告、新聞、マンガ――を批判したが、エドガー・アラン・ポーの「渦の作用を研究し、渦と協力することで身を救った」船乗りからインスピレーションを得た。マクルーハンは、このポーの本も「同様に、報道、ラジオ、映画、広告といった機械的媒介によって、こんにち私たちの周りに作り出された非常に大きな潮流や圧力に取り組む試みをほとんどしていない」としている。これらのメディアが社会に与えうる影響を分析することで、彼は「大衆の集団心理の内側へ入り込み」、そこで起きている問題に新たな解決策を見出すことを期待したのである。[17]

だからこそマクルーハンの後期の研究や、同時期のカーペンターの研究では、「電気」メディアや

「電子」メディアがより肯定的な言葉で表現されていた。[18] 彼らは、電子メディアは文字以前の社会へ部分的に戻ることを可能にし、人間の堕落の影響を軽減することができると主張した。さらに電子メディアは、識字能力の破綻を回避することのできたこれらの社会を維持する手段を提供すると述べた。テレビはマクルーハンに最大の希望と期待をもたらした。それは、識字能力と印刷によって例示化され、統合された視覚領域と決別し、人間を「再部族化」する絶好の機会を提供すると彼は考えたのだ。その普及率から「電気メディアの中で最も重要」とされたテレビのおかげで、「すべての機械技術を特徴づける視覚至上主義に終止符を打つことができた」[19]。その外観にもかかわらず、マクルーハンはテレビを主に「触覚」のメディア、つまり「すべての感覚の最大の相互作用」を備えたメディアと考えていた。[20]テレビはまた、彼が「クール」メディアとか「冷たい」メディアなどと呼ぶ情報量の少ない「低解像度」のメディアだったため、見る側の積極的な参与が要求された。[21]

ここでは「参与」がキーワードだった。というのも、それはグーテンベルクの銀河系を特徴づけていた分離や疎外から人類を救うのに役立ったからだ。マクルーハンは次のように述べている。「テレビの映像は水平線だけでなく、何百万という小さな点が作るモザイク状の網目であり、視聴者はその中から五〇〜六〇の点を生理的に拾い上げ、そこから映像を形成する。こうして視聴者は、あいまいでぼやけたイメージを常に埋め合わせ、自分自身を画面と深く関わらせ、アイコノスコープ〔テレビの送像装置の一部で、像の各部を電流に変換する装置〕と常に創造的な対話を演じているのだ」[22]。メディアへの参与は社会への参与を予見するものであったため、テレビは「人間の精神的、社会的欲求を深いレベルで満たす」ことを約束した。[23]読み書きのできる人間が「疎外され、困窮していた」のに対し、再部族化された人間は「はるかに豊かで充実した人生を送ることができる」[24]。文章、ラジオ、映画といったメディアが持つ「熱い」性質の緩和剤として、テレビは救いの手を差し伸べる可能性があったのだ。

カーペンターも同じような方法で、電子メディアの有益な側面に取り組んだ。識字能力が「分裂した感覚の世界へ人間を導き」、視覚に第一義的重要性を与え、結果的に「調和の取れた感覚の編成を破壊」したのに対して、「電子の時代」は、「感覚が相互に浸透し、作用して、調和や編成を生み出すような……原始時代から最もよく知られている」独自の「感覚のプログラミング形式」をもたらしたのだ。マクルーハンに関していえば、電子メディアの感覚的側面が、社会的に重大な影響を及ぼした。[25]「文字や印刷の技術が人間を集団から引き離し、精神的な疎外感という大きな苦痛を生み出したのに対し、電子メディアは突然、何の前触れもなく、人間を集団の抱擁の中に速やかに連れ戻した。電気は人類の共同体全体をひとつの部族にまとめ、その結果、個人主義が徐々に侵食されていった」[26]。そのためカーペンターは、テレビの視聴を制限する同時代の取り組みに抵抗した。「テレビは、今の子どもたちが慣れ親しんできた唯一の環境の一部だ。テレビを見ることを禁止することで子どもを罰するのは、暖房器具を取り上げるといって子どもを脅すのと同じくらいばかげている」[27]と。

マクルーハンは映画とテレビを分けて考えていた。前者は疎外し、後者はその疎外を和らげる。人類学者のカーペンターは、マクルーハンよりは映画に対して楽観的だった。カナダ北部のシュグリアック（別名サウサンプトン島）でアイヴィリングミウト族と数年間暮らしたことのあるカーペンターは、「文字以前の」文化を探求することにかけてはじゅうぶんな経験があった。彼は、アイヴィリングミウト族の芸術と生活様式を研究し、そこに異なる空間概念、異なる主観性と共同生活と対になったまったく異なる感覚領域を発見したと主張している。アイヴィリングミウト族は自分たちが描いた絵の中に、複数の観点を同時に用いていた。カーペンターにとってそれは、「X線」の技法に似ていた。同様に、アイヴィリングミウト族に写真を渡すと、彼らはそれを渡されたままの向きで吟味し、逆にカーペンターが写真の上下を逆さまにして手渡すしぐさを揶揄した。[28] 世界に対する彼らの向き合い方が自分たちとどう違うかを説明するため、カーペンターはウィトゲンシュタインのウサギ-アヒルのイメージを好んで利用した。ウィトゲンシュタインによれば、私たちは一度にひとつだけしか、つまり二者択一しか経験しない。しかし、アイヴィリングミウト族にはそれが当てはまらなかった。「彼らはウサギ-アヒルを、二者択一としてではなく、ひとつの形として認知した」と彼はいう。「ウサギは常にアヒルの中にいて、アヒルは常にウサギの中にいるというように」。この原理は、アイヴィリングミウト族の仮面にも見てとることができる。「あらゆるものが一緒にそこに存在する。すべての要素が共存する語呂合わせのように」[29]。

カーペンターは、この他とは違う感覚領域が消滅の危機に瀕していることを懸念した。アイヴィリングミウト族の子どもたちが線透視図法を教えられていることを、絶望的に報告した。そして、これは「近代の個人主義の概念に芸術面で対応する方法で、あらゆる要素がある瞬間における個人の独自の視点と関連づけられる」[30]。同様に、記念品の交換を導入することによって、アイヴィリングミウト族の芸術がどのように変化したかについて、彼は次のように指摘している。「エスキモーに私たちの好みを伝え、彼らが私たちをうまく模倣できたことを祝福するのだ」[31]。この堕落を防ぐことはできず、絶滅の危機に瀕する文化の記録を保護する役目が人類学に託され、そのためにカーペンターは映画の利用を推進した。彼の熱意はある意味、映画は世界を素早く捉えることができるということに由来していた。[32]

カーペンターが手記の中に保持していた一九七〇年の広告で、フランスのカメラ製造会社エクレールは、同年のNBCの特別番組『未知へのパトロール』[33]を参照し、「白人を見たことがなく、石器時代と変わらない生活様式を営む村」に言及している。「村人たちがどう反応するかは誰にも分からなかった。

しかし、彼らが何をするにしても、それを一度しかやらないことは明らかだった」。堕落のプロセスは、カメラマンに負担をかけることになった。このドラマには「撮り直しがなかった。即興を待つことも、映写機にフィルムをかけることも」なかったからだ。[34]

ペンシルベニア大学でアメリカ東部森林地帯の先住民を専門とする博士課程指導教員フランク・スペックの追悼記事に、カーペンターはこう書いている。「文化は彼が経験したように、専門書の中だけに保存するにはあまりに豊かで、あまりに充実していた。何も損なってはいけないと彼は思った。そして彼はスチールカメラとムービーカメラの両方を使用したのだ」。[35] 特に、カーペンターは初期の世代の「北極圏の証人」と彼らの映画利用に最高の敬意を払っており、ロバート・フラハティ監督の一九二二年の映画『極北のナヌーク』は、演出とはいえ、ケベックのイヌイット族の生活の実態を「余すところなく正確に」捉えていると評価している。[36]「昔からの人類学者たち」は、利便性のために映画に目を向けたわけではない。カーペンターが記しているように、彼らは「電気屋に行って物を買ってくるだけというわけにはいかず、自分で組み立てなければならなかった。彼らは文字どおり、音素文字で独自のタイプライターを組み立てた。古いムービーカメラも手に入れた。撮影もした。スチール写真も撮った。絵も描いた。物も集めた。詩も書いた。そして演じた」。[37] カーペンターは一九五九年の著書『エスキモー』でこのモデルを踏襲し、北極圏先住民のスケッチや絵画や写真を掲載した。[38]

カーペンターはおそらく、電子メディアへの理解があったからこそ、オーストラリア政府からの申し出を受けることに決めたのだろう。彼の出版物やインタビューは格言的で複合的な性質があるため（年代をあまり気にせず、洞察の核心部分を自由に配置している）、メディアの効果に関する彼の見解の変化を解明するのは難しい場合がある。しかし滞在当初は、メディアの効果に対する彼の熱意が、明らかに植民地的といえるプロジェクトに参与することに対して彼が抱いていたかもしれない罪悪感を和げていたようだ。彼は、「DIESは本質的に、教育・娯楽機関を装った政治的手段である」と認識していた[39]。しかし、マクルーハンとその家族に宛てた手紙の中で、彼が政府の庇護の下でおこなっているメディア実験は、それでもやはり反植民地的な身振りと見なすことができると指摘している。「もちろん、こうしたすべてのことはきっと、この国の役人たちをひどく怯えさせるだろう。彼らは原住民を町や都市へ移住させることなくこの地に留まらせ、沼の中で身を潜めさせておくことを望んでいるだろうから。原住民が孤立し、彼らとのわずかな接点が愚かな説教行為である限り、変化を制御することは可能であり、識字能力のある少数の原住民は徐々に植民地経済に吸収されていくだろう。しかし、これらのテープレコーダーやトランジスターラジオは、植民地主義を尊重するものではなく、オーストラリア人はこれから起ころうとしていることを、何も知らずにただ聞くだけなのだ」と[40]。

この点でも、カーペンターは映画に対して、マクルーハンよりもはるかに肯定的な姿勢を維持し、映画を、「部族民」を記録し、社会とのつながりを促進することのできる道具とみなしていた。カーペンターは一九七〇年代初頭のインタビューで次のように指摘している。

隣人たちの映画を放映したら大混乱だった。部族間の闘争がなくなった後も、恐怖のために村は孤立したままだった。ある村で、私は森林に覆われた渓谷をはるかに見渡す丘の上に立って、遠くで煙を上げる集落について尋ねた。誰もそこへ行ったことがない。行ったことのある人を知っている人もいない。それほど遠くないその村の住民を、誰ひとりとして見たことはなかった。あるのは伝説的な話だけだった。彼らは今、この伝説的な見知らぬ人々を目の当たりにして、その魅力に狂喜乱舞した。

しかし、恐れはない。まったく予期せぬ一撃で、恐怖が親近感に変わったのだ。[41]

「人が一度も手を加えていない場所」――カーペンターの反射性研究

このように、カーペンターの初期の仕事は、手遅れになる前に「部族民」を研究し、理解したいという欲求に導かれていた。[42] 一九五〇年代から一九六〇年代初頭にかけてのすべての活動において、彼は自分が本当に「原始的なもの」を発見したのかどうか疑問に思っていた。彼は、ある種の原初の人間を信じつづけ、「どこにいても自分を自然の不可欠な一部とみなし」、「継ぎ目のない、血縁と信頼性の織物の一部である」「部族民」の「文字以前の」世界を信じていた。[43] 彼が研究してきた部族がこのモデルに当てはまるかどうかは、明らかではなかった。アイヴィリンミウト族は結局のところ、長年にわたって識字者集団と接触してきた。そのため、それ以前の存在形態の痕跡が残っているとしても、純粋な形ではないかもしれないと考えたのだ。『彼らは自分が見ているものになった』――一九七〇年に出版され、大部分の箇所がこの旅の前に書かれた[44]――に対する規定の中で、カーペンターはこう書いている。「これらのページに登場する部族民は、フランケンシュタインの花嫁〔一九三五年、メアリー・シェリーの『フランケンシュタイン』をもとに製作されたアメリカのホラー映画で、花嫁はこの映画に登場するキャラクター〕のように、数多くのソースからの断片で構成されている。彼は近隣のジャングルやツンドラや都市で発見することはできず、もっと辺鄙なところで、ルソーやディドロの野蛮人たちと一緒に暮らしている」[45]。カーペンターにとって、「原始的なもの」は実在というよりも理想の型だった。[46] だからこそ、ニューギニアへの旅に大きな期待を抱いていたのだ。カーペンターがビアミ族を「石器時代」の人々と表現したのは、彼らの西洋世界との極端な距離感を強調したかったからだ。[47] ビアミ族は、ギリシャで音声の文字化が出現したとされる時代よりもはるか昔、約一万年前の過去に比喩的に一飛びする前代未聞の形態のタイムトラベルを約束するものだった。「部族民」が本当に存在したとすれば、きっとこの地に存在したのだろう。

首都ポート・モレスビー——「エアコンが効いたビルやスーパーマーケット、ドライブインシアターが建ち並ぶ南カリフォルニアの町」を思い起こさせる[48]——を過ぎ、パプア高原に辿り着くと、カーペンターはまるで別世界に入り込んだかのような錯覚を覚えた。そこには、「何千もの小さな村があり、……七〇〇以上の異なる［互いに理解できない］言語を話す」住民が住んでいた。[49] 文化や言語があまりにも多様であったため、異なる部族間のふれあいや交流が阻害されていたが、それがカーペンターの実験にはプラスに働いた。というのも、それが彼らをメディアから孤立させているのであり、おそらくこの町は世界で唯一、そのような形で孤立した社会だと彼は考えたからだ。[50]

トロント・スクールの伝統を守り、カーペンターはこの孤立を規範的な言葉で理解した。カーペンターのアーカイブには、一九六〇年代初頭の政府の巡回報告が数点あり、それらはカニバリズムの危険性を警告するために、彼がそこへ到着する前か到着直後に送られてきたものと推測される。[51] これらの報告書はパプア人を「扱いにくく獰猛」で、「あからさまに敵意を抱き」、「疑わしい」といったネガティブな言葉で言及している。[52] カーペンターは、カニバリズムを警戒しながらも、こうした特徴づけを否定していた。その代わり、社会生活や環境との関係という観点からパプア人の優位性を主張し（それを理想化し）ていた。パプアの伝統的な社会性は、個人を「継ぎ目のない、血縁と信頼性の織物」の中に位置づけ、そこで彼らは「社会全体と統合される」[53]。たとえば、ニューギニア人が仮面をかぶるのは自己表現ではなかった。むしろ仮面は各人が個人主義から自分を「切り離し」、「地域や環境の集合的な力」を掌握することを可能にするものだった。[54] カーペンターにとってパプア人は、「子どもへの愛情、ユーモア、生の推進力に満ちた絶え間ない喜び」だった。カーペンターは義父母へ宛てた手紙の中で、彼はパプア人を「これまで出会った人の中で最も喜びに満ちた人々で、限りない楽しさに溢れている」と表現している。[55] だからこそカーペンターも、周囲のものに対する彼らの配慮を尊重していた。「花柄のスカートと羽の頭飾りをつけたダンサーが、ジャングルを舞台に、自分たちを環境の中に溶け込ませていた。そして彼らは植物や動物とひとつになった[56]」。

カーペンターはある意味、一般的な慣習に従ってこの旅に鏡を持参しようと決意した。少なくとも二〇世紀初頭まで遡ると、ヨーロッパ人とパプア人のいわゆる初対面の出会いにおいて、鏡は共通の贈り物だった。持ち運びが簡単で安価だったことに加え、何か新しい、思いがけないものだと思われていたからだ。[57] ときに、この斬新さが仇となったようである。一九三五年、イギリスの巡回隊員ジャック・ハイズがフリ〔パプアニューギニアのヘラ州に住むメラネシア人の民族集団〕の指導者プーヤ・インデーンに鏡を差し出したところ、彼は「自分の顔を見て飛び退き」、その物体を突っ返したという。[58] カーペンターの選択を後押ししたのは、パプアの一部族であるビアミ族にとって、鏡の斬新さがより過激なものになると彼が考えた条件だった。カーペンターは、ビアミ族が住んでいたセピック川一帯を遡りながら、こう書き留めた。「石板の表面も金属の表面も存在せず、理由はわからないものの、この一帯の河川は葉の反射を低い角度から見ることはできるが、垂直方向の反射を生み出すことはできない。ビアミ族がこれまで、自分たちのことをはっきりと見たことがあるかどうかは疑問だ[59]」。つまりカーペンターによれば、ビアミ族の鏡に対する無知は、反射するすべてのものに対する一般的な無知の特例に過ぎないということだ。こうした条件の特殊性から、カーペンターは最も極端な孤立の例としてビアミ族に注目したのである。反射に慣れ親しむことが人間の普遍的な経験ではなく、少なくともある特定の瞬間に出現しうるものだとすれば、鏡の経験を、マクルーハンの意味でのメディアの一種として考えることは可能だった。

カーペンターは、トロント・スクールのメディアスキーマに鏡をどのように分類すればよいか確信が持てないようだった。[60] 反射に対する無知はビアミ族の無邪気さを最も極端に示すものだったため、カーペンターはマクルーハンのストーリーの始まりを特徴づけるメディア、すなわち音声筆記と鏡を関連づけたいと考えた。カーペンターはビアミ族が経験するあらゆる変化を、西洋史のこの初期段階の類似環境と関連づけた。カーペンターにとって、鏡像と自己を同一化する最初の体験は、「おそらく常にトラウマ的な」ものだったのだろう。カーペンターは、鏡像は内なる象徴的自己を外へと投影したものであり、「その象徴的自己を肉体的自己の外側に見せる」ことで、それを「明示的で公的で脆弱なもの」にすると述べた。[61] これは文章によって受けるトラウマに似ていた。「人は初めて書き言葉に出会うと、必ず精神的に大きな混乱を被るようだ。話し言葉では意識を聞くが、書き言葉では意識を見るのである。そして突然、現実との関係における新しい存在のしかたを経験する」[62]。その類似性によって、カーペンターはビアミ族の体験を、より身近な、似たような体験と関連づけることができた。ビアミ族が魂の喪失を語れば、「私たちはそれをアイデンティティの喪失と呼ぶ。なぜなら私たちはそうした言葉で考えるからだ。……しかしそれは同じ現象なのである」[63]。同様に、カーペンターにしてみれば、ビアミ族にとっての魂と息や声との間の関連づけは、生命の息吹からベン・ジョンソンの “Speak, that I may see Thee”（「君がどんな人間か、わかるように話してくれ」）に至るまでの普遍的な現象の一部だった。[64]

鏡は書くことに関連しているように見える一方で、それが肉体的な自己と象徴的な自己を生み出し、前者を後者から疎外する方法は、他のメディアとのつながりを示唆した。[65] こうしてカーペンターは、パプア人たちに写真や音声録音を提示したときと同じような反応に気づいた。

私たちは各人に、本人のポラロイド写真を手渡した。最初は理解されなかった。写真は白黒で、平坦で、静的で、無臭だった――それは彼らが知っている現実からすっかり切り離されたものだった。彼らはその写真を「読む」ということを教わる必要があった。たとえば私は、写真の中の鼻を指差してから、本物の鼻を触って教えた……

被写体の顔に、次第に認知が現れてきた。そして恐れが。突然、彼は口をふさぎ、頭を下げ、体を背けた。この最初の驚いたような反応が何度か繰り返された後、彼は目を見張り、自分の像をじっと見つめ、大きな緊張を表す胃の筋肉だけが動いているか、あるいは集団から離れ、自分の写真を胸に押し当て、誰にも見せずにひとり孤独にそれを吟味するか、いずれかだった。[66]

同様に、カーペンターがテープレコーダーで彼らの声を録音し、それを彼らの前で再生したところ、彼らは最初「自分の声がわからず、戸惑い、怯えながら叫び返す」ことがわかった。[67] 歌っているところをカーペンターが録音したチンブ州ミンティマの男性は、最初は固まったままじっとしていたが、やがてカーペンターに恥ずかしそうな表情を見せた。[68]

鏡の場合と同様、カーペンターはビアミ族の反応――一様に頭を下げ、口をふさぐ――を、魂の喪失を防ごうとするものだと解釈した。「そこには、彼らが防ごうとしているアイデンティティの突然の喪失がある」と。[69] カーペンターによるこの行動の解釈では、自己同定のメディアは自己を外在化させ、脆弱化させ、「瞬間的な疎外」体験を引き起こす。[70] カーペンターは彼らしいドラマチックな文体で次のように書いている。「これらの村人たちは、残酷なほど一挙に石器時代の存在から引き上げられ、部族民から、孤独、不満、疎外感を抱えた切り離された個人へと変身した。彼らはもはや以前のような環境では、いやどこにいても、くつろぐことはできない[71]」。

鏡から写真に至るまでの、これら「自己同定のメディア」がもたらす効果は、カーペンターの映画に対する楽観主義への挑戦となった。これまで見てきたように、カーペンターはそれまで、映画は救済的なものだという考えを持っていた点でマクルーハンとは異なっていた。マクルーハンは主に参与という問題、つまりさまざまなメディア形態が必要とする、それぞれのレベルの観客の関与に着目していた。テレビのような低解像度メディアは、映画のような高解像度メディアよりも多くの関与が必要であり、多感覚メディアはラジオのような単感覚メディアよりも多くの統合された労働を必要とする。そしてこの関与は社会的関与に対応し、ひいては疎外の問題にもつながる。カーペンターは、疎外の問題に直接焦点を当てる傾向があった。そしてこの観点から、映画は孤立した部族間に社会的な絆を築くと同時に、西洋社会との接触によって脅かされる文化を保護することによって、植民地主義に対抗することができると期待したのだ。

しかしカーペンターは、パプアでのメディア実験の中で、映画を自己同定のもうひとつのメディア、ひいては疎外の原因として捉えるようになった。映画を使った実験は他のものよりも複雑だった。実際、カーペンターはビアミ族を撮影する効果を「ちょっとした兵站学的偉業」と考えていた。彼らは、この新しいメディアに対するビアミ族の反応を撮影し、そのネガをアメリカに送って現像し、同じ映画を再びビアミ族に向けて上映して、赤外線とフィルムを使って彼らの反応を記録した（図6・1）。しかしカーペンターによれば、これは「努力の甲斐があった」という。「自分自身が映っているのを彼らが見たとき、そこには絶対的な沈黙があり、その沈黙が破られるのは、スクリーンに映る顔との同一化がささやかれたときだけだった[72]」。

それは、ビアミ族が映画を作ったり、他の自己同定のメディアを自分たちで使ったりするようになったときにも見られた。最初に見せた驚きの反応の後、「驚くほど短い時間で、子どもや女性までをも含めた村人たちは自分たちで映画を作り、互いをポラロイドで撮影し、テープレコーダーで果てしなく再生しつづけた」（図6・2[73]）。「羽のついた頭飾り」の額の部分に写真をつけて歩きまわる人もいた[74]」。

カーペンターは、ビアミ族が「自分たちの文化を新鮮な方法で表現し、おそらくはメディアそのものを新しい形で使ってくれること」を期待すると宣言したが、結果はその通りにはならなかった。彼らの作品は、蓋を開けてみれば、カーペンターや他のクルーたちのものと同じようなスタイルだったのだ。カーペンターは、マクルーハンの「メディアはメッセージである」という原則を忠実に応用し、これらの映画は「作者やカメラマンの文化的背景についてよりも、採用したメディアについて多くを語っている」と結論づけた。カーペンターは、ビアミ族が持つ独自の芸術性を否定し、彼らのかつての文化は「樽の底に溜まった残滓に過ぎない」と主張した[75]。

映画に対するカーペンターのアプローチの変化は、マクルーハンにとって究極の「冷たい」メディアであるテレビの再考へとつながった。カーペンターは次のように書いている。「私たちがニューギニアで実施したことは、小規模ながらもまさに電子メディア、特にテレビが私たち全員にしてきたことである。私の考えでは、テレビは西洋社会に大きな不安と精神的疎外感を生み出している。ニューギニアで

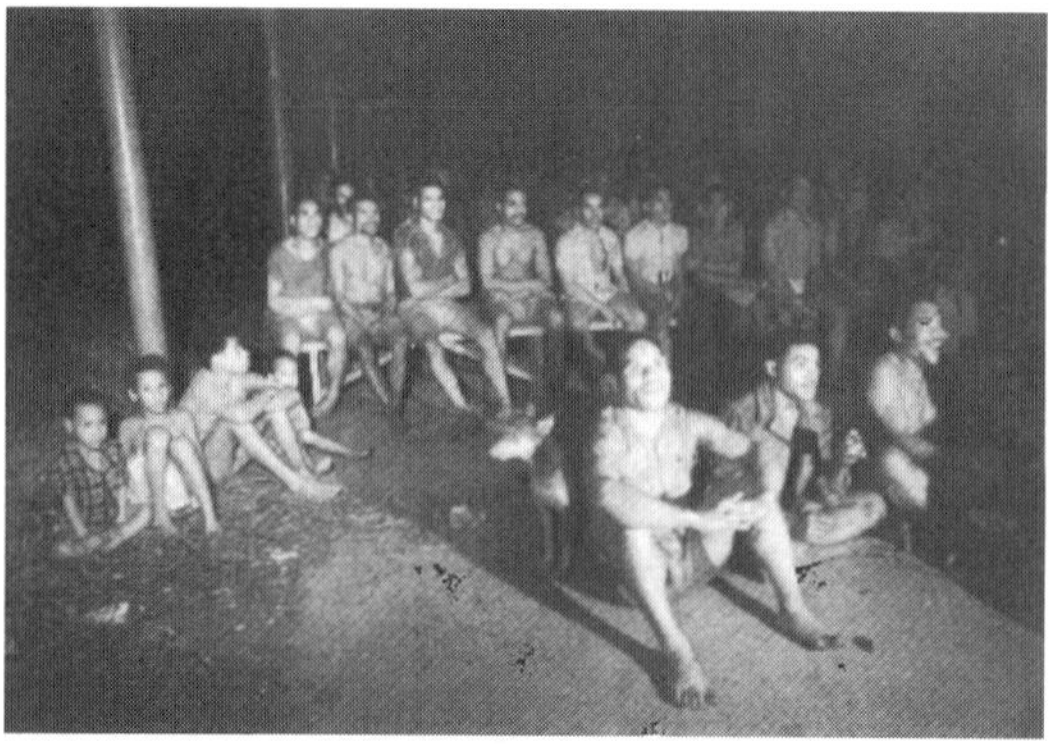

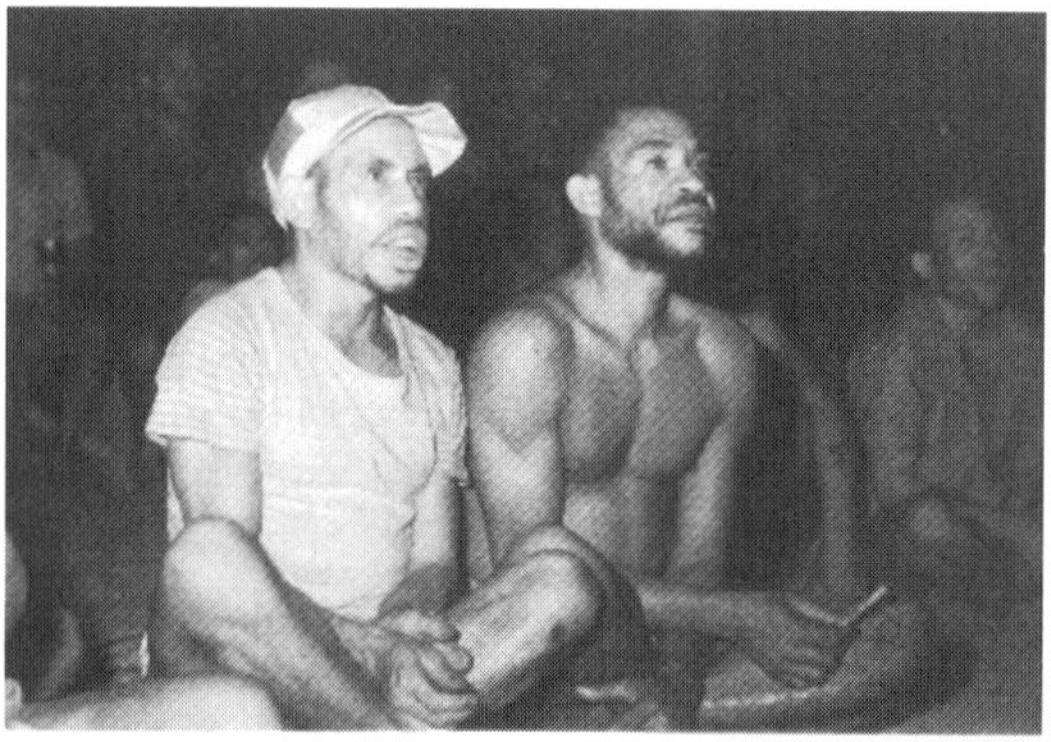

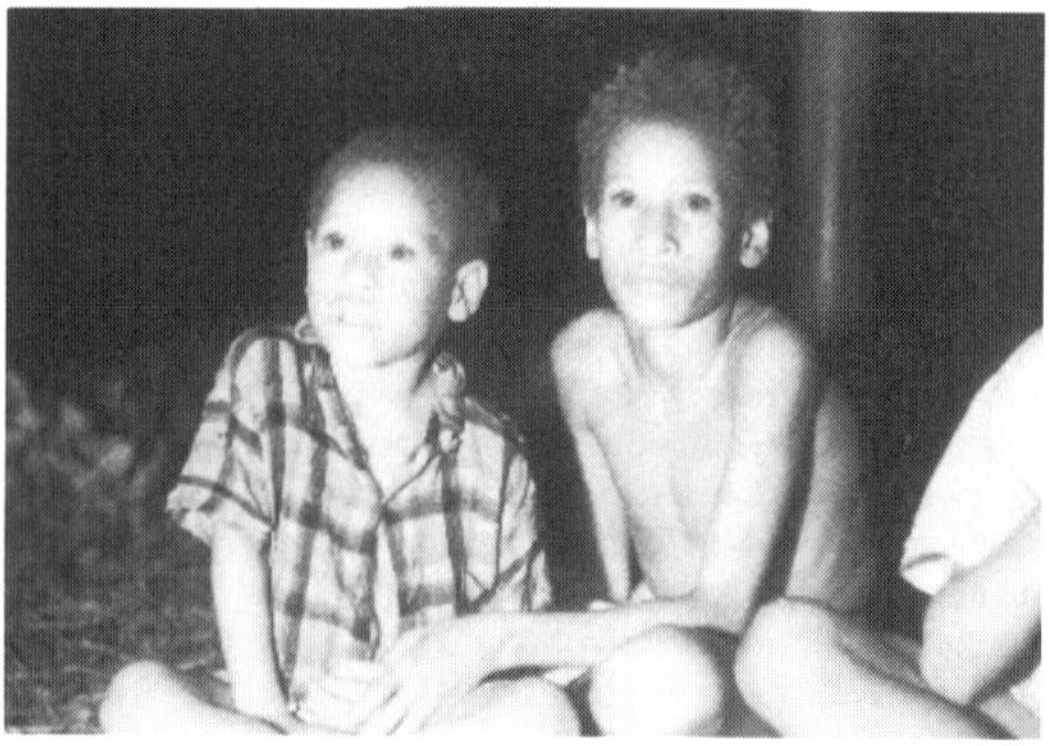

図6.1. 映画に映る自分自身を見つめるビアミ族。映画はアメリカに送って現像し、そこからパプアニューギニアに送り返されて上映された。その様子を今度は写真と映画で記録した。Harald E. L. Prins and John Bishop, "Edmund Carpenter: Explorations in Media and Anthropology," *Visual Anthropology Review 17*, no. 2 (2001-2): 110-40, on 127.写真：Adelaide de Menil© / Rock Foundationの許可を得て転載。

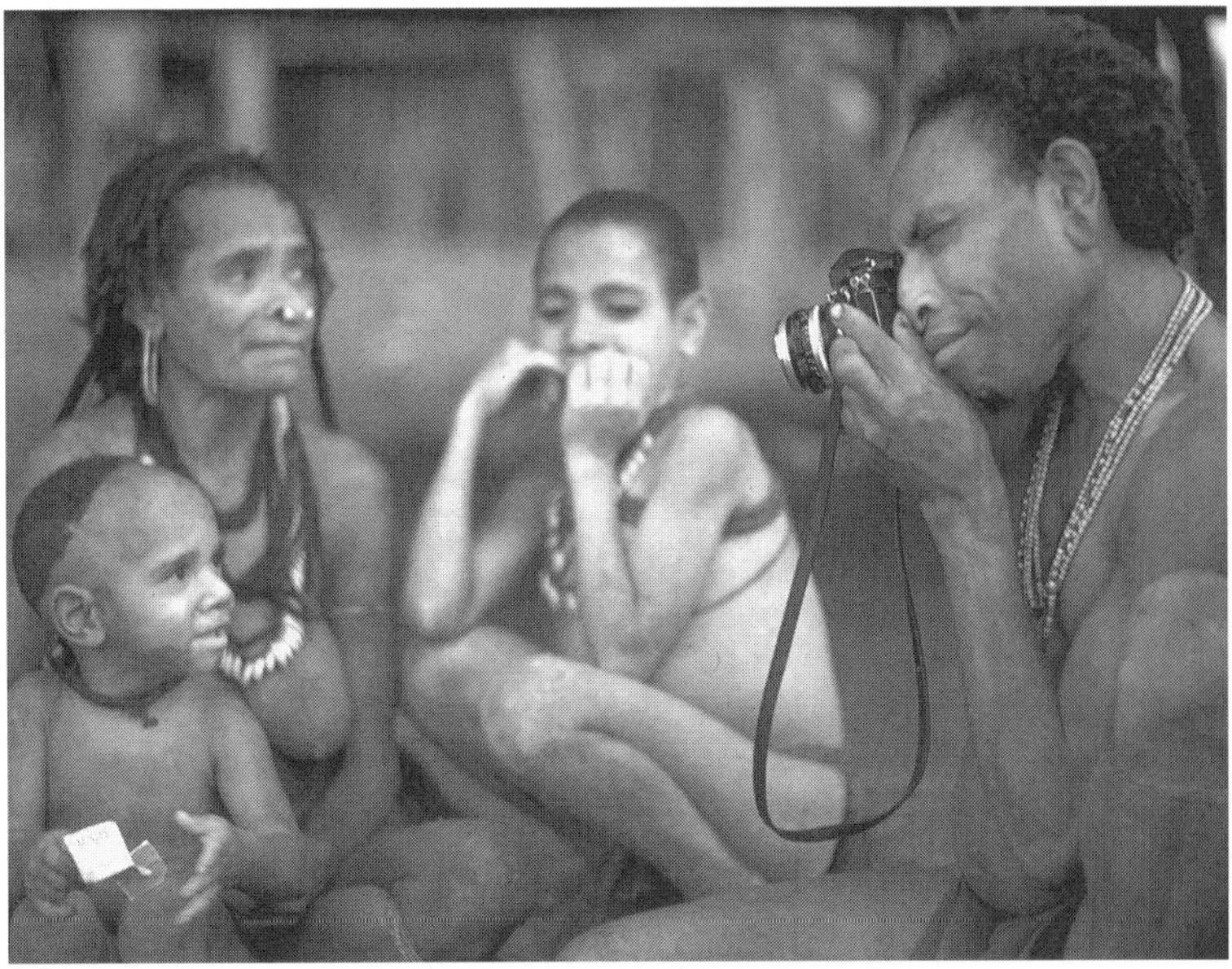

図6.2. カメラを使うパプア人、1969年。写真：Adelaide de Menil© / Rock Foundationの許可を得て転載。

のわれわれの実験によって、これがどのように起こるかが解明されれば、私たち皆が利益を得ることができるかもしれない」と。[76] その効果は、マクルーハンやカーペンターが近代の電子メディアに対して投じていた楽観主義を払拭することだった。このようなメディアは救済であるどころか、西洋を腐敗させた脱部族化のプロセスそのものに加担していたのである。

カーペンターがビアミ村に戻ったのは、最初の来訪から半年後のことで、その頃には村の様子は「すっかり変わっていた」。「家々は新しい様式で建て替えられていた。男たちは西洋の服を着て、身のこなしも行動も当時とは異なっていた。彼らは前回の私たちの訪問の後に村を出て、それまで自分が知っていた世界の外を初めて旅したのだ」。自己認識のメディアが導入されたことで、「まとまった村は、別々の私的な個人の集まりとなり」、「『一方は死に、他方は生まれる力を持たない、ふたつの世界の間をさまよう』」ことになった。[77] メディアが部族社会を変える力を持つことを痛感した彼は、自分の作品がもたらす影響について、興奮と恐怖が入り混じった言葉で次のように言及した。「部族生活から一挙に引き離され、過去から永遠に切り離され、西洋世界で長い間おこなわれてきた疎外と個人主義のプロセスが、電気によって実際に撮影できるまでにスピードアップされた[78]」。

こうした変化により、カーペンターは、かつて自分の研究ではやらないだろうと思っていた植民地同化政策というプロジェクトそのものに参与している自分に気づくようになった。人類学者バニー・マクブライドとの一九八〇年の対談で、彼は自分がおこなった提案を後悔していると語っている。オーストラリア政府は当時、定期的な人口調査をおこなっていた。カーペンターは、これは規律の形態としても使えると考えた。カニバリズムに対する体罰や投獄の代わりに、国勢調査にまつわる儀式を作り、それを「すばらしいショーにしよう」と提案したのだ。[79]

パトロールボックスが持ち出され、両脇には守衛がいる。軍曹は南京錠の鍵をすべて開け、「箱を」開き、この巨大な国勢調査の本を取り出し、通訳を「呼び出す」。震える男たちが彼の前に立っている。彼は各々の名前を聞き出し、それを書き留め、彼らに見せる。そしてそれを繰り返し――もう一度彼らに見せる。本を閉じたり開いたりする。そこにその名前がある、まだそこにある。それから彼は、各々の男をポラロイドで撮影し、現像して、彼らに説明する。「額《ひたい》――額、鼻、鼻――鼻、これがお前だ」と。そして、各々の鼻が写った各々の写真を一枚ずつホチキスで留める。そして本を閉じ、また開き、「各々の名前と写真」を自分が持っていることを示す。それから本を箱の中に戻し、守衛がすべての南京錠を施錠すると、彼は各々の男にこう告げる。「もしまた人肉を食べるようなことがあれば、お前たちを捕らえる。でももう探しに行く必要はない。お前たちはこの本の中にいるのだから。われわれはお前たちの魂を捕らえているのだ」と。[80]

カーペンターはこの論理を、中世イギリスのドゥームズデイ・ブック〔一〇八六年にイングランド王ウィリアム一世が作成させた全国的調査の記録簿〕が「税金を取り立てるためではなく、名前を記録するため」にそう名づけられたことに関連づけた。[81] ここでは、本と写真という両方の自己同定の技術が、植民地支配の技術として利用されている可能性があった。[82]

カーペンターは、いわゆる部族民たちを救うことができるとの信念からパプアニューギニアにやってきたのだが、彼らに終止符を打たせたのは自分自身だという結論に至った。プロジェクトが終了した後、カーペンターはなんとかその被害を抑えようとした。彼はオーストラリア政府に報告書を提出することはなかった。その代わりとして一九七二年、『ああ、あの幻影はなんという打撃を私に与えたのだろう！』と題された著書でその成果を発表した。このタイトルは、近代のメディアとの闘いをドン・キホーテの無益な闘いになぞらえたものだった。この本でカーペンターは、人類学者のハラルド・プリンスやフィルムメーカーのジョン・ビショップが「ポストモダン」の先駆けと呼んできた格言的な洞察、逸話、イメージを組み合わせた。[83] カーペンターは、この本の非線形の形式が植民地体制を破壊する唯一の方法であると考え、公的な報告書よりも、また自分の体験について沈黙したままでいるよりも、この形式を好んだ。[84]

しかしカーペンターはほとんどの部分で、自分がビアミ族の生活にもたらした混乱を自分が使ったメディアのせいにし、人類学者らによるさらに幅広いメディアの活用に疑問を抱くようになった。ビアミ族の研究が明らかにしたように、電子メディアを知れば行動を変えることができるのだ。「カメラを認識していない被写体と、カメラを認識している被写体——つまり自己観察、自己検証の道具としてカメラを完全に認識している被写体——の映像を比較することは、異なる行動、異なる人物を比較することになる」と。[85] メディアの何たるかを知らせずに被写体を撮影することは不可能だったため、この変化は必然的なものだった。これは、メディアの破壊的効果を増幅させた。「われわれはメディアを使って文化を破壊しているのだが、むしろメディアを使って、これから破壊しようとしているものの偽の記録を作り上げているのだ[86]」。

カーペンターは旅から戻ると、映像人類学といううまだ新しい分野に加わった。スミソニアンで開かれた三日間の会合に出席し、マーガレット・ミード、アラン・ローマックス、ジェイ・ルビー、ソル・ワースなど、この新興学問の主要な提案者たちと会った。彼らは国立人間学映像センターの設立に貢献したグループだ。一九七五年に刊行された画期的な出版物、『映像人類学の原理』に、カーペンターは「自己認識の部族的恐怖」と題する論文を寄稿している。[87] しかし、変化をもたらすことなく保護することは不可能であることを経験したカーペンターは、まもなく幻滅を感じ、このグループや同業者集団全体と距離を置くようになった。討論から撤退したことで、より自分の視点に近いものになったはずのこの分野の転機を逃してしまったのだ。[88] その代わりカーペンターは、前の世代の人類学者による失われたアプローチをますます懐かしむようになった。電子メディアを使うことも次第に少なくなり、カーペンターとマクルーハンは変わらず親しい交友関係を保ってはいたが、積極的に協力しあうことはなくなった。マクルーハンは一九七〇年代に健康状態を悪化させ、一九八〇年にこの世を去った。

カーペンターは、自身の人類学の道具が、現存する最後の「部族民」を殺してしまったのではないかと心配したが、この経験は、こうした考えに対する彼の理解を大きく転換させることにもなった。[89] 実験では、文字以前の社会に特徴的な「分離」と客観性は、自己同定のメディアの経験を持つあらゆる社会、つまり鏡に慣れ親しむあらゆる社会を特徴づけることが示唆されていた。カーペンターはこのようにして、表音文字の発明から反射させるものとの最初の出会いまで人間の堕落の瞬間を引き戻した。ところがそうすることで、カーペンターはあの堕落を歴史から追い出してしまったのだ。鏡への無知が「部族民」の必要条件だとすれば、「部族民」は水が物を映し出すことさえない、ニューギニアのごく一部の特殊な環境の中でしか存在することはできなかっただろう。それはもはや、すべての人々が共有する共通の過去とみなすことはできなかっただろう。結局、ヨーロッパ、いやアフリカやアジアの人々の祖先はどの段階で、自分の反射像へのアクセスを拒否されるような条件下で生きていたのか？ カーペンターにとって「部族民」は、人類の発達における歴史的な一段階であることから、地理的変則性へと変化したのだ。

このことは、カーペンターの後期の研究において、なぜ「部族民」という概念がほとんど抜け落ちているかの説明になる。その人生の最後の数十年間で、カーペンターは美術史家のカール・シュスターの研究を編纂することに精力を注いだ。[90] 一九六九年に急逝したシュスターは、「八万枚のネガ、二五万枚を超えるプリント、五六七〇冊の参考文献、モチーフや出版物、美術館や地理などに関するファイル、そして少なくとも三〇か国語で書かれた約一万八〇〇〇ページに及ぶ詳細な書簡」という大量の未処理の資料を残していた。[91] このコレクションには衣服や陶器、シャーマン楽器、美術品など、世界各地から、また人類史のあらゆる時代から集められたさまざまなものが含まれていた。カーペンターは二〇年以上にわたって、シュスターが収集した資料を書き起こし、編集した。

一見したところ、カーペンターの手法は「同時代の祖先」に対するそれ以前の理解と連続しているように見えるかもしれない。序文には、これらの巻がどのように「ニューギニアと南米、中世ドイツと近代アフリカの標本」を集め、地理的・時間的に離れた社会を関連づけたかが記されている。しかしカーペンターは、シュスターの「懸念は歴史的なものではなかった」ことを強調している。むしろ彼は、「これら［の遺物］の形式と意味を支配する根本的な原理」を求めたのだ。[92] たとえば、古代アジアの絨毯、近代シベリアのアルタイ族のシャーマンの太鼓、ローマのパンテオン（紀元一二〇年）など、さまざまな物体における宇宙観の表現に類似性を見出した。[93] 原始から近代に至る比較的直線的な経路上に現代社会を位置づけることを学者に許した主要な語りは、もはや存在しないのだ。むしろ、あらゆる社会はそれ以前の段階を受け継いだものであり、どの社会もさまざまな意味で近代的だったのである。「これまで見てきたように、パプアの芸術にはある種の旧石器時代の伝統が生き残っている。これから見ていくように、エスキモーの芸術には旧石器時代の他の伝統が残っている。しかし、パプア人とエスキモーは旧石器時代の人々ではない。彼らの芸術は他の伝統も守っているのだ」。[94] カーペンターは、そもそもパプアニューギニアへと彼を導いた態度をとっていた人たちを、最終的には退けるようになった。

電子技術の世界では、私たちは前衛的なものとして原始的なものと謙虚に遭遇する。アメリカ人、イギリス人、スペイン人、イタリア人、日本人がセピック川〔ニューギニアにある主要河川〕に集い、宮殿のようなハウスボートに乗り込み、酒を片手に粛々と未開人たちを眺める。原始的なものに対するこの探求は、私たちの時代の最も顕著な特徴のひとつであることは間違いない。それはまるで、合理主義の実験が行き過ぎてしまったことを恐れながらもそれを認めようとせず、私たちの間で抑圧されていたすべての経験を管理するために、エキゾチックで偽装された形で他の文化を呼び起こしたかのようだった。しかし、私たちが召集した人々は、伝統という点でも気質的にも、私たちの分身としての役割を果たすには不向きなのだ。だから私たちは自分たちに合わせて彼らを作り変え、私たちの心の欠落部分の衣装を彼らに着せ、私たちの秘密の欲求を彼らが満たしてくれることを期待するのだ。[95]

「部族民」への探究は愚かな試みであり、他文化への理解を歪めてしまうものだった。

カーペンターの考えに現れた変化は、当時の人類学における大きな発展と重なっていた。一九六〇年代は「緊急人類学」として知られる運動で特徴づけられる。手遅れになる前に、西洋文化の拡大への対応として、しばしば写真や動画を使って「文化的に孤立した集団」を保護することを目指す運動だ。[96] しかし、一九七〇年代には、この考え方は政治的、認識論的理由から非難を浴びるようになっていた。脱植民地化が広がるにつれて、人類学者は自分たちの研究がいかに植民地プロジェクトに貢献してきたかについて、より批判的に考えるようになった。冷戦の一環として、人類学者が政府の運営・出資するプログラムに関与していたことが明らかになってから、自己を省みる機会がより必要になったと思われる。その中には、アメリカ政府が南米でおこなっていた対反乱研究プログラム、「プロジェクトキャメロット」も含まれていた。[97] また、社会科学における実証主義へのより大きな反発（フランクフルト学派の社会理論家テオドール・アドルノの『実証主義をめぐる論争』）の一環として、人類学者は、中立的な言葉で社会を記述する学者の能力に疑問を抱くようになったのだ。実証主義へのこの懐疑は、人類学者は「原始的なもの」を何も変えることなく把握できるという考えを根底から覆したため、保護をめぐる議論にますます影響を与えるようになった。録音という手段そのものが腐敗をもたらすことがわかったのだ。一九七〇年代前半以降、人類学者はカメラを客観的な記録装置とする考えを払拭し、より洗練された視覚メディアの利用を提唱した。それは、ビジュアルコミュニケーション分野でカメラを構えることに関わるものだった。[98]

結論

カーペンターのテストは、ミラーテストの伝統の逆説的な頂点に位置するものだった。一方で、それは以前からの希望が叶ったということである。これまで見てきたように、ミラーテストは、人類の先史時代を直接調べることができないという問題に応えるかたちで発展した。だからこそ、ティーデマンをはじめとする人々が育児日記に目をつけたのだ。人生の最初の数年間における個人の発達は、時間の経過とともに失われた社会の変容を明らかにする役目を果たす、と。カーペンターは一瞬、この社会の変容を直接観察することができると思った。しばしば人類学の実践の根幹をなす空間化された時間の論理に従い、カーペンターはパプアニューギニアの高地に人類の始まりと思われるものがまだ残っており、研究が待たれていることを発見したのだ。

またもう一方では、ミラーテストのあいまいさから、カーペンターは鏡の中に認知された自己を堕落した自己だと思い込んでしまった。かつて人間の優位性の証とされていたものが腐敗の象徴となったのだ。この点で、彼はフランスの人類学者クロード・レヴィ＝ストロースの、最も有名なところでは一九五五年の「文字の教訓」に書かれた主張に近づいていった。この論文でレヴィ＝ストロースは、ブラジルのナンビクワラ族との出会いについて語っている。彼らのリーダーは、レヴィ＝ストロースがノートに走り書きをしているのを見て、文字を書く習慣を身につけたという。[99] リーダーはこの新しく身につけた技術を使って、自分の社会的地位を固めていき、これによりレヴィ＝ストロースは、書くことの効果は知的なものというよりも、社会的な性質を持つものだと結論づけた。書くことは進歩した文明の証ではなく、原初的な社会における腐敗の最初の兆候なのだ、[100] と。

レヴィ＝ストロースはこの著書を執筆していた頃、非西洋人が私たちの「同時代の祖先」であるという概念をまだ受け入れていた。実際、彼は「緊急人類学」の主要な提唱者のひとりでもあった。一九六六年のプログラマティックな論文で、彼は自分の立場を明らかにし、次のように述べている。

> 土着文化は、放射性物質で汚染された身体よりも早く崩壊していく。そして、月、火星、金星がまだ地球から同じ距離にあるとき、他の文明がそれでも私たちに掲げる鏡は、私たちの目からあまりにも遠ざかってしまうため、どれほど高価で精巧な機器をもってしても、私たちは自分自身の像を認知し、研究することは二度とできないかもしれない。[101]

しかし、レヴィ＝ストロースの訴えが明らかにしているように、このような保存は、大文字の他者を自分自身を映し出す鏡として用いる西洋の自己を研究するための特権的な場を維持するために必要だったのだ。レヴィ＝ストロースの議論に対しては、一九六六年におこなったセミネールで哲学者ジャック・デリダが盛んに異議を唱え、後にデリダは『グラマトロジーについて』の中で「文字の教訓」の精読を提供している。[102] デリダは、書かれたもの《エクリチュール》との出会いを通じて「澄み切った」社会の腐敗を仮定したレヴィ＝

ストロースの「ルソー主義」的読解についてコメントした。[103] 彼は、エクリチュールが権力の差を生み出す可能性があるというレヴィ＝ストロースの意見には同意したが、レヴィ＝ストロースが提唱する西洋民族中心主義的な理論を超えた、より幅広い視野が必要であると提案した。私たちが、西洋人の考えるエクリチュールに導かれることがなくなり、むしろデリダが「アーチライティング」と呼んだ一般化されたエクリチュールに導かれるならば、レヴィ＝ストロースが現れる前から、ナンビクワラには文字が存在せず、したがって社会階層もなかったことが明らかになる、とデリダは主張した。[104] レヴィ＝ストロースは、ナンビクワラ族が「瓢箪《ひょうたん》に点とジグザグ」をどのように書き加えたかを紹介したとき、このような幅広い形式のエクリチュールの存在を図らずも指摘することとなった。[105] その結果、私たちはナンビクワラを、腐敗の特異な瞬間を待つ無垢な存在として見ることができなくなってしまったのだ。文字以前の無垢な社会というノスタルジックな説明は、民族主義的な神話だったのである。

カーペンターのパプアニューギニアでの鏡との関わりにも同様の展開が見られる。カーペンターもまた、自分が研究していたいわゆる原始社会が、本当に純粋なものであるかどうかを不安視し、鏡を使った調査によって、メディア以前の時代、すなわち堕落以前の瞬間は存在しないという結論に至った。鏡は至るところにあり、だからこそ人類の歴史は「部族民」からの堕落や、将来的にエクリチュールの束縛から救済される物語としてではなく、さまざまな形態のメディアがもたらす多様な、矛盾した効果として語られることが可能となったのだ。しかしこれは、カーペンターのパプアニューギニアへの旅の皮肉な巡り合わせを際立たせているに過ぎない。というのも、生きた標本を発見することがなければ、彼がこの結論——鏡以前の人類として理解される「部族民」は神話であるという認識——に至ることはなかったからである。

第七章　身体イメージの疾患とあいまいな鏡

下着だけを身につけた若い女性が、身長ほどの大きさの鏡の前に立っている。彼女は鏡に映った自分の姿を眺め、全体を見渡し、体のそれぞれの部分を調べ、それから自分が見たものを描写する。近くに座っているセラピストは、彼女が何かを説明するたびにコメントをはさむ。

セラピスト：頭のてっぺんからつま先まで、あなた自身を描写してもらいたいのです。なるべく中立的な発言をしてください。否定的な発言をすれば、その都度こちらで小さな咳払いをして中断しますので、自分の発言を訂正してください。まず顔の描写をしてください。鏡には何が見えますか？

女性S：そうですね、まずひどく大きな鼻が見えます。

セラピスト：う〜〜ん！　とても否定的な描写ですね。もう一度お願いします。

女性S：はい……ええと……自分がこうあって欲しいと望むような、丸鼻ではない、まっすぐな鼻が見えます。

セラピスト：う〜〜〜ん！！

女性S：すごく難しいです。ええと、私の顔は卵形で、鼻はまっすぐで、どちらかというと鷲鼻で……とても幅が狭くて先が尖っていて、軟骨の上の部分が少し出っ張っています。

セラピスト：そう、その調子。続けてください……[1]

この例では、拒食症の患者がセラピストの助けによって、自分の鏡像と格闘している様子がわかる。鏡はこのプロセスにおいて、不思議なくらい両義的な役割を果たしている。それは患者のフラストレーションの原因であり、自分の身体の愛されていない部分――「ひどく大きな鼻」を露わにする。しかしそれは同時に、患者が鏡像をある特有の方法で――自分の身体の内的な経験を外的に修正するものとして――なんとか受け入れようとすれば改善へ向かうことができるという考え方に導かれることにより、治療効果も期待できる。セラピストがそこにいるのは、鏡に映った自分の姿を中立的な言葉で、つまりありのままに描写するよう患者に促すためだ。

ここで鏡は、これまでとは異なる目的を果たしている。ここまでの章では、鏡は主に診断能力、すなわち特定の心の発達を見抜く能力を備えていることがわかった。今や、鏡には治療的な目的がある。しかしその違いは、最初に感じるほど大きくはない。前述の、特にラカンやカーペンターの場合のように、科学者の中には、鏡との出会いが変容的な役割を果たすことを指摘する者もいた。鏡の体験は、自己認識の出現に関わっていた。もちろん彼らにとっては、鏡が生み出すうぬぼれは対処すべきものであり、その有害な影響を軽減する必要があった。しかしさまざまな研究者が、鏡の生産力を際立たせ、誤認知の手段としての鏡像と、身体の客観的反映としての鏡像との間の空間を利用して、鏡をポジティブな変化の手段として、医学の力の及ばない感情や知覚を再形成するためのツールとして捉えるようになった。

拒食症などの障害を治療するツールとして鏡が登場したのは、長い時間をかけてこの病への理解が深まった結果だった。移民者だった精神科医のヒルデ・ブルック（一九〇四―八四年）が戦後間もなくして開発したこの主要なアプローチ法は、拒食症を身体イメージの障害、つまり自分の身体における感じ方や生き方の歪みとして提示する。この洞察はもともと精神分析の言語で言い表されていた。ブルックは結果的に家族関係、特に患者とその母親との関係を通じた取り組みに治療の希望を託した。しかし一九七〇年代から一九八〇年代にかけて、ブルックの理論がフェミニスト思想家による攻撃を受け、それとあいまって精神分析が全般的に衰退していくにつれ、医師や心理学者らは身体イメージを直接作り直すことに照準を合わせるようになった。鏡は、このなんとも捉えどころのない獣に立ち向かうための強力なツールへと変化していったのだ。

ヒルデ・ブルックと身体イメージ

拒食症または神経性無食欲症は、肉体に驚くべき変化をもたらす。健康な若者、多くは女性が、バラ色に輝く生命力に満ちた姿から、やせ衰えたかつての自分の影のような姿となり、よく知られるところの「皮膚をまとっただけの骸骨」へと変貌してしまう。[2] この病気の身体的特徴は、アメリカのポップシンガー、カレン・カーペンターの場合のように、それが死に至るほどのものとなったときに最も明確になる。一九八三年、カレンが飢餓によって引き起こされる血清カリウム低下症に伴う心不全でこの世を去る前、評論家たちはみるみるやせ細っていく彼女の姿について見解を交わしていた。[3] その後まもなくして、拒食症の危険性が世間一般に浸透していった。[4] この病気の衝撃的な身体的特徴は、一見矛盾するようなもうひとつの側面、すなわち身体的欲求の徹底的否定、肉体に対する精神の勝利を示唆する禁欲主義によって強調された。おそらくこの奇妙な関係性から、人はこの病を「奇病」あるいは「謎」として繰り返し言及するようになったのだろう。

一九七〇年代から一九八〇年代にかけて、歴史家たちはこの物理的《フィジカル》要因と非物質的《インマテリアル》要因との間の緊張を強調する傾向があった。ジョアン・ジェイコブス・ブラムバーグは、その古典的歴史記述において、神経性無食欲症を、中世の女性聖人の断食からヴィクトリア朝や現在のいわゆる断食少女に至るまで、「食の拒否」という長きにわたる伝統の中に位置づけ、「聖者から患者への移行」とした。[5]ブラムバーグは、こうした異なる文脈において、男性の合理性とそれに対する女性の抗議との間に継続的な衝突があり、男性科学者が課す身体的限界に抗う緊張状態を生み出すような現象につながったと指摘している。

この病気に関して、現代で最も重要な理論を展開するヒルデ・ブルックは、この緊張を出発点とした。著書『思春期やせ症の謎―ゴールデンゲージ』（一九七八年）で指摘しているように、「これほど激しい体重減少による弱体化」にもかかわらず、「彼女ら〔拒食症患者〕は〝身体よりも精神〟という理想でもって生きることを示すために、その信じられないほどの偉業に自分を駆り立てようとする」。[6]拒食症は「矛盾と逆説に満ちた不可解な病気」だった。[7]

こうした矛盾と逆説を説明するために、ブルックは拒食症の症候学のメカニズムを「身体イメージ」に求めた。こうした概念の利点は、彼女に擬似的な身体的説明――身体イメージは神経学的な、つまり物理的な基盤を持っていると想定されるということ――を提供したことであり、それは心理学にも着目するものだった。すなわち、身体イメージが私たちの身体の経験を構造化するということだ。ブルックは、（少なくとも初期の研究においては）[8]身体イメージを前面に押し出すことで、その後の拒食症研究のほとんどすべての枠組みを設定した。DSM〔精神疾患の診断・統計マニュアル〕の最新版では、この条件が今もこれらの用語で定義されている。[9]

身体イメージの概念は、イギリスの神経学者ヘンリー・ヘッドとゴードン・ホームズにまで遡る身体的伝統に起源を持つ。一九一一年、彼らはこれを身体の姿勢モデルを提供する物理的な構造と表現した。それはある種の基準点または図式のようなもので、それ自体は「中心的意識の外にとどまる」[10]。それに対して、身体の動きや体位のすべての変化が測定され、身体イメージも常に変化している。「私たちの身体の意識的な動きに関与するものはどんなものも、私たち自身のモデルに加えられ、これらの図式の一部となる」[11]。

この考え方は、オーストリア系アメリカ人精神科医で精神分析家のポール・シルダーによって取り上げられ、広められた。シルダーは身体イメージを「私たちが心の中で形成する自分自身の身体の絵であり、身体が自分自身にどのように見えるかを語ること」と定義した[12]。シルダーは身体イメージを、本書にも登場した、ドイツ語圏の神経精神医学の伝統である連合主義という伝統と一致させた[13]。身体イメージは、私たちの身体が統一されているという直観を与え、「それ［この統一］は感覚を通じてもたらされるものではあるが、単なる知覚ではない」[14]。むしろシルダーはヘッドを引き合いに出し、その統一は入ってくる感覚的印象を解釈するための、神経連合から生まれる図式だと主張した。たとえば、触覚を受け取ると同時に自分の左手が触られているのが見えると、人はその感覚をその位置と関連づけることを学習する。身体図式が正しく機能していれば、同じ感覚が将来的に手の感覚として体験されることになる。身体図式はこのように、過去の感覚的印象から作られ、新しく入ってくる感覚を整理し、構成するのに役立っているのだ。シルダーは次のように書いている。この印象は「図式とも呼ぶことのできる、自分自身の組織化されたモデルを形成する。これらの図式は感性から来る印象を変化させ、位置や場所の最終感覚が、すでに過去の印象と関連づけられている意識に入るようにするのだ」[15]と。それはまた、社会的側面やリビドー的側面のみならず、広義の運動性（シルダーはここに人格と感情を含めている）も考慮しており、その幅広い範囲をブルックは「全体論的」と名づけた。

「身体イメージ」とは、難しいことで有名な概念だとブルックは考えていた。この意見は、拒食症における身体イメージ、おそらくはより広範な身体イメージに関する著作の歴史に共通している。[16] ブルックは生涯をかけてこの問題に取り組んだ。その長いキャリアにおけるメモや通信からもわかるように、彼女はこの概念とその臨床的な意味合いに関する既知知識に没頭し、決して完全に満足することはなかった。一九六五年の年末には、ヒューストンで二日間にわたる「身体イメージ研究シンポジウム」を共同開催した。[17] そして、精神分析的な身体知覚の概念、物体知覚と身体知覚の関係、体型判断研究における概念的・方法論的問題など、関連するトピックや条件について執筆している研究者を招き、詳細にメモをとった。[18]

その難解な概念にもかかわらず、ブルックは身体イメージを拒食症研究の中心に据えた。「［拒食症の］最初の症状は、妄想的均衡の身体イメージの乱れである」と彼女は主張している。[19] この乱れにより、患者は自分を実際よりも大きいものとして知覚するのだ。自分の身体が弱っていることを否定し、やせ衰えた身体を気づかうこともない。[20] さらに、そしてこれこそブルックがシルダーの域を超えたところなのだが、ブルックは空腹感のような内受容的刺激の重要性を強調した。「私は内受容的刺激の解釈の正否と、身体に対するコントロールと所有の感覚を、身体意識や身体同一性といった概念に含める必要があるという結論に至った[21]」。

ブルックは身体イメージの歪みについて、精神分析に訴えることで理解を深めた。[22] 一九二〇年から一九三〇年代のドイツで多くのユダヤ人医師と運命を共にしたブルックは、勤務していたライプツィヒの病院で高まりつつあった反ユダヤ主義から逃れ、一九三四年に（ロンドン経由で）アメリカに移住した。[23] 当時、ドイツ出身の若い医師の免許は比較的簡単に認められたため、彼女は精神医学の訓練を受け、最初はニューヨークのプレスビテリアン病院で、その後はボルチモアで、当時の精神医学を先導していたアドルフ・マイヤーとレオ・カナーに師事した。ボルチモアは特に大きな影響を受けた町だった。というのも、ここで彼女はワシントン・ボルチモア精神分析グループと連絡を取り、新フロイト派のフリーダ・フロム＝ライヒマンと出会ったからだ。フロム＝ライヒマンはブルックと同じく移民で、メリーランド州ロックヴィルのチェスナットロッジで開業していた。[24] 彼女は、毎週開催する精神分析セミナーにブルックを招待し、自身の指導の下で精神分析家としての訓練を受けるよう勧めた。[25]

ブルックは、過去の体験が精神生活にとって重要であることを強調する精神分析的なトラウマ理論に大いにメリットを感じていたが、同時にこの分野の知的側面の息苦しさも感じていた。彼女は「独立した質問、特に基礎となる理論的前提の妥当性に関する質問は、歓迎されないばかりか、質問した個人の好ましくない部分を示すものと即座に決めつけられる」ことを憂慮していた。[26] 摂食障害の概念化については、ブルックは精神分析的な正統性から逸脱していた。とりわけ彼女は性的な要素を軽視していた。フロイトにいわせれば、拒食症は性欲の否認ではなく、過度のダイエットによる性的成熟の阻害によって現れるものだった。また、口唇の要素も過度に重視することはなかった。さらには無意識の役割も軽視していた。ブルックが実際に精神分析から拾得したのは、病因学における家族の力学の役割であり、それが彼女にとってこの病気を発達の問題として理解するための指針となった。[27]

このように、ブルックは身体イメージの説明の中で、内受容的刺激を重要な要素として位置づけた。彼女は、こうした刺激の調整が「正常な発達に不可欠」だと考えたのだ。[28] たとえば、疲れて泣いている子どもを寝かしつけると、子どもは疲労と睡眠の密接かつ有益なつながりを認識するようになり、健康的な生活習慣を身につけはじめるだろう。これがバランスのとれた状況、すなわち「適切な」環境反応を構成する。[29] 一方、「欲求、信号、適切な反応、満足という通常の順序」が整っていないと、内受容的刺激が有益な反応と連合せず、「乱れた身体機能と身体概念」、ひいては自律性の喪失を引き起こすことになる。[30] ブルックの目的にとって最も重要なのは、同様のメカニズムが空腹感にも働いているということだった。母親が子どもの欲望を無視し、母親自身の判断でスケジュールや量を決めて食べさせた場合、子どもは「自分は自分の身体を所有していない、身体機能をコントロールできない」と感じるようになる可能性がある。自分自身の人生を生きるという意識が全体的に欠如し、どんな努力や奮闘をしても効果がないことを確信してしまうのだ[31]」。

ブルックは、親が子どもの欲求に適切な対応をすることが重要であることをふまえ、拒食症を引き起こす主な病因は「威圧的で支配的な母親」にあると特定した。[32] 母親は、子どもがお腹を空かせていることに気づいて食事を与えるというように、「子ども主導の手がかり」にじゅうぶん注意するべきなのだが、そうではなく、「子ども自身の欲求や欲望に特に対応することなく良いものを与えて」しまうのだ。[33] 母親は常にいちばんよく知っていて、食事を与えるというプロセスは、どちらかといえば母親自身に関わっているものである。多くの場合、子どもの食行動は母親との関係を実証するものとして読まれ、「ものを食べないのは母親への批判に等しく、食べるのは幸福や愛の表現に等しいと考えられる[34]」のだ。

拒食症の子どもが示す自律性の欠如は、家庭の外にも見られた。患者はいつどんなときも友人がひとりしかおらず、そのたびに「異なる趣味や異なる性格を形成しようとする傾向があった。自分は空白の存在で、そのたったひとりの友人が楽しんでいること、やりたいことに合わせているだけだと考えている。友情に寄与するための個性が自分にはあるという発想が、拒食症の患者には浮かばないのだ」[35]。ある少女はこう述べている。「母がそこにいなくても母でいっぱいという感じがする――母が私の中にいるのを感じる」と。この最後の例では、母親は、食べ物と、競合する身体イメージとの間のどこかに位置すると仮定され、その異質な構造が少女に形を与えているのである[36]。

母親の「不適切な」反応がどれほど身体イメージを歪め、患者に自分のサイズを誤って判断させることになるかについては、ブルックの著書のどこにも書かれていない。ブルックはむしろ、内受容的刺激の調整と解釈、すなわち「最も顕著な欠陥として、栄養を摂取したいという欲求の兆候を認識することができないことによって体内に生じる、刺激の知覚または認知的解釈の正確性における障害」に焦点を当てた[37]。ブルックによれば、拒食症患者が空腹ではないと主張するとき、私たちはその言葉を真に受ける可能性がある。なぜなら、彼らは「いつ空腹で、いつ満腹なのかを認知することができず、食への欲求を他の不快な感覚や感情と区別していない」からである。彼らは自分の身体の知覚に頼って、食べ物を必要としているかどうかを判断するということを学んでこなかった。むしろ「いつ、どれくらい食べるかを知るには外からの信号が必要であり、自分自身の内的意識が正しくプログラミングされていない」のだ[38]。拒食症患者に過活動と激しい運動が顕著に観察されることは、空腹の意識の欠如と同種のものであり、彼らは疲労の意識も同様に欠如している[39]。

この病の第二の側面は、発達心理学者のジャン・ピアジェを参考にしたものだった。拒食症患者の幼少期の環境は、認知能力の成熟に寄与していなかった。ブルックは、拒食症患者は一般に成績が優秀であるにもかかわらず、「幼少期のままの道徳的信念と思考様式で機能しつづけている」と指摘した。ピアジェによれば、これは「前操作期または具体的操作期」である。[40] こうした発達の遅れの結果、拒食症患者は「ルールに従って生きる」傾向があり、自分自身の自律心を育てることなく「良い子でいるよう自分を駆り立てる」のだ。[41]

この病気は抜け道を提供してくれそうだった。ブルックによれば、「[拒食症患者の]中には、食べることをコントロールすることで初めて、自分の人格には芯があり、自分が自分の感情に触れていると感じる人もいる」[42]。飢餓は、患者の自律性を主張する役目を果たす誇張された行為の一形態だったのだ(一方、過食はコントロールの恥ずべき喪失と考えられていた)。さらに患者は、食べることを拒否すれば、それが家庭生活において甚大な破壊力を持ち、結果的にこの病気が「力の蓄積」をもたらすことに気づいていた。この力は拒食症患者に「もうひとつの〝重さ〟、個として認められる権利」を与えた。[43]

拒食症に関するブルックの説明は、治療のための処方箋に影響を及ぼした。ブルックは、身体イメージの変容が治療にとってきわめて重要であることを明らかにした。「身体概念を修正する変化がなければ、[体重増加の]改善は一時的なものになりがちだ」[44]。しかしブルックは、当初の歪みと同様、患者の実際のサイズをより正確に伝えるために身体イメージを再形成するメカニズムについては詳しく説明しなかった。身体イメージの乱れを引き起こすのは、その子どもを取り巻く社会的関係性であることから、ブルックはここに注意を向けたのだ。実際、治療に関するブルックの議論では、身体イメージそのものが抜け落ちる傾向があった。彼女は、早期発達の病因学的な重要性を強調しつづけ、そこに治療上の重点を置いたのである。

第一に、拒食症患者を支援する際、分析者は母親と同じような過ちを犯さないようにしなければならない。患者が自分の気持ちを育むのを許さないような、高圧的な態度で患者に接しないようにするということだ。ブルックが指摘しているように、「自分自身から生じる感情や衝動というものがあり、あなたはそれを認知することができる」ということを患者に示すことが重要だった。[45] 多くの患者にとってセラピーは、「誰かが自分の言いたいことを聞いてはくれるが、どう感じればよいかは教えてくれないという、生まれて初めての一貫した経験」だった。[46] 実際これは、従来の精神分析療法とは一線を画していた。ブルックは次のように指摘している。分析者が患者の明示的な言葉の背後にある潜在的な意味を積極的に探し、それを患者に伝えてしまうと、「患者の人格構造における基本的な欠陥」が強まってしまう。「つまり、自分自身が何を感じているかを知ることができなくなるということだ。なぜなら自分がどう感じているかを〝知っている〟のは、常に母親だったからである」。[47]

同じような理由で、ブルックは治療範囲の対極からのアプローチである行動修正を拒否した。行動修正は、「食物の拒否は学習された反応であり、それは変える必要がある」[48] という考えに基づいており、賞罰システムを通じて達成することができる。体重増加が「積極的に強化」され、逆に体重減少は強制的な給餌という形で抑制される。ブルックが指摘するように、この方法は、コントロールを奪うことによって、「こうした若者たちの内面の混乱や無力感を増大させ」てしまうため、多大なダメージを与える可能性があった。[49] それは本当に壊れているものを修正する、つまり、患者をその社会的環境と健全に相互作用できる関係に置くことによって自己と世界の関係性を改善するために何の役目も果たさなかったのだ。[50]

その代わりに、この病気の根本的な社会的原因に焦点を当てる治療をするべきである。まず、拒食症患者の体重を健康的なレベルまで戻す必要があった――身体が飢餓状態にあると、「ほとんど毒に侵されたような状態」を生み出し、思考や感覚認知に乱れが生じる。[51] その後、ブルックはさらに、「家族離散」と名づけたプログラムをおこなった。患者と家族、特に母親との間の「緊密な絆」は、「［患者が］別のアイデンティティの感覚を発展させるのを妨げる」ため、これを断ち切り、[52] より正常な関係性を築く必要があったからだ。

イーディスという名の患者は、その代表的な例だった。[53] イーディスが拒食症を発症したとき、娘の成長に必要な自立心を与えず、娘に対して「依存的」態度をとっていた母親は、自身もうつ病になりはじめた。治療によって母親は、うつ病の原因となった夫婦間の問題に気づき、それに対処することで、娘への所有欲を抑えることができた。イーディスは最初、こうした変化に抵抗していた。しかし、ブルックと一緒に治療を受けたことで、彼女は「自分は家族を捨てた。自分は家庭の中で親のような存在だった、自分がいなければ葛藤が表に出てきて家庭は崩壊してしまう」という思いと折り合いをつけることができたのである。[54]

フェミニズム：母親から社会へ

ブルックは病気の説明の中で、患者やその家族のものの見方や行動を形成する社会規範の重要性を認めていた。たとえば両親、特に母親が子どもの欲求に過敏に反応する傾向は、「若い両親が、乳児にとって最も重要なのは自分の欲求や要求がすぐに、そして常に満たされることだという近代の子育て論を狂信的に信じた」結果だった。[55] 「母親は殉教者であらねばならないか？」と題された一九五二年の講演で、彼女は次のような指摘をしている。母親が「自分自身の正当な欲求」を尊重し、その結果「殉教者のように感じる」ことなく子どもに完全に尽くすとき、それは子どもの自立心を高めることになり、母親だけでなく子どもの利益にもなる。[56] しかしブルックは、これらの理論を形成する社会規範をより具体的に批判することはせず、その注意を個々の家族の状況に向けた。[57]

拒食症に関していえば、この病気は主に少女や若い女性がかかるものだとブルックは明言していた（男性の拒食症は「きわめて稀」だった）。[58] 戦後に拒食症が蔓延したのは、雑誌や映画、特にテレビで宣伝される「スリムであること」を殊更に重視したファッション」が原因だと彼女は主張した。[59] スリムであるという理想は、家族のメンバー、特に多くの場合は母親による影響が大きかった。「母親や姉は、その行動や忠告を介して、スリムを維持することの緊急性を伝えることができるからだ。家族の中に太った姉や従姉妹がいることは珍しいことではなく、下の子は、太っていることがどれだけの苦痛を引き起こすかを観察している」。[60] しかし、この議論のほとんどは、ブルックのキャリアの終わり頃に出版された最も有名な著書『ゴールデンゲージ』の序文でおこなわれたものであり、その一部は、本書で後述する批評家たちへの回答になっている。[61] 彼女の理論の核心部分との統合はほとんどなかった。[62] 実際、ブルックにとってこの病気の主要病因は、（親はともかく子どもに関しては）性別とは関係がなかった。興味深いのは、ブルックが「乳児」に言及するとき、たいてい代名詞の彼（*he*）を使っていたことである。[63]

一九七〇年代から一九八〇年代にかけて、キム・チャーニン、スージー・オーバック、マーラ・セルヴィーニ・パラッツォーリといったフェミニスト作家たちは、ブルックの学説にあるこのギャップを利用し、彼女の理論の中の抑圧的なジェンダー・イデオロギーに関する一連の考察を加えた。このようなイデオロギーは、母娘のどちら側にも影響を与えた。[64] たとえばチャーニンは、娘は「母親への忠誠心」と、「母親を超える」自立した女性の新たな理想である「新しい女性への反応との間で引き裂かれて」いると主張した。[65]娘は、食べ物の提供者である母親を「枯渇させている」ことに罪の意識を覚え、したがって食べることの象徴的な意味は母親を傷つけることであり、それが食べることに対する羞恥心の理由となる。一方で飢餓は「母親殺しの罪」への償いとなる。[66]この説明は、母性の意味に関する文化的な比喩に依拠しており、チャーニンにとっては「女性の神秘性によって永続する」もので、裕福なアメリカ人女性の生活の空虚さに関するベティ・フリーダンの有名な学説を彷彿とさせる。[67]結果的に、この説明でチャーニンは、母子の力学に焦点を当てながら、性差について説明することができた。少年に関していえば、同じ母親殺しの文化が彼の罪悪感を取り除いてくれた。少年は、母親の枯渇によってすくすくと成長することが期待されたのだ。[68]

　同様に、スージー・オーバックにとって、拒食症の娘は「自分が知っている最も強力な方法で」母親を傷つけた。つまり食べ物を拒絶し、「同時に、母親の願いであると彼女が想像すること、つまり自分が消えるということを実行する」ことによって、である。その願いは家父長制社会に端を発し、そうした社会では、母親は娘が男の子だったらよかったと本気で思っていることは明らかだった。[69]オーバックはチャーニンと同じように、自分で自分を飢餓状態にすること（過食と同様、彼女の著書の主要なテーマである）は、少女が社会的ジレンマに直面したときの合理的選択であり、「きわめて限定的なパラメーターを持つ女性の役割への適応」のひとつだと強調した。「どちらの症候群も、女性らしさという制約の受容と拒絶に関する緊張を表現している」[70]と。彼女の主著のタイトル『肥満はフェミニズムの問題だ』が示唆するように、過食は（自己飢餓状態と同様）「社会に蔓延する性のステレオタイプから脱却する試み」だった。[71]

その後に現れたスーザン・ボルドーやナオミ・ウルフといった思想家たちは、この研究を基盤としながらも（病理の除去を重視している点では共通している）、こうした社会規範に対する子どもの反応を捉え直そうとした。クラレンス・トーマスの公聴会で、最高裁判事トーマスが信憑性のあるセクハラの告発にもかかわらず承認されたことに激怒し、活気づいた彼女たちは、第二波フェミニズムに見られた、いわゆる「被害者フェミニズム」における女性の受動的な役割よりも、女性の主体性や力を強調した。[72]ウルフは、「第三波」フェミニズムとして知られるようになったものの代表作『美の陰謀──女たちの見えない敵』（一九九一年）の中で、摂食障害は病気として始まったのではなく、第二波の病理除去に沿って「狂気の社会的現実に対する正気で精神的に健康な反応として」始まったと指摘した。[73]にもかかわらず、ウルフは第二波フェミニズムが家族の内輪（母娘関係）の力学に焦点を当てることを嫌い、むしろ問題の公的側面を強調した。「女性は連続する私的関係においてのみ食べたり飢えたりするのではなく、食べることに関する困難に物質的な既得権を持つ公的社会秩序の中で食べたり飢えたりするのだ[74]」と。ウルフは、彼女が「石一個分の解決策《ワンストーンソリューション》」と呼ぶものを説明している。[75]「公称体重をほとんどの女性の自然なレベルより石一個分減らし、女性の女性らしい体型を〝太りすぎ〟と定義しなおすだけで、自己嫌悪の波が第一世界の女性たちを襲い、反動心理が完成し、主要産業が誕生した。それは、女性の失敗という集団的確信、つまり女性性そのものに内在するものとして定義される失敗でもって、女性の職業的成功という歴史的なうねりにうまく対抗したのだ[76]」。

これらのフェミニスト作家はブルックと関わりがあったにもかかわらず、身体イメージという概念を避けていた。その理由のひとつは、身体イメージのメカニズムによる体格の過大評価は拒食症患者に限ったことではないことを、新しい一連の研究が示唆したからである。研究者らは、過食症でも同じ現象があることを発見した[77]。そして、「体の幅の過剰認識は、摂食障害を持つ集団に限定されない」ことがより広範に判明したのだ。それはすべての女性に見られたのである[78]。この病理がこれほど広範囲に及ぶとすれば、拒食症の特異性をどのように説明できるのかが不明だった。

フェミニスト批評家たちが拒食症を理解するための道筋として身体イメージを拒否したのは、別の理由からだった。彼女たちは身体イメージ、いやむしろBID（「身体イメージ障害」の頭文字）を、より広範な医学的アプローチとして、また摂食障害に対する現行のアプローチについて間違っているすべてのものを象徴するものとして考えた。彼女たちにとって医師は、自分の治療能力を個々の患者に集中し、社会的要因の影響を排除するものだった。たとえばスーザン・ボルドーは、その影響力のある『耐えられない重さ：フェミニズム、西洋文化、そして身体』（一九九三年）で、摂食障害を「個人の病理というよりも社会的に形成されるものとして」捉えるよう読者に呼びかけた[79]。ボルドーは、拒食症を「視覚空間的問題、知覚の欠陥」とみなすことで、医学的、機械論的な疾病モデルの中に拒食症をしっかりと位置づけた医学的パラダイムの「劇的な例」としてブルックを挙げている[80]。「拒食症患者は自分の身体を〝誤って知覚〟しているのではない。むしろ、知覚のしかたに関する支配的な文化的基準をあまりにもよく学んできたのだ[81]」。

認知行動療法（CBT）

ブルックの精神分析に影響を受けた家族ドラマは、医学界の外ではフェミニストらによって攻撃された一方で、医学界の内部でも弱体化していった。二〇世紀後半、アメリカの医学界で精神分析が衰退していったというストーリーはよく知られている。[82] 最も強い効力を持つ挑戦のひとつは行動療法士によるもので、彼らはカール・ポパーに倣って、精神分析を反証不可能性の典型例とみなしていた。[83] イギリスの行動療法士ハンス・アイゼンクは精神分析を批判し、自分の研究を有効な代替案として提示することに力を注いだ。彼は、精神分析に影響された治療を受けた精神病患者と、まったく治療を受けなかった精神病患者の回復度合いを比較し、精神療法は実質的に無駄であると結論づけた。[84]

行動療法は、本書の前半で取り上げたイワン・パブロフ、クラーク・ハル、B・F・スキナーによる研究など、行動主義の原則を利用していた。こうした療法士は、内観法に訴えることのすべてを過度に主観的なものとして否定し、外的な、つまり間主観的に観察可能な行動を調べ、コントロールすることに焦点を当てた。[85] たとえば南アフリカの精神科医ジョセフ・ウォルプは、実験動物に神経症的な行動を起こさせ、それが彼の恐怖軽減技法の基礎となった。ウォルプは「相互抑制」の研究で、動物の摂食反応が恐怖を抑制することを発見した。何度も実験を繰り返すうちに、恐怖の永久抑制を条件づけることができた。その後、彼はこの技法をヒトにも応用し、摂食の代わりにリラクゼーション法を用いた。この条件づけの過程で、「系統的脱感作」を達成することができた。[86] ロンドン大学の精神医学研究所で、アイゼンクは行動療法のもうひとつの中心となるものを形成した。彼は同僚と共に、障害のある行動そのものが問題であり、治療において対処する必要があると主張した。脱感作などの行動主義的手法を使って、その行動を忘れさせなければならない、と。

行動療法は一九七〇年代に失速しはじめた。ある一定の病気（たとえば不安症や恐怖症における回避行動の克服など）にはよく効いたが、うつ病など他の病気には著しく効果が薄かったのだ。また第四章で述べた、心理学やその関連分野での認知を重視する新しい流れからも外れていた。ところが一九八〇年代に、行動療法を認知的アプローチと統合する方法が発見されたのをきっかけに、この療法は再び勢いを取り戻した。その成果として生まれた認知行動療法（ＣＢＴ）は、行動療法が扱うことのできる病気の範囲を拡大し、患者の内面生活を独断で否定することから脱却することにより、行動療法の限界の一部に歓迎すべき解決策を提供した。

認知行動療法は、行動療法が得意とすることを基盤にすることで効果を発揮した。恐怖や恐怖症は脱感作によって治療することが可能になった。広場恐怖症の患者が広い場所を何度も歩けば、経験を豊富に蓄積することができ、徐々に恐怖の感情を軽減することができるようになる。[87] この感情の麻痺はその後、広い場所は客観的に危険なものではなく、そこを横切る人に悪いことが起こる可能性は実際にきわめて低いという認知的洞察によって安定化していく。一九九〇年代以降、新世代《ニューウェイブ》ＣＢＴとして、アクセプタンス〔その人が置かれた状況に抵抗せず、受け入れること〕とマインドフルネス〔目の前で起こっていることに注意を向ける心理的過程のこと〕の重要性が強調されてきた。[88] 東洋哲学、西洋のストイシズム、そしてカール・ロジャースなどの人間性心理学のような二〇世紀の医学的発展など、幅広いアプローチに触発された実践者らは、患者の思考や感情を変えようとするのではなく、偏見を持たずにそれらを受け入れることを奨励してきた。そのアプローチにおける認知の位置づけがどうであれ、ある実践者がいうように、ＣＢＴが「いま、ここ」を問題としていることは明らかだ。[89] ブルックにとって中心的存在だった、患者の個人史を詳細に調べるということは脇に追いやられた。[90] そうすることで、治療の新しい道が切り開かれたのである。

これまで見てきたように、身体イメージはブルックの研究の中心であり、彼女は患者が自分自身を実際よりも大きいものとして経験する歪みについて論じた。この病気の原因や治療に関しては、ブルックは主に内受容的刺激、ほとんどが空腹感の調整に焦点を当てた。しかしCBTへの転換は拒食症研究者に、身体イメージとそれが私たちの身体の経験を構成する方法に立ち戻ることを促した。もしかしたらCBTは、これらの誤った知覚に直接挑戦することができるかもしれない。

身体イメージと鏡の不思議な関係性により、期待は高まっていった。身体イメージは、私たちが自分の身体を経験する方法を形作り、自分の体型やサイズを誤って判断するように仕向けるものだった。ブルックの患者の中には、自分の鏡像が、病気の原因やトラウマを再現しているという、似たような歪みを感じる者もいた。ある患者はこう語っている。「自分がどれだけ痩せているのか、私には本当にわからない。鏡を見てもまだわからない。痩せているというのはわかる。自分の身体に触れると、骨しかないことを知っているから」[91]。

しかし、自分の身体イメージを外受容的な空間に投影することで、鏡は少なくとも一時的には身体イメージの歪みを回避することができるようにも思われた。ブルックは、「患者は鏡に映った自分の姿を何気なく見たとき、その屍のような外見にショックを受け、最初は自分だとわからなかったと認める」ことに気づいた。そして、「通常は短時間のうちに、この自己批判的な反応は優勢な内面像によって否定される」と明言している[92]。しかし、その効果がもっと持続する可能性もあった。「自己分析を繰り返すうちに（ブルックはそれ以上のことは細かく述べていない）、否定を維持することが難しくなり、身体イメージに変化が生じて、痩せていることが彼女にとって心地よいものではなく、醜いものとなっていった」[93]。鏡像の価値はしたがって、それが空間への投影として、またそれに代わるものとして、身体イメージに対して境界的な位置を占めていることだった。後の研究はこの奇妙であいまいな特性に焦点を当て、それらを徐々に解き明かしていった。一九六四年のアーサー・トラウブとJ・オーバック（前述のスージー・オーバックとは無関係）による研究では、「その人が自分の身体の物理的外見に対して持っているイメージ」を初めて実験的に決定したと主張している[94]。そのために研究者らは「身体の物理的外見の視覚的知覚を探るために設計された」調節可能な身体歪曲鏡を使用した[95]。この設定では、被験者が鏡の前に直立し、「大きく歪んだ自分の姿」を映し出す[96]（図7・1）。そして、その反射像が大きさと体型の点で正しく見えるようになるまで、スイッチを使って鏡像を調整することができる。

この実験では、ブルックが指摘した鏡像の二重性が再現されている。第一に、鏡像は身体イメージを外在化する手段を提供し、被験者にとって身体がどのように「感じられる」かを認知させる。しかし第二に、鏡像は、そうした変化のない身体へのアクセスを歪みのない形で提供するものでもある。ある人の身体イメージの病理や正常性の診断は、このふたつの間の差異に依存していたのだ[97]。

このアプローチの比較に関わる要素は、被験者自身の身体の線画を使った別の研究においてより明確になった。一九七五年の論文でノルウェーの精神科医フィン・アスケヴォルが開発した画像マーキングの手順を考えてみたい[98]。アスケヴォルは、健常者集団と病理集団の歪みのパターンに注目し、「簡単で安価な身体イメージの測定方法」を開発したいと考えていた[99]。彼は、身体サイズの紙が貼られた壁に向かい合うように被験者を配置した。そして、鏡の前に立っている自分を想像するよう促した。実験者は被験者の背後に立ち、身体のさまざまな部位に触れる。被験者はその後、鏡に映ったと思われる身体

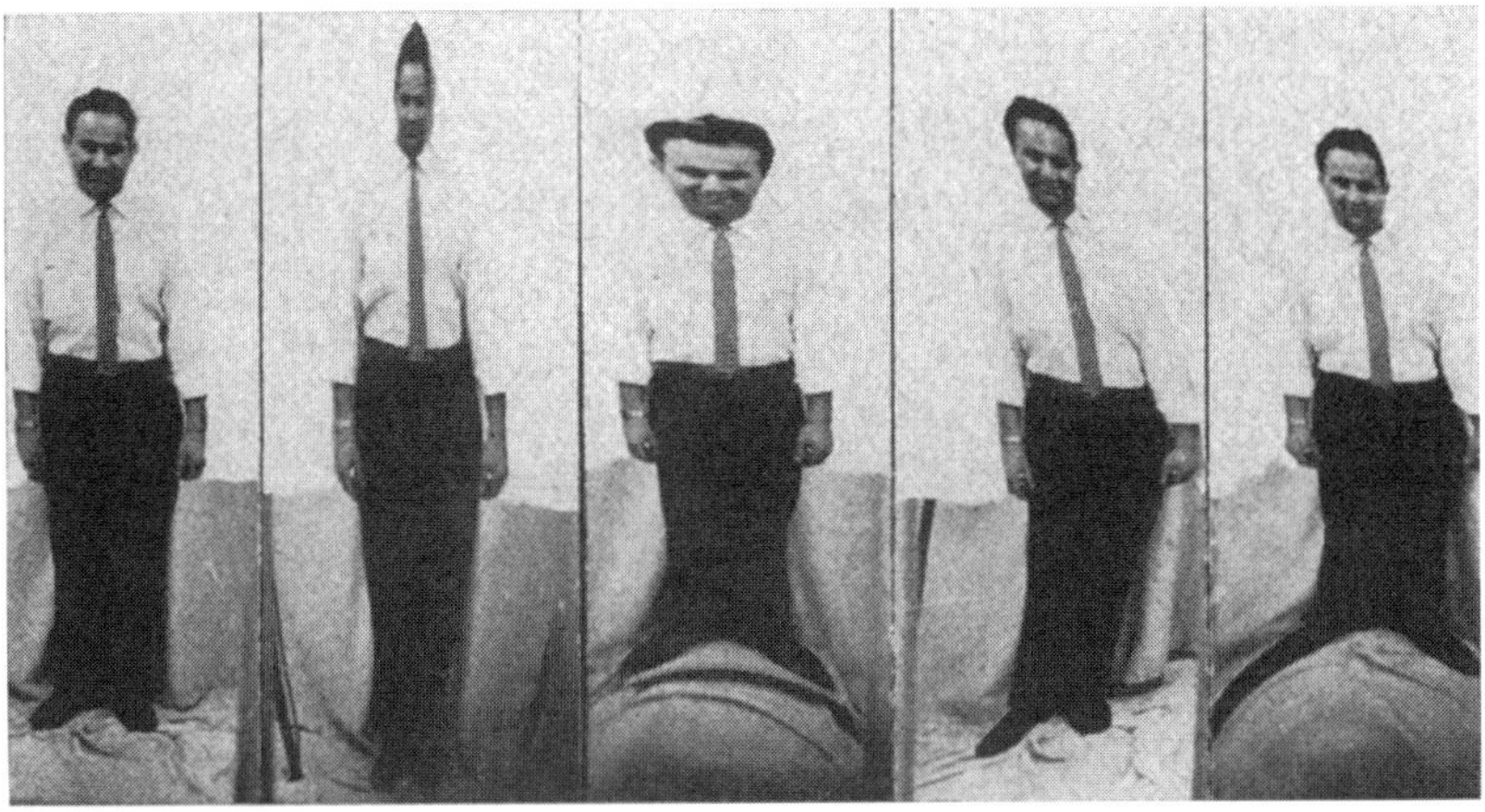

図7.1　被験者の身体を歪ませた4枚の鏡。一番左の画像は歪みを加えていない。 Arthur C. Traub and J. Orbach, "Psychophysical Studies of Body-Image: I. The Adjustable Body-Distorting Mirror," Archives of General Psychiatry 11 (1964): 53–66, on 61. 学術誌から許可を得て転載。Copyright © 1964 American Medical Association. All rights reserved.

の部位を目の前の紙にマークしていく（図7・2、左）。それらの点をつなげると、まとまった形の身体となる。これが完成すると、実験者は被験者が描いたものの上に実際のシルエットを描いて比較した（図7・2、右）。その結果、拒食症患者が描いた形は、実験者が描いたものよりも大きく、拒食症患者は自分を実際よりも大きいものとして見ていることがわかった。[100]

アスケヴォルの研究は、患者が見たものと鏡が映し出したものという鏡の二重機能をきわめて明確に視覚化している（ただしこの場合、実験者が描いた図形が鏡の現実の機能を担っている）。ここでも、この二重機能は病理診断に利用され、それは歪んだ内的身体像（実線）と現実の身体の形（点線）の比較と不一致に依存していた。

鏡療法

鏡と身体イメージのあいまいな関係は治療の

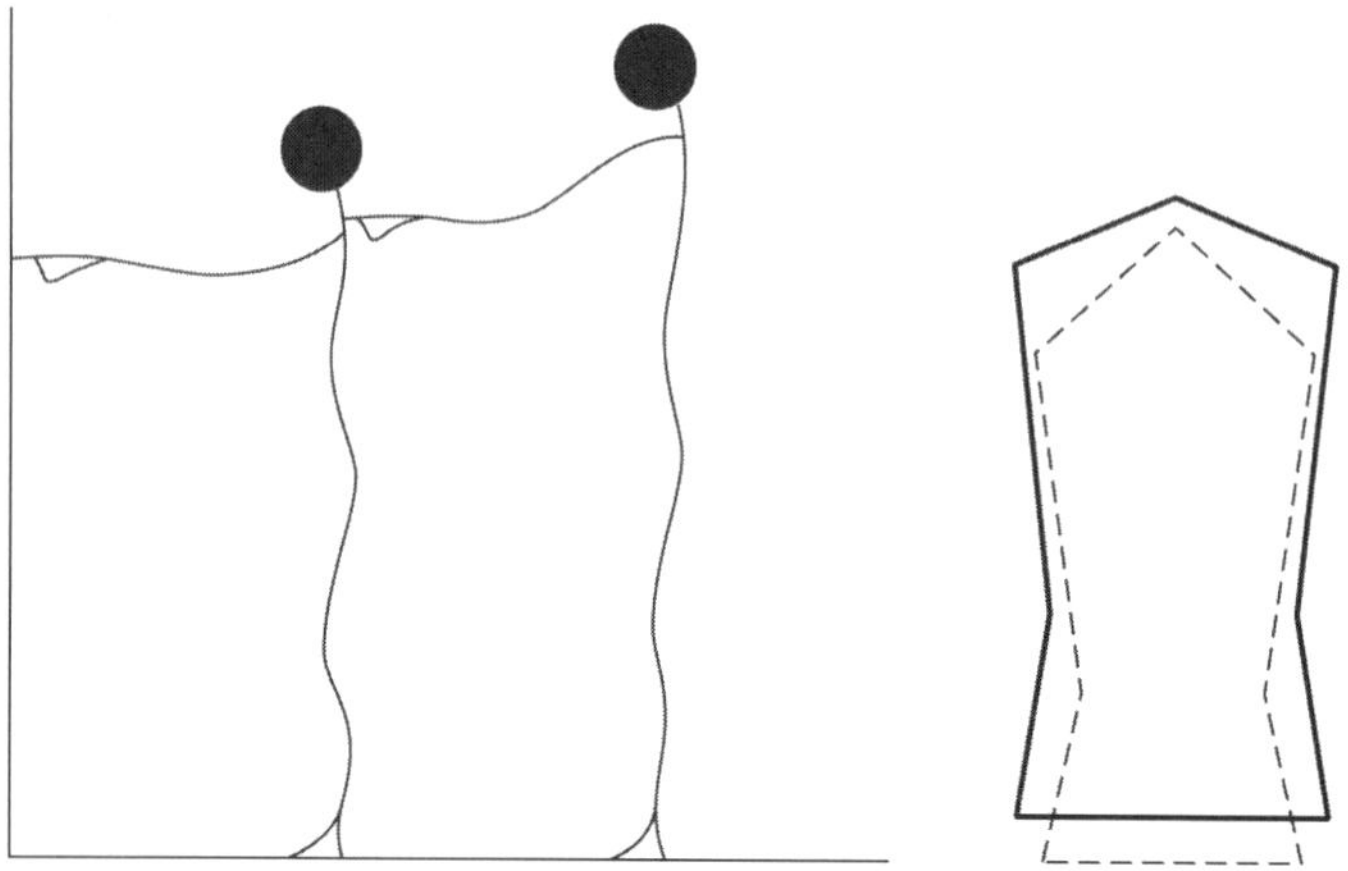

図7.2　実線は拒食症患者が描いた「主観的な」ものであり、点線は、患者と実験者の両者が鏡を見ている間、患者の後ろに立っていた実験者が描いた「客観的な」ものである。Finn Askevold, “Measuring Body Image: Preliminary Report on a New Method,” Psychotherapy and Psychosomatics 26 (1975): 71–77, on 73, 75. Kargerの許可を得て転載。Copyright © 1964 Karger Publishers, Basel, Switzerland.

可能性を切り開いた。[101] 一部の患者にとって、鏡は病気に不可欠の部分だった。患者らは鏡で自分の外見を常に確認せざるを得ないと感じ、だからこそ、そのイメージに囚われてしまうのだ。一方、大多数の人は鏡に恐怖を感じ、映し出される自分の姿を見ないようにした。鏡像は彼らに最大の恐怖を突きつけた。鏡像との最初の出会いは、長年の不安や否定的な感情を蒸し返すものだったかもしれないが、鏡像には身体イメージに働きかける鍵も隠されており、それは変幻自在なものだと研究者らは考えた。

したがって、鏡療法の最初のステップは、患者が鏡によって生じた最初の感情的苦痛を克服するのを助けることだった。[102] これはさまざまな方法でおこなうことができた。ほとんどの実践者は、何らかの形のリラクゼーションを用いた。たとえば、ドイツのボーフム大学の臨床心理学者シリア・ヴォックスとその同僚らは、鏡と向き合う前にリラクゼーションをおこなった。被験者は肘掛け椅子に座って五分間音楽を聴き、鏡に背を向けてさらに五分間立ってから、実際に鏡を見る。また、鏡に映し出されている最中にリラクゼーションを用いる実践者もいた。たとえば、トーマス・キャッシュとジル・グラントは、患者が最も苦痛を感じる身体の部位と徐々に関わりながら自分の感情をコントロールできるようにするために、（彼らが以前に学んだことのある）リラクゼーション法を使うよう促した。[103] これをさらに容易にするため、患者にはまず、自分の身体を頭の中でイメージさせ、「最も嫌悪感のない身体の部位から最も嫌悪を感じる部位へと、徐々に〝描いて〟いく」ようにさせた。そして、「不快感を適度にコントロールしながら」、内面の眼で自分自身を見ることができるようになったところで、患者は次のステップ、すなわち鏡と対面することが許可される。[104]

　他の療法では、感情反応をより包括的に分類し、分析することが必要となる。たとえば本章の冒頭で紹介したドイツの心理学者シリア・ヴォックスやタンヤ・リーゲンバウアーが用いた療法もそうである。シリアらのプロトコルでは事前の練習、つまり「想像力の練習《イマジネーションエクササイズ》」を推奨していた。患者は「自分の身体に集中し、その間に心の中に入ってきた思考を二、三分かけて集める」よう促される。[105] その後彼らはそれらの思考を書きとめ、セラピストと話し合う。そして、そのメモが自分の思考を反映しているのか、情動を反映しているのかを一緒に判断する。患者がこのふたつの違いを学んだ後、セラピストは「肯定的な発言と否定的な発言は、身体に異なる感覚を引き起こす」ことを、患者と一緒に確認しようとした。[106] この手順をおこなうために、患者は「書きとめた発言のひとつを取り上げ、それに集中するよう」求められる。目は閉じたままでなければならない。その発言に集中しているとき、自分がどのように感じているかに注意を払う必要があるからだ。[107] そして最後に、患者は否定的な思考を選び、それにどのような情動が結びついているかを探ることになる。同じことを、ポジティブな情動でおこなうよう促される。結局のところ、「その目的は、否定的な発言は否定的な身体感覚を引き起こす可能性があり、肯定的な発言は中立的または肯定的な感情と関連する可能性が高いという患者の意識を高めることだ」。[108]

このような洞察を確立して初めて、患者は実際の鏡療法を始める準備が整ったことになる。ここでの目的は、患者が自分の身体を客観的に説明する方法を学ぶことだった。患者は、鏡の中に自分が見ているものにしたがって、頭のてっぺんからつま先まで、自分自身を描写するよう促される。鏡は、患者が自分の全身を見ることができるように「じゅうぶんな大きさ」が必要で、「患者が自分の体をさまざまな角度から見やすいように、三面鏡であれば」なお理想的だった。[109] 多くの場合、彼女は感情的な反応の確認を維持するため、最も嫌悪感のない身体の部位から最も嫌悪を感じる部位へと移動することで鏡像の舵を取っていた。[110] そのすべてにおいて、患者はできる限り「客観的」で「中立的」であることが奨励された。マニュアルによっては、体験にまつわる情動を軽減する試みにおいて、画家、目の見えない人や電話の相手、ひいては「宇宙人」に自分の身体について説明していると想像するよう推奨するものもある。[111] ヴォックスとリーゲンバウアーが指摘しているように、「鏡に身体をさらすときに重要なのは、患者が否定的な発言をするたびにそれを中断することである」。ポイントは、鏡が引き出すことができそうな中立的な身体描写と感情移入しやすい描写を並べ、前者を用いて後者を修正することだった。セラピストに助けられながら、患者は少しずつ、鏡の中に別の自分像、すなわち「本当の」身体に近い像を見ることができるようになる。望むらくは、外見的なイメージが最終的には勝利して、内面的な身体イメージを上書きしてくれることだった。[112]

アプローチの中には、「不合理な信念」を修正することが最終目標ではないものもあった。つまり患者は自分の身体を単に中立的な言葉で評価するのではなく、肯定的に評価することを学ぶべきだということだ。[113] 患者は鏡を利用するよう促される。ある患者は治療前に次のような説明をしていた。

私は黒くて細い髪をまっすぐに垂らしていて、それが月のような私の顔を縁取っている。鼻はどちらかというと曲がっていて、目はかなり小さい。まるで子豚のようだ。唇はふっくらとしていて、左の頰にえくぼがある。ほどほどに首筋が通っていて、首も長く、肩幅は広くて角ばっている。胸（下着のサイズはAカップ）は小さすぎる。お腹がぽっこり出ていて、妊娠四か月の妊婦のように見える。脚は上半身に対して短すぎるし、とにかく太い。まるで象の脚のようだ［Stampfer］。[114]

患者が自分自身をより「肯定的」に見るための代替的な方法を身につける手助けとして、別のグループメンバー――このような治療は集団で行われることが多い――が患者の身体について肯定的な描写をする。これは「患者が普段知覚していないポジティブな側面に患者の注意を向ける」ことが意図されていた。[115] つまりここでの考えは、否定的に評価されている（と思われる）身体の部位に、それとは異なる肯定的な情動を付加するということだった――皮肉にもそれは、女性としてのステレオタイプ的な指標の再現となった。以下がその様子である。

頭：黒く輝く美しい髪、貴族のような鼻、キスしているような口、長くて黒いまつげで縁取られた美しい緑の瞳、体幹：筋肉がほどよくついた上腕、細長い指、美しい指の爪、美しい谷間、魅力あるウエスト、少しカーブのある、ほくろのついたかわいいお腹、腰／尻：引き締まったお尻、女性らしい曲線、脚：上体に対して短すぎず、プロポーションが良い。体型は美しく、筋肉質だが女性らしい、全体的なイメージ：カリスマ性溢れる個性的なタイプの魅力的な女性。[116]

最終段階では、患者は鏡を使い、自分自身でこのような肯定的な描写をする。この部分は自分の身体に対するこの肯定的な体験を「固定させる」ために、宿題としても実施された。[117]

結論

鏡療法では、患者が自分の身体に関する主観的な経験と格闘していることがわかる。患者の身体イメージを測定する「客観的」または「中立的」なイメージは、それが完全に切り離された非人間的な視点を提供するからではなく、むしろこの体験と対極にあるものを提供するからこそ価値を持つ。実際、患者はひとりではなく、むしろセラピストに助けられ、セラピストが見るのと同じように自分の身体を見るよう促される。つまり、私たちが想像するような純粋に客観的なビジョンではなく、他者によって知覚されるものとしての自分の身体を自分自身に対して明らかにするという間主観的なビジョンを扱っているのだ。それが、鏡の持つ特別な力だった。そしてそれは今も変わらない。

ある視点を別の視点と交換することで、相殺されるイメージが社会的な歪みから解放されるわけではなかった。それは何らかの共有価値を他のものよりも優先させているのだ。ヴォックスとリーゲンバウアーの鏡療法の患者は、スリムでありたいという理想と闘う一方で、他の形態の客観化に加担するよう促された。このことは、数多くのこうした出会いの中で連綿と続く不快なセクシャライゼーション——

「キスしているような口」とか「女性らしい曲線」——の説明となる。ここで、ブルックに対するフェミニスト批評を思い起こすとよいだろう。患者は、私たちの変容の努力の真の対象となるべく、特定の社会規範に適合する方法を見つけ出すよう求められたのだ。

しかし、鏡療法に対してどのような懸念があるにせよ、その長所を評価しないわけにはいかない。身体イメージは長い間、複雑で物議を醸す概念だった。ブルックをはじめ、この概念に依拠していた研究者たちでさえ、それが何であり、どのように機能するかを正確にいい当てることは困難だった。しかし鏡療法は、それを見て、測定し、ひいては変化させる手段を提供したのだ。鏡は、それまでなかった方法で身体イメージを現実のものにした。「客観的」で「中立的」な反射像の真の位置づけがどのようなものであっても、鏡は私たちの内面的な経験、別の方法ではアクセスできないような経験を研究し、介入させるための空間としての役目も果たしたのである。ラカンは鏡像を誤認知の対象として捉えたが、身体イメージの研究者にとって鏡像はそれ以上のものだった。実際、鏡が持つ診断と治療の力は、そのあいまいな位置づけから生じた。私たちの反射像は、私たちの心の奥底にある願望や不安の伝達手段だが、そうした願望や不安を共有できる空間でもあり、その空間をたったひとりで吟味する必要もない。鏡療法の核心にあるもの、それは、同じ反射像を一緒に見ているふたりの人間、なのである。

もし鏡像が、身体イメージや脳構造といった内的なものを主観的に研究し、ひいてはそれを操作することができるのであれば、おそらくその脳構造自体がある種の鏡なのかもしれない。まったく異なる分野で研究し、ほとんどお互い知らない者同士でありながらも、一方の研究者が拒食症患者の鏡療法を開発している間、他方の研究者グループは、やがて「ミラーニューロン」として知られるようになるものの発見と分析の中で、まさにこの洞察をおこなっていたのだから。

第八章　不完全な反射　ミラーニューロン、感情、そして認知

今回は鏡が登場しない。少なくとも目に見える鏡はない。時は一九九五年、場所はパルマ大学人間生理学研究所の研究室だ。[1]一匹のマカクザルが紐で椅子に固定されている。サルの周りには、実験の準備をする科学者もいれば、部屋の向こうのコンピューター画面でPETスキャンの結果を調べている科学者もいる。この機械は、運動制御に関連する領域である下部運動前野の吻側部分（6野）のF5領域に位置する細胞群を監視している。一連のテストでは、科学者のひとりがマカクザルの前に置かれた小さなトレイの上にレーズンをひと粒のせ、手を伸ばしてそれを掴んでみせる。そして、サルにもレーズンを掴むよう促す。科学者たちを魅了するのは、レーズンを誰かが掴んでいるところをサルが観察しているときと、サルが自分でレーズンを掴んでいるときのいずれにおいても、同じ脳神経細胞が発火していることである。翌年、パルマの主任研究者である神経生理学者のジャコモ・リゾラッティは、これらの細胞を「ミラーニューロン」と名づけた（図8・1）。[2]

リゾラッティらが「ミラー」という言葉に強い関心を示したのは、自分たちが研究しているニューロンが「ミラーリングされた」ふたつの行為に反応したからである。単に観察されているだけの行為、すなわち被験者にとってはバーチャルな行為と、被験者自身の物理的動作である。ところがこれがミラーリングであったとすれば、それは特殊な種類のミラーリングだった。第一に、観察された行為と実行された行為は同時ではなかった。実際、後述するように、両者の時間的な隔たりは、ミラーニューロンの

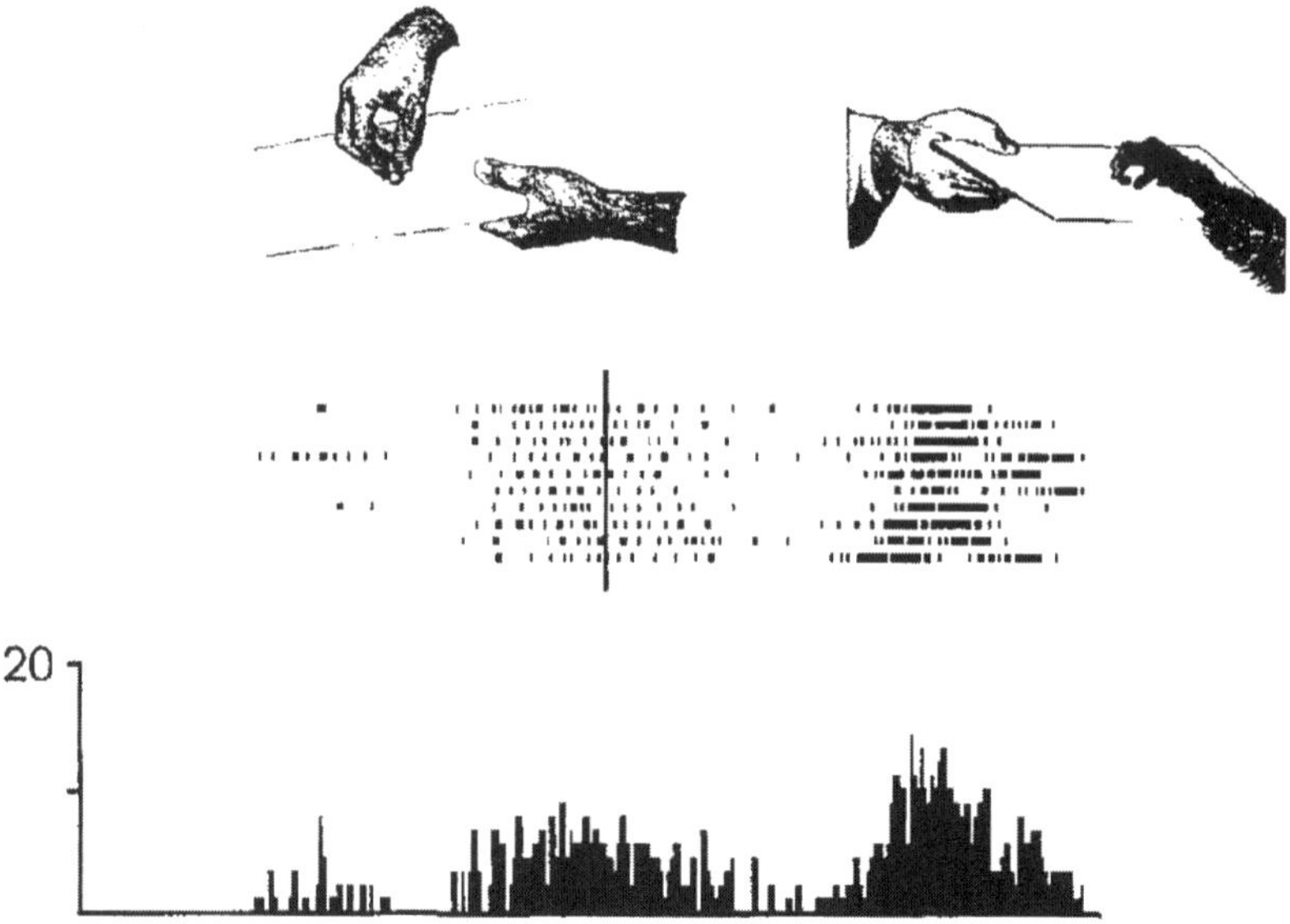

図8.1　実験者がレーズンを掴んでいるときと、サルがレーズンを掴んでいるときの両行動時の神経活動：「ニューロンは把持観察中に放電し、餌を動かすと発火をやめ、サルがそれを掴むと再び発火する」。Giacomo Rizzolatti et al., “Premotor Cortex and the Recognition of Motor Actions,” Cognitive Brain Research 3 (1996): 131–41, on 133. Elsevierの許可を得て転載。

発見と研究の必要条件だった。この隔たりは、実験装置を通じて外部から、または神経学的プロセスを通じて内部からのいずれかによって、行為抑制のプロセスによって達成された。第二に、実行された行為と観察された行為は、自他の区別によって秩序づけられ、その結果、両者の間に還元不可能な「不整合」が生じた。神経学的な鏡を見たとき、私たちは自分自身ではなく、他の誰かを見ていたのだ。

　これは、私たちが鏡の中に見ているのが自分なのか他の誰かなのかを判断するための確かな根拠を求めていたミラーテストの最初期の研究者らの姿勢とは逆転していた。別の、まったく異なる個人を同一視する方法を強調するリゾラッティの研究は、むしろ、本書の第二部で議論した鏡の研究者たちのそれと共鳴するものだった。ミラーニューロンによっておこなわれるふたつの行為の同一視には、誤認知が含まれていた。この類似性は、これまで述べてきた他のテストとの不一致はあるものの、ミラーニューロン実験がなぜ、ヒトと動物の差異、模倣、言語の起源、情動と認知の関係など、ミラーテストの伝統の歴史全体における多くの身近な要素と絡み合うようになったかを説明するのに役立つ。ここでもミラーニューロンは、発見された経緯も、脳内の身体地図への応用という点でも関連性があり、前章で議論した身体イメージの肉体的相似物と見るのが最も妥当だろう。

このストーリーに神経科学が登場することは、それほど驚くべきことではない。これまで見てきたように、ミラーテストの伝統において、心理学者たちはヒトの脳に関する同時代的な理解を利用せざるを得ないと感じていた時期が複数あった。プライヤーは連合神経学に目を向け、鏡像認知を、子どもが徐々に自分自身の動きをマスターし、それによって世界と自分を区別しはじめるプロセスの延長線上にあると考えた。ラカンでさえ、鏡の研究の中で髄鞘形成のプロセスに言及し、ホムンクルス〔脳内の身体マッピングを人体に置きかえたもの〕に訴えた。これらの研究者にとって、鏡前行動は大脳の変化が外見的に現れたものでしかなかった。ミラーテストの伝統の言語や問いが、ある種の神経科学に入り込むことは、おそらく予想されることであろう。

本章では、これらの類似性をミラーニューロンの観点から明らかにする。ミラーニューロンの発見につながった実験を詳細に分析することにより、その見かけの印象に反して、元の行為と鏡に映し出された行為の間の時間的分断と不一致の両方として理解される誤認知の構造が、ミラーニューロン研究をいかに構成していたかを示す。さらにミラーニューロンが、共感や、ヒトと動物の差異に関する議論や言語の起源を理解するために使用されたとき、この構造がどのように機能するかについても明らかにする。最後に、神経学者V・S・ラマチャンドランの研究を検討することで、ミラーニューロンが神経学的世界と心理学的世界の仲介役としていかに機能するかについて、それらが彼の他ならぬジークムント・フロイトの読解をどのように形成したかを辿ることによって示していく。

研究プログラムとして登場したミラーニューロン

リゾラッティと彼のグループは、ニューロンのミラーリングを発見しようとしたわけではなかった。むしろ彼らの研究プロジェクトは、以前から関心を抱いていた身体地図から生まれたものだった。一九八〇年代全般において――リゾラッティは一九七五年からヒト生理学研究所の教授を務めており、後にヨーロッパのさまざまな地域で活躍することになる博士課程の学生や博士研究員のチームをゆっくりと築き上げていった。[3] そして、パルマ研究所は運動前野の一部が複雑な「行為」に関与していることを証明しようとしていた。科学者たちは「行為」を単純な「動作」と区別し、一九八八年の論文では、前者を「実行すれば目標に到達することができる一連の運動」と説明している。[4] リゾラッティと彼の同僚らは、こうした行為に議論の焦点を当てることで、カナダの神経外科医ワイルダー・ペンフィールドまで遡る脳マッピングの伝統に対抗しようとした。一九三〇年代から一九四〇年代、一九五〇年代まで、ペンフィールドとモントリオール神経学研究所（MNI）の同僚らは一次運動野と体性感覚野、つまり、運動や触知できる情報を処理する役目を担う脳の一部をマッピングした――これは前章で述べた「身体イメージ」と神経学的に類似している。この地図は、いわゆるホムンクルスが脳の表面に広がっているものとして、絵的に構成されている。これらのイメージは以来、象徴的なものとなった（図8・2、上）。[5]ペンフィールドに続き、ウィスコンシン大学のクリントン・ウールジーが作った、いわゆる体部位局在地図など、他の動物に関しても同様の地図が作られた（図8・2、下）。[6]

ペンフィールドの地図の重要な特徴は、感覚皮質と運動皮質を空間的に厳密に区別し、それぞれがそれ自身の体部位局在性を持つ対になった地図であるということだ。運動地図は、大脳皮質のどの部分が身体のどの部分の動作（上腕二頭筋の屈曲など）を制御しているかを示すものだった。このモデルでは、複数の異なる動作の組み合わせを必要とする複雑な行為（たとえば上腕二頭筋の屈曲と、肩の回転）は、感覚野と運動野の間に位置する高次の統合システム、ときに「連合野」と呼ばれる領域に訴えることによってのみ説明することができる。[7]これらの領域は、感覚野からの情報を統合し、それを運動野のいくつかの部分に伝送する。この見方では、運動皮質は「末梢部位で、ほぼ例外なく実行機能を持つ」と考えられていた。[8]

一九八八年に発表された一連の論文で、リゾラッティとその同僚らは、こうした複雑な行為が、連合システムを参照せずにコード化できることを証明しようとした。その有力な候補が、ペンフィールドの「一次」運動野のちょうど前方に位置する解剖学的領域の6野だった。[9]この仮説を検証するため、彼らは次のような実験をおこなった。「従順であることを理由に選ばれた」三匹のマカクザルに対して、前方を向くように頭を固定して椅子に座るよう訓練する。[10]そして腕を伸ばせば届く範囲の周囲をプレキシガラスで囲む。プレキシガラスには三列に並んだ九個の穴があり、そこから実験者は食べ物を入れることができる。その後サルは、リゾラッティにとっては単なる動作ではなく複雑な行為であることをおこなうよう促される。この場合は、腕を伸ばして餌を取ろうとする行為だ。実験の中でさまざまなこと

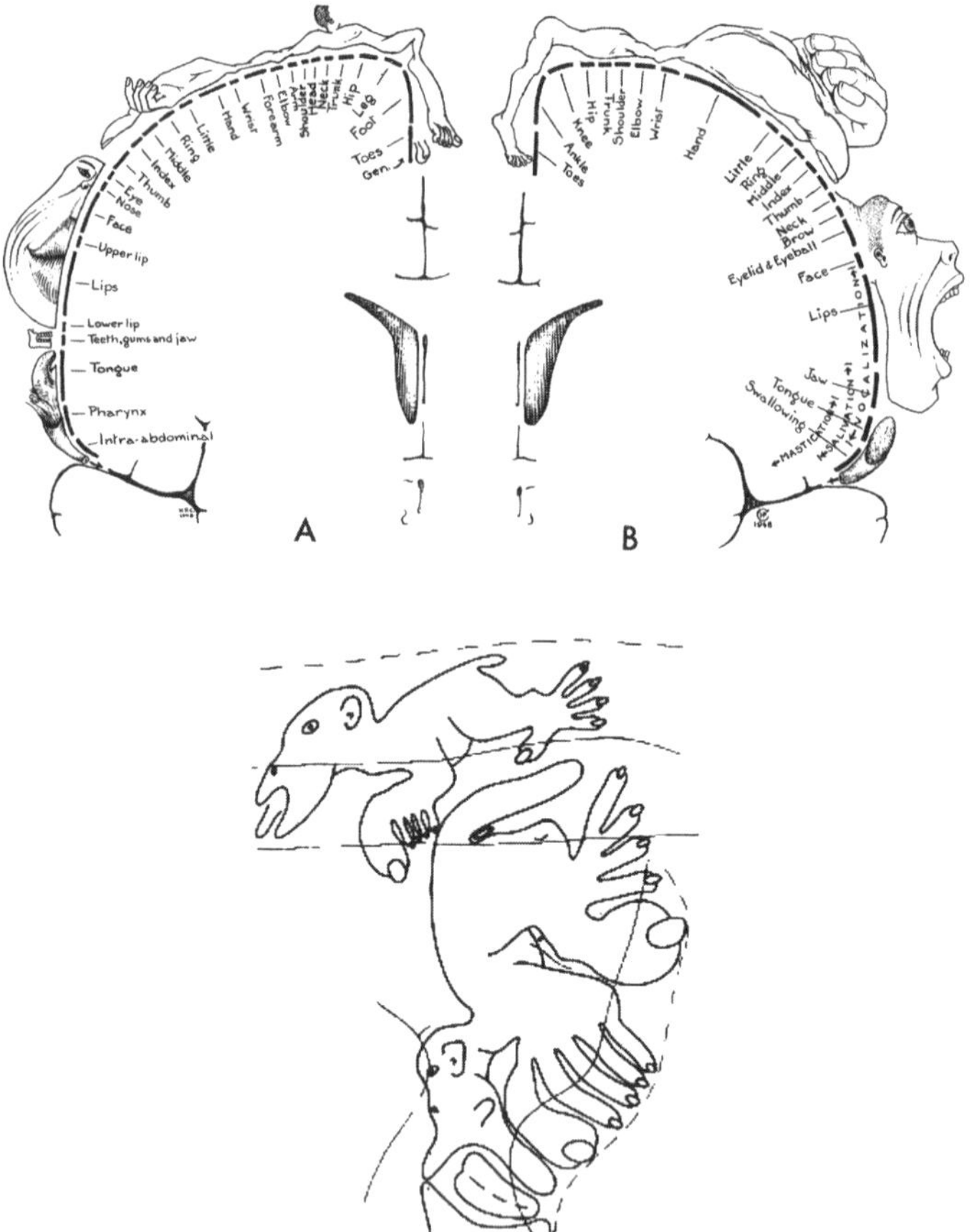

図8.2　上：ワイルダー・ペンフィールドの運動・感覚のホムンクルス。Wilder Penfield and Theodore Rasmussen, The Cerebral Cortex of Man: A Clinical Study of Localization of Function (New York: Macmillan, 1950), 44. マギル大学オスラー医学史図書館提供。下：クリントン・ウールジーの運動シミウスキュラス。C. N. Woolsey et al., “Patterns of Localization in Precentral and ‘Supplementary’ Motor Areas and Their Relation to the Concept of a Premotor Area,” Research Publications—Association for Research in Nervous and Mental Disease 30 (1952): 238–64, on 252.

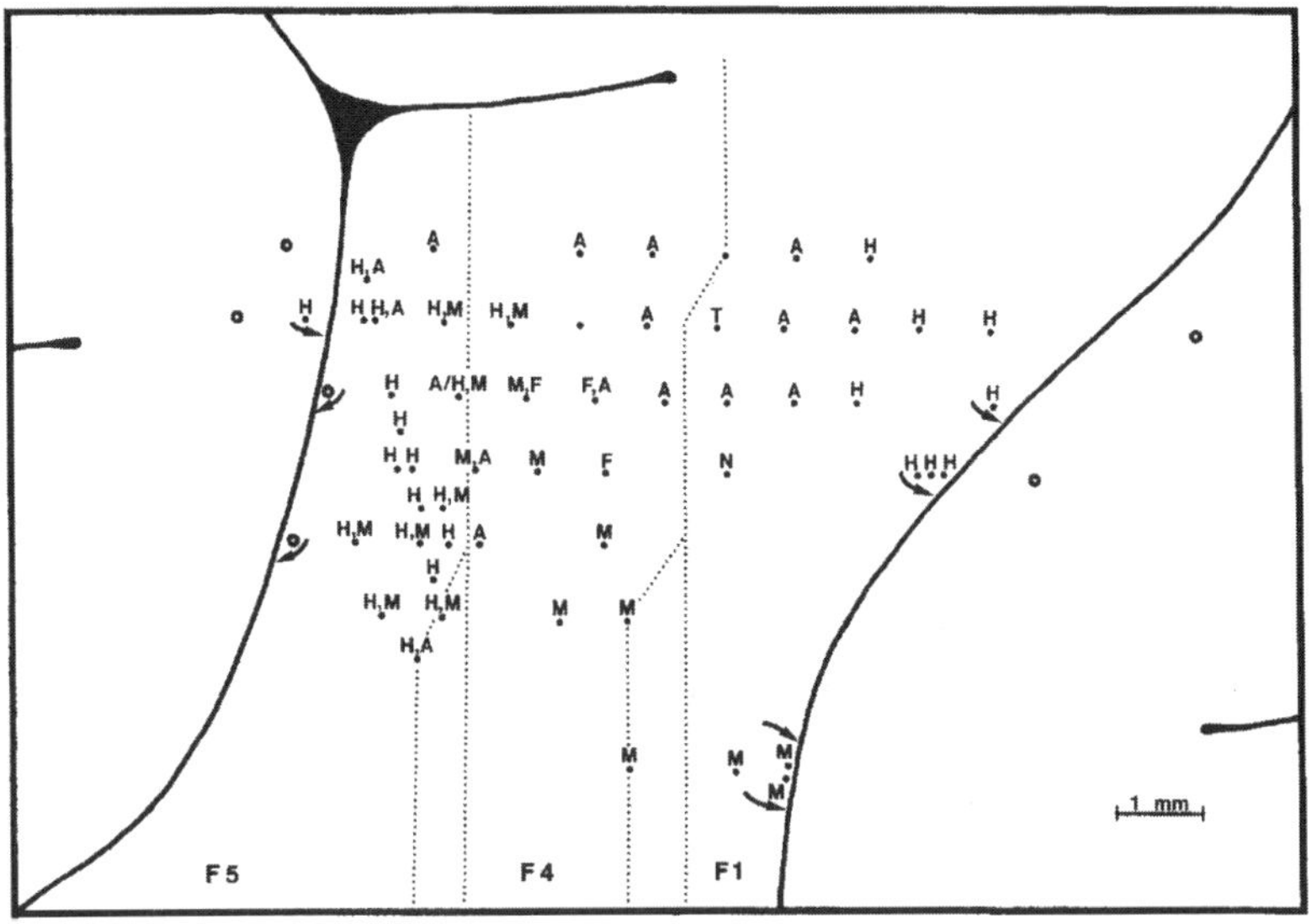

図8.3　F1、F4、F5野の脳地図。文字は身体の部位を示す：　A＝腕、F＝顔、H＝手、M＝口、N＝首、T＝上半身。M. Gentilucci et al., “Functional Organization of Inferior Area 6 in the Macaque Monkey: I. Somatotopy and the Control of Proximal Movements,” Experimental Brain Research 71 (1988): 475–90, on 478. Springer Natureの許可を得て転載。

をおこなうことで――食べ物の位置を変え、それを異なる実験器具で固定するなど――、研究者らは一連の行為を特定のニューロン活動に関連づけることができた。[11] これらのデータをもとに、彼らは皮質脳領域6野の機能をマッピングし、図8・3に示すような地図を作成した。この地図は、この領域が独自の体部位局在性を持っていること、つまり従来の運動ホムンクルスとは別個のものであること、そして最も重要なことに、それが複雑な行為の地図であることを示していたのだ。

この実験的設定が示唆しているように、「動作」ではなく「行為」を理解するために必要な運動野の複雑化は、感覚と運動が分断しているという考えを徐々に破壊していった。テストされた行為は、もはや単なる運動ではなく――空間における刺激の視覚的認知や把持の固有感覚など――変化する一連の感覚刺激の処理も含んでいた。[12] 複雑な行為は、単純な動作よりもはるかに強い感覚刺激との関係性を持つように見えた。たとえば蚊を払いのける際、この行為は感覚によって起こされるだけでなく、感覚刺激の身体的な位置によっても強く決定されたのだ。

こうした行為における感覚的・運動的側面の組み合わせは、ニューロンのレベルから自然に引き出せる結論だった。研究チームは、F4に「触覚刺激に強く反応」すると同時に「近接動作と顔面動作にも関連する」ニューロン群を発見した。合計四八個のニューロンが、動作時と触覚・視覚刺激時の両方で発火した。[13] さらに、刺激と行為は密接に関連していた。近接動作（身体に近い空間内での動作）を制御するニューロンは、「動物の周辺空間に提示される刺激によって誘発された」のだ……したがって、ある特定の空間位置に提示される物体は運動行為の「到達」を制御するニューロンを活性化し、動機づけがじゅうぶんであれば、これらのニューロンは刺激が位置づけられた空間位置に腕を持っていくだろう。[14] 研究者らはF4ニューロンについて、「入力―出力関係が非常に複雑である」と結論した。[15] このように、一次運動野と6野の相違は「きわめて明確」だった。[16]

抑制と感覚・運動の区別

一九八八年の最初の論文では、リゾラッティと彼のチームは、ニューロンの感覚と運動反応の関係性を厳密に検証していない。彼らの目的は単に、運動前野の一部が機能的に複雑であることを証明することだけだった。にもかかわらずこの研究は、従来のマッピングプロジェクトから、重要かつ必然的な変化をもたらした。ペンフィールドのモデルにあったような感覚と運動の区別は、もはや解剖学的な分離

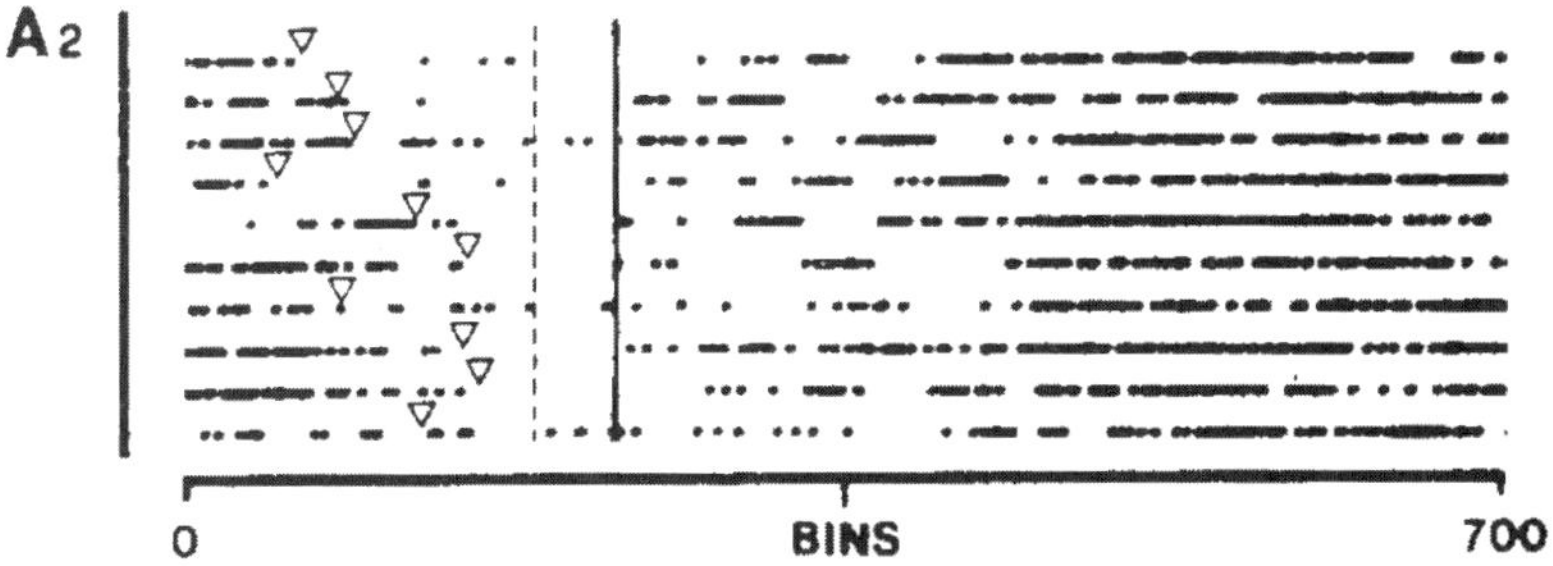

図8.4　三角形は刺激の提示によって誘発された衝動性眼球動作、点線は動作の開始、実線は動作の終了を示す。それぞれ10回の試行が表示されている。以下より修正。G. Rizzolatti et al., “Neurons Related to Reaching-Grasping Arm Movements in the Rostral Part of Area 6 (Area 6aβ),” Experimental Brain Research 82 (1990): 337–50, on 342. Springer Natureの許可を得て転載。

には対応していなかった。感覚と運動の特性が、今や単一のニューロンの中に入れ替えられたのだ。両者の区別は新しい、非空間的な方法で考えることが必要となっていった。

一九九〇年、研究チームはF5（F4と同じく6野の下層部に属する）に注目することにより、6野ニューロンの複雑性のさらなる証拠を集めた。[17] 以前と同様、これらのニューロンは複雑な行為、この場合は物体の保持や把持《グラスピング》、または物体への到達行為《リーチング》と密接に関連しているように見えた（このことから、リーチング―グラスピングニューロンと名づけられた）。一九九〇年の論文のきわめて重大な革新性は、時間を変数として導入したことである。研究者らは、感覚と運動というふたつの異なるニューロン活動の段階を、感覚刺激の最初の意識（サッカードと呼ばれる眼球運動で示される）、動作の開始、動作の終了という三つの瞬間で区切っている。研究者らは結果を視覚化する際、これらをそれぞれ三角形、点線の垂直線、太い垂直線で示した（図8・4）。

図8・4は、あるタイプのリーチング―グラスピングニューロンの反応を示したものである。この図が示すとおり、研究者らは刺激の提示後にニューロンの活動が大きく

変化していること――この場合、抑制性変調（ダッシュやドットではなく空白の部分）であることに注目した。実際、この抑制性変調は、動作前段階（刺激の提示から動作の開始まで、三角形から点線）においても、動作中（点線から太線）においても存在した。その結果、このタイプのニューロン（F5野でテストしたニューロンの約半数を構成）には、動作前と動作中の活動の間、すなわち、感覚刺激に反応するニューロンの活動と動作そのものに関連する活動の間に明確な連続性があることがわかった。[18]

動作前の段階と動作中の段階のニューロン活動の関係を分析する必要性から、本物の鏡が初めて登場した。一九九二年の論文「運動事象の理解：神経生理学的研究」において、ディ・ペレグリーノとリゾラッティらは、F5野のニューロンの多様な特性を解き明かす試みを続け、新たな設定で実験を繰り返した。今度は、箱の中の幾何学的な物体の下に食べ物が置かれた。箱の前面扉はマジックミラーだった。サルがスイッチを押すと箱の中が照らされ、鏡が透明になり、サルに感覚刺激が与えられる。スイッチを押し続けると、一・二〜一・五秒遅れて扉が開き、サルは物体に手を伸ばして餌を取るという仕組みになっている。マジックミラーは、先の論文で説明されていた三つの分界線、すなわち刺激の提示（マジックミラーの扉が透明になる）、動作の開始（マジックミラーの扉が開く）、動作の終了（物体を掴む）を実験的に作り出した。三角形が一列に並ばず、刺激の提示と動作の開始の間に一貫した時間的途切れがなかったために比較的雑でタイミングもバラバラだった一九八八年の実験とは異なり、ここではより厳密にコントロールすることができた。「動かずに見る」と「動く」というふたつの段階が、この実験では明確に分けられていたからだ。

このふたつの段階を詳細に調べ、比較することで、すでにある種のミラーリングの基礎が見えてくる。つまり、視覚刺激に反応するニューロンの活動は、運動行為を促す活動と類似しているということである。私たちの目的においてきわめて重要なのは、この分析の条件となる両者の時間的な区別だ。感覚と運動の区別が単一のニューロンに置き換えられたため、純粋に感覚的なニューロンと純粋に運動的なニューロンを別々に、そして少なくとも原理的には同時にテストすることができなくなってしまい、ニューロン活動は、動物自身の動作が抑制された状態（マジックミラーの扉が閉まった状態）と、抑制されない他の状態（マジックミラーの扉が開いている状態）という、互いに異なるふたつの条件でテストする必要があった。ミラーボックスによる行為の抑制により、感覚刺激の提示と運動反応との間の時間的な分離が可能となったのだ。

自己と他者の不調和と区別

刺激と反応の両方に関連するニューロン活動には類似性が見られるが、一方が他方を映し出しているといったところで意味をなさない。動作よりも行為を表現しようとしたパルマの研究者らは、運動反応をより複雑にしてしまったのだ。しかし感覚刺激は、サルの視野の特定の位置に置かれた物体という単純なものに留まった。刺激と反応はこのように、根本的に異なっていたのだ。ミラーリングが明確なテーマとして出現するには、偶然の出来事が必要だった。

実験をおこなうにあたって、研究者らは定期的に現場に入って、餌を取ったり、それをミラーボックスの中に入れたりしなければならなかった。このプロセスは、公式には実験の範囲外だったが、その間サルはその場に留まり、記録装置もつけたままだった。このようにして、電極は研究者の行為に反応するサルのＦ５ニューロンの活動を捉えた。一九九二年の論文に記されているように、「サルの明白な動作がない場合」、作業する科学者は、それまでサルが同じ動作をしたときに活性化していた「比較的大きな割合のF5ニューロン」を活性化させた。[19] 換言すれば、研究者らは、実験で与えられた刺激よりもはるかに複雑な新しい刺激を無意識のうちに代わりに与えていたのである。観察された行為（研究者が物体に手を伸ばす）は、今やサルの行為（サルが物体に手を伸ばす）と似たものとなっていた。つまり、互いにミラーリングされた関係になっていたのだ。この発見に続いて、研究者らは「動物の前で一連の運動行為をおこなう」ということを始めた。[20]

観察された行為と実行された行為の類似性が高まったことで、両者の「一致」が研究の中心的な構想となった。一九九五年の実験で、リゾラッティらはすでにその一致性に基づいて二種類のミラーニューロンを区別していた。[21] 第一のクラス、すなわち広範な一致（最も一般的なタイプで、ミラーニューロンの六〇パーセント以上を占める）では、ニューロンは、たとえば手を伸ばす、掴む、手を回すなど、さまざまな行為によって活性化される可能性がある。研究者らの言葉を借りれば、「実際に観察された行為と実行された行為との間には、同一性はないが関連性はある」ということだ。[22] 第二のクラス、すなわち厳密に一致するニューロンでは、観察された動作と、ニューロン活動に相関する実行された動作が、「一般的な行為（把持など）と行為の実行方法（精密把持など）の両方の点で一致した」。[23]

このことは、本章の冒頭で述べたような実験につながった。ニューロンは以下の三つの条件でテストされた（図8・5）。Aのテストでは、実験者はトレイの上にレーズンを置く。Bのテストでは、実験者がレーズンを掴む。そしてCのテストでは、サルが同じように掴む行為をする。BとCの行為は「一致」しており、いずれの場合もニューロンは「自発放電の反応抑制」を示した。[24] しかし、行為Aは行為Cとじゅうぶんには類似しておらず、この場合、ニューロンの活動に変化は見られなかった。「厳密

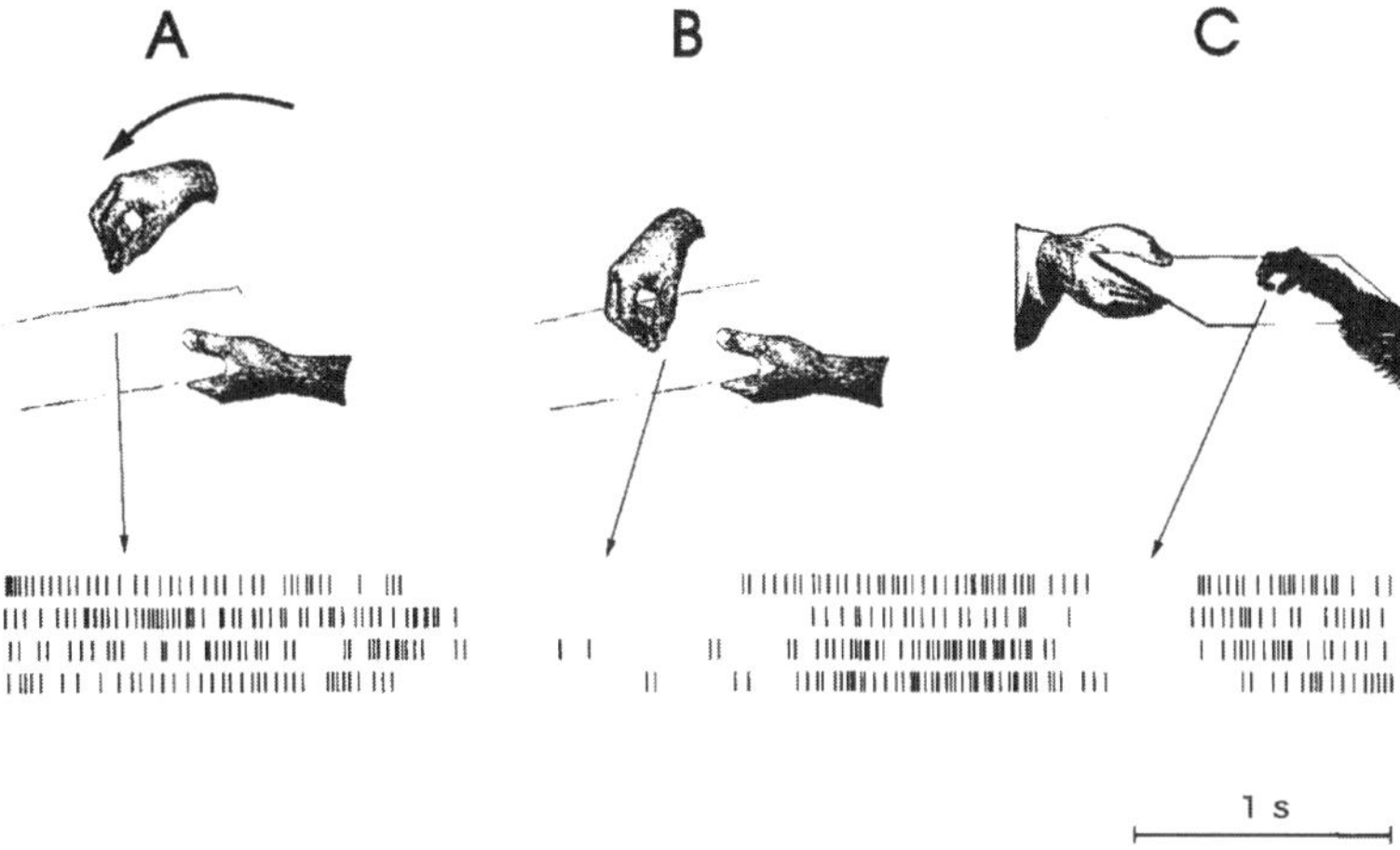

図8.5　高度に一致したミラーニューロンの例。Giacomo Rizzolatti et al., "Premotor Cortex and the Recognition of Motor Actions," Cognitive Brain Research 3 (1996): 131-41, on 135. Elsevierの許可を得て転載。

に一致する」ニューロンでは、ニューロンが発火するためには、観察された行為が実行された行為と閾値の類似性に達している必要があった。

しかしこの例が示しているように、厳密に一致するミラーニューロンであっても、その差を完全に縮めることはできない。結局のところ、観察された行為はヒトによっておこなわれ、実行された行為はサルによっておこなわれたからだ。しかも、観察段階ではサルの動作が抑制されていたため、ミラーリングは必然的に自他の区別によって構成されていた。[25]

ミラーニューロンと社会性

現代における他の多くの神経科学的パラダイムと同じく、ミラーニューロン研究は複雑な制度的生態系の種を蒔いた。パルマの神経生理学研究所を中心として、研究機関や研究グループの国境を越えたネットワークが広がっていった。ミラーニューロン研究の組織的・科学的権威が高まるにつれ、パルマのチームは他の研究者たちとの共同研究に参加するようになった。言語の問題については、リゾラッティは南カリフォルニア大学のコンピューターサイエンティスト、マイケル・アービブと共同研究をおこなった。心の理論に関する議論では、ニュージャージー州ラトガース大学のアルヴィン・ゴールドマンなどの分析哲学者と協力した。共感については、パルマのチームはUCLAのイタリア人移住者マルコ・イアコボーニや、エクス・マルセイユ大学の神経科学者ブルーノ・ウィッカーなどの科学者によるイメージングの専門知識を利用した。これらの共同研究は、ヒューマン・フロンティア・サイエンス・プログラム（HFSP）などの国際的な助成金による支援を受けておこなわれた。最近になってようやく、自閉症や精神病質者《サイコパス》に関する研究と共に、ミラーニューロンの研究がパルマグループから比較的独立しておこなわれるようになった（これについては後述する）。

最も世間の注目を集めたのは、ミラーニューロンと共感（他人の感情を「ミラーリングすること」）に関する研究で、それはミラーニューロンにまつわる「誇大宣伝」に最も貢献した。[26] その最も有名な論文は、マルセイユを拠点とする神経科学者ブルーノ・ウィッカーが、オランダのフローニンゲンのリゾラッティ、ヴィットリオ・ガレーゼ、クリスチャン・キーザーズと共同で二〇〇三年に発表したものだ（ガレーゼとキーザーズは、リゾラッティの元教え子の大学院生であり博士研究員《ポスドク》だった）で、「私の島皮質でふたりとも嫌悪を感じた」というタイトルがつけられていた。[27] 彼らはヒトの被験者に対して別々のfMRI実験をおこなった。被験者が嫌悪を示す顔の表情を観察する実験と、「臭い玉」に晒して実際に嫌悪感を体験する実験だ。研究者らは、どちらのケースにおいても、島皮質前部の一部の領域が活性化していることを発見した。F5にある、いわゆる古典的な視覚運動ミラーニューロンのミラーリング原

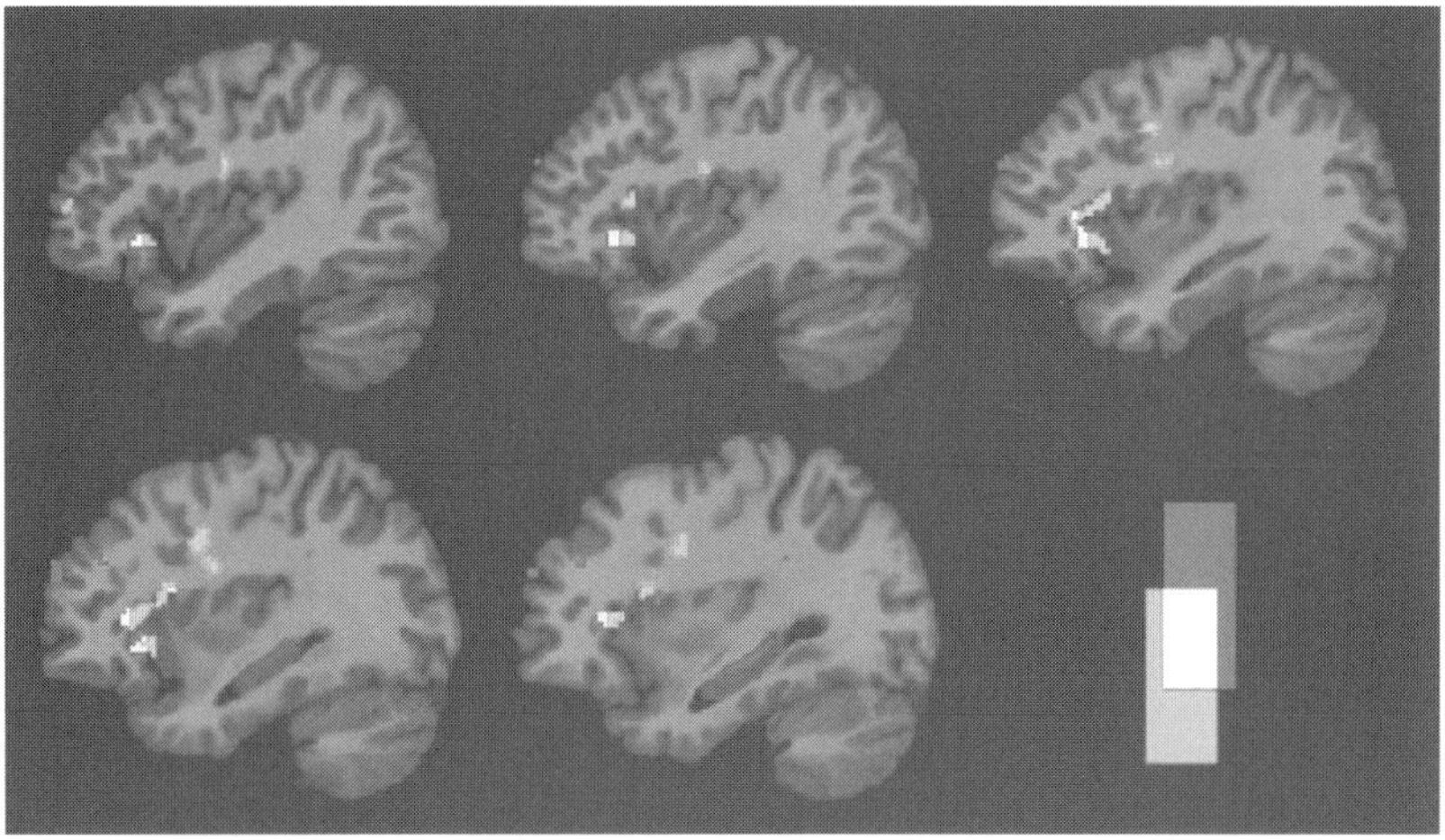

図8.6　嫌悪感とミラーニューロン：参加した14名の被験者の平均的な左半球を通る矢状断面図。白い斑点は、島皮質にある嫌悪の視覚と嗅覚の重なりを示す。B. Wicker et al., "Both of Us Disgusted in My Insula: The Common Neural Basis of Seeing and Feeling Disgust," Neuron 40 (2003): 65564, on 660. Elsevierの許可を得て転載。

理を用いた結果、「感じられた感情と観察された感情の一致」によって感情の理解がなされたことが示唆された（図8・6、カラー図版2）。[28]

ウィッカーとその同僚らは共感の即時性に注目した。感情をミラーリングすることで、ヒトは他者を「深く」、非認知的に理解したのだ。このプロセスの感情的で非認知的な性質から、それは「進化的に最も古い感情理解の形式」の候補となる可能性を与えた。[29]ウィッカーの言葉でいえば、食中毒から自分の身を守るために、サルとヒトが共有する「〝原始的な〟メカニズム」だ。[30]ウィッカーの主張は、神経科学におけるより広範な変化の一部であり、その中で研究者らは、情報の直接的・自動的処理を優先すべきだと主張した。[31]たとえば、ラトガース大学の哲学者ヴィットリオ・ガレーゼとアルヴィン・ゴールドマンが一九九八年に発表した論文では、「マインドリーディング」（他者のある一定の精神状態を検出する形式）がヒトにおいていかに可能かを説明しようとしている。ガレーゼとゴールドマンは、競合する「理論説」（ＴＴ）よりも「シミュレーション理論」（ＳＴ）を支持した。[32] 理論説によれば、「精神状態は素朴理論の推論された仮定として表現される」。[33] 人の行為や外見から論理的に推論するプロセスを通じて、その行為の背後にある心的プロセスを理解し、未来の行動を予測することができた。ここでは、推論と認知が中心的地位を占めていた。これに対して、シミュレーション理論は、他者の心的状態を直接的に内的に「表現」することによって、他者の行為を理解することを示唆しており、理論立ては関与しない。ヒトは「相手の立場に立つ」ことによって他者の心を読み取り、単に相手の顔の表情や振る舞いを観察することで相手の行動を感じるということだ。[34] ミラーニューロンシステムがこの後者のモデルを支持したことは容易に理解できる。なぜならそれは、行為を観察することが、それを実行することと神経学的にいかに類似しているかを示唆するものだからである。その延長線上で、私たちが感情の表出を見るとき、私たちはそれを「感じて」もいるのだ。ガリーゼは二〇〇一年に発表した論文でこれを明らかにしている。彼の説明によれば、共感することは本質的に理解することだった。「私が提案したいのは、他者が示す感覚、痛み、感情も、ミラーマッチングメカニズムを通じて共感し、結果的に理解することができるということだ」。[35]

こうした主張が蔓延し、認知的な反応よりも情動的な反応を優先させたことから、ルス・レイズやアラン・ヤングといった学者はミラーニューロンの研究者を批判するようになった。[36] この議論では、ミラーニューロンは、「私たちの世界の情動的な対象に関する〝命題的態度〟や信念を伴わない」理解のメカニズムを提供するものだった。「ミラーニューロンはむしろ、系統的に古い、生物の迅速な自動応答なのだ」。[37] 他人をミラーリングすることで、私たちはその人の状況について考えるのではなく、むしろ彼らであるということがどんな感じなのかを実感する。このように、ミラーニューロンをある種、ヒトの真髄のようなものへと引き上げることにより、情動的なものと即物的なものを過度に優先させる傾向が生まれたとレイズは主張している。[38]

共感実験は世間の注目を大いに集めたが、実はパラダイムの中では外れ値である。というのもこれらは、それ以前のミラーニューロン研究の中心だったふたつの媒介形態を無視した方法だったからだ（とはいえ完全に否定したわけではない）。まず、「行為」から「情動」へ視点を移すことにより、研究者らは抑制の問題を回避した。「本物の」情動はそれ（臭い玉）だけを単独で引き出すことができたが、情動の内面的な性質から、観察中に経験的にその存在を排除することはより困難だった。この文脈で「抑制」について語ることは、どのような意味があったのだろうか。実際、これまで見てきたように、共感研究の前提は抑制がないということだった。つまり情動を見ればそれを感じるということである。第二に、観察された情動と実行された情動の同時性により、その一致についての疑問がやはり脇に置かれた。異なるふたりの人間における情動状態の類似性を、私たちはどのように測定すればよいのだろうか。

しかし、共感の研究は、ミラーニューロンに関する先行研究に依存していたため、これらの相違を完全に消し去ることはできなかった。こうした相違の重要性は、共感の障害、特にサイコパスや自閉症を理解しようとする研究者らの試みにおいて最も明確になる。[39] サイコパスは、ミラーニューロン研究の中でも、特にふたつのグループにおいて、小規模ではあるが活気のある研究対象になっている。そのふたつのグループとは、神経学者アルヴァロ・パスカル＝レオーネが率いるモントリオール大学とハーバード大学医学部の共同研究グループと、クリスチャン・キーザーズが率いるオランダのフローニンゲン大学の研究グループだ。[40] ミラーニューロンは、サイコパスが持つ二重の性質を説明するのに役立った。サイコパスは他人の感情に敏感で、そのおかげで彼らは魅力的でいられるが、同時に他人の感情に無関心であり、それが彼らの暴力傾向の理由となる。[41] フィクションを頼りに自身の発見した真実を語るキーザーズは、『羊たちの沈黙』のハンニバル・レクターを使って、その状態を次のように描写している。「見かけは洗練されているように見えるが……レクターは恐ろしい犯罪を犯すことができる」と。サイコパスが私たちをこれほど不安にさせるのは、単にサイコパスの人は共感性に欠けるという発見ではなく、むしろ、彼らが「人を巧みに操る才能と反省の欠如を併せもっている」という洞察にあるのだ。[42]

キーザーズの教え子の大学院生ハーマ・メファートらは、オランダで有罪判決を受けた一八人のサイコパス犯罪者に関するfMRI研究で、このサイコパスの二重人格と大脳機能との関係性を実証した。[43] メファートらは自らの研究をドラマチックに表現し、自分たちは「これまで3Tでスキャンされたサイコパス犯罪者の中でも最大級のグループのひとつ」に取り組んでいると宣言し、[44] 被験者を「防弾ミニバンでひとりずつスキャン施設に移動させなければならなかった」と述べた。[45] 磁気イメージングスキャナーの近くには金属を持ち込めないため、警備員は銃器を持っていなかったが、患者らは「逃げたり人を傷つけたりしないように、ズボンに木の棒を縫い付け、プラスチックの手錠をかけられていた」という。[46]

この研究では、サイコパス群は対照群よりもミラーニューロン野の「代理活動」と呼ばれる[47]脳活動が少ないことを示すという仮説を裏づけようとした。つまり、サイコパスは共感しないということを示したかったのだ。「観察条件」では以下の四つの条件で、ヒトの手と手が相互作用する動画を被験者に見せた。その四つの条件とは、愛（手を撫でる）、痛み（一方の手が他方の手を叩く）、社会的排除（一方の手が他方の手を突き放す）、そして中立（接近した手が他方の手に触れ、「非感情の反応を得る」[48]）というものだ。「体験条件」では、実験は現実のものとなる。つまり被験者の手が同様に撫でられたり、叩かれたり、握手されたり、実験者によって突き放されたりということが交互に繰り返される。三つ目の条件から、研究者らはサイコパスの魅惑的で無慈悲な性格と呼ばれているものについて結論を導き出すことができた。それを彼らは「共感条件」と呼んだ。ここでは被験者に対して共感するように、つまりビデオ上で「受けている手……近づいてくる手……を感じる」よう明示的に指示した。[49] すべての条件において、被験者の脳活動が記録された。

この研究では、サイコパス群は、とりわけ情動を体験することに関わる領域において「代理活動の低下」を示した。サイコパスは、自分が観察している人の情動を「感じる」ことはなかった。しかし、常にそうだったわけではない。三つ目の「共感条件」では、研究者らは、「共感するよう明示的に指示することで、代理的活性化に関連する領域で、グループ間の差異が有意に減少する」ことを発見した。[50] サイコパスにおけるミラーニューロンシステムは、通常「スイッチオフ状態」になっているが、そのスイッチをオンにすることができる。[51] このことは、魅力的であると同時に残酷でもあり、誘惑的であると同時にサディスティックでもあるとされるサイコパスの能力を説明する。また、キーザーズらのグループが指摘するように、これは新しい治療の可能性も提供した。すなわち、「他者に共感することに意図的に注意を向けることにより、代理的活性化を正常化する患者の潜在能力を得る」という治療法だ。[52]

パスカル＝レオーネが率いるモントリオール―ハーバードのグループは、この二重性を若干異なる言葉で表現した。彼らは二〇〇八年の研究で、一八人の男子大学生グループを対象に、経頭蓋磁気刺激（ＴＭＳ）によって誘発される運動誘発電位（ＭＥＰ）を記録した。過去の研究結果に基づき、他者の痛みを観察することで、健常者ではＭＥＰの振幅が減少し、これはミラーニューロン活動の指標と考えられると仮定した。また、すべての被験者が性格特性を決定するテストを受けた。このテストは「サイコパス的性格評価尺度（PPI）」と呼ばれるもので、マキャベリ的自己中心性、冷淡さ、ストレス耐性など、いくつかの軸で分けられている。驚くべきことに、「冷淡さ」のスコアが最も高い人が、大脳皮質の興奮性を最も大きく変化させることが判明した。研究チームの言葉を借りれば、「健常者におけるサイコパス的性格特性のレベルの上昇は、痛みに対するMNS［ミラーニューロンシステム］内の活動の低下とは明らかに関連していない」ということだ。むしろ、そうした人々のミラーニューロンシステムは活動の増加を示した。[53]

モントリオール―ハーバード大学の研究グループはこの結果を説明するため、二〇〇五年にA・アヴェナンティらがおこなった「感覚的共感」と「情動的、状態的、特性的共感」の区別に訴えた。[54]「感覚的共感」は、「他の個人の感情的、感覚的、情動的状態を理解する厳密な能力」であり、「特性的共感」は、その情報を「観察者が情動的／感情的反応をするために利用できるものにする」ものだ。彼らは、この区別――本質的に情動を認知するか感じるかという区別――は、サイコパスでは「運動共感」と「心の理論」は影響を受けないが、「情動的共感」は損なわれると述べたR・J・ブレアの二〇〇五年のデータと一致していると指摘した（ここで、「運動共感」はアヴェナンティの区別における「感覚的共感」に対応している）。「冷淡な」学生における皮質興奮性の高い変調は、彼らが感覚的に共感していることを示唆し、それが彼らの「悪名高い操作性」と「他者の弱点を利用する能力」を作動させていたのだ。[55]これに対してサイコパスでは、「特性的共感」が「じゅうぶんに適用されていない」ようだった。[56]

これらふたつの議論は、ミラーニューロンの研究を通じてこれまで追ってきた、似たような構造的対立に依拠している。すなわち、サイコパスは情動的なミラーリングは欠如しているが、非情動的なミラーリングには成功しているということだ。彼らの病理は他者の行為から情動的に距離を置く能力、観察された行為の知識を自分自身に対して持つ感情から切り離す能力に起因していると考えられた。サイコパスは他者の情動を映し出しながら、自分自身の中でそうした情動を抑制することができた。このように、「感覚的共感」の中心となる抑制は、サイコパスを理解する上で重要な鍵となった。

サイコパスの研究は、即時的でも情動的でもない共感やミラーリングという形態の存在を示唆した一方で、これと並行する自閉症の研究は、これらの差異の形態――抑制と不調和の両方――が単に病的なものであるだけでなく、正常なミラーリングに必要でもあることを示唆した。ミラーニューロンと自閉症とのつながりを示す実験的証拠は、二〇〇〇年代の最初の一〇年間の半ばに、ふたつのグループによっておこなわれた研究からもたらされた。[57] カリフォルニア大学サンディエゴ校の神経科学者V・S・ラマチャンドランとその同僚が率いる最初のグループは、パルマのセンターと持続的協力関係を築くことなくミラーニューロンに関する議論に貢献した数少ない人々だった。[58] 二〇〇五年、ラマチャンドランは「μ律動」をはじめとする新しい手法を用いてミラーニューロンの活動を調べ、健常者と自閉症患者にビデオに映された手の開閉を見せ、同じ動きをさせて比較し、観察した。自閉症患者における「μ律動抑制」の欠乏は、ラマチャンドランにとって、「ミラーニューロンシステムの機能不全の可能性」を示唆した。[59] 彼はこれをある一般向けの科学雑誌で、「壊れた鏡」仮説として発表した。[60]

アバディーン大学小児保健学部の児童青年精神科医ジャスティン・ウィリアムズとその同僚（その中には進化心理学者のアンドリュー・ホワイトンやセントアンドリュース大学のサル神経生理学の専門家であるデヴィッド・I・ペレットもいた）は二〇〇六年、ミラーニューロンと自閉症の関連性を実験的に証明するふたつ目の研究を発表した。一九九九年にマルコ・イアコボーニらが模倣とミラーニューロン機能の神経基盤を特定するために用いたプロトコルをもとに、彼らは（年齢とIQを一致させた）ふたつの被験者グループ——自閉症スペクトラム障害（ASD）患者とそうでない患者——に、三つの実験的条件に従って人差し指または中指を持ち上げるよう指示した。その三つの条件とは、（a）人差し指または中指が立っているのを見る「アニメーション」、（b）人差し指と中指のどちらかに×印をつける「シンボリック」、（c）カードに×印をつける「スペース」である（図8・7）[61]。ひとつ目の条件では「模倣」を、ふたつ目と三つ目の条件では「実行」をテストし、それらは対照群の役目を果たした。さらに「観察条件」では、被験者に三つの刺激を見せ、手をまったく動かさないよう求めた。

これらのタスクの間、被験者の脳活動はfMRIスキャナーで記録された。その結果として、研究者らは「模倣に関連する脳活性化のパターンにおいて、対照群とASD群の間に違いがあることを示す強固な証拠[62]」に言及した。最も重要なことは、自閉症群では前頭頂部（つまりミラーニューロン野）の活性化がより少ないということだった。しかし、自閉症群では模倣時に活動が高まる領域、つまり背側運動前野と背側前頭前野の一部（ミラーニューロン野のすぐ外側の領域）も発見された。研究者らはこれを、自閉症群が模倣タスクをおこなう際に「視覚運動学習により依存している」と解釈した[63]。彼らは、ミラーニューロンの適切な機能（ひいては模倣行動）に不可欠なさまざまな神経接続が、自閉症では阻害されていると指摘した。ヘルシンキ工科大学のリーイッタ・ハリを中心とする研究者グループは、少し異なる問題に言及した。すなわち、アスペルガー症候群（自閉症に関連する病気）の人は、模倣タスク中に下前頭葉におけるミラーニューロンシステムの活性化に遅れが見られることが明らかになったのだ[64]。

これらの説明からわかるように、著者らは阻害されたミラーニューロンシステムに見られる神経生理

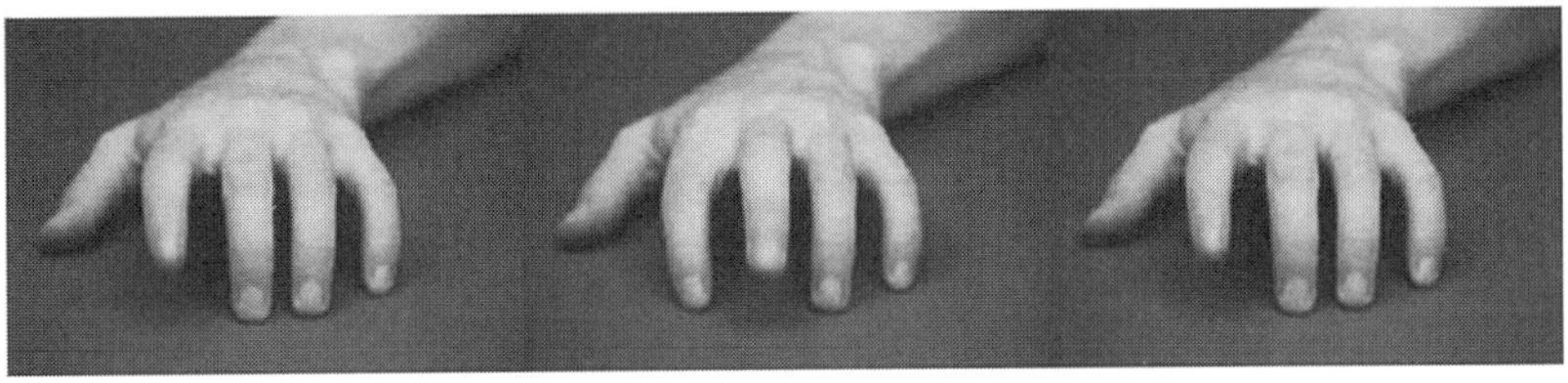

(a)

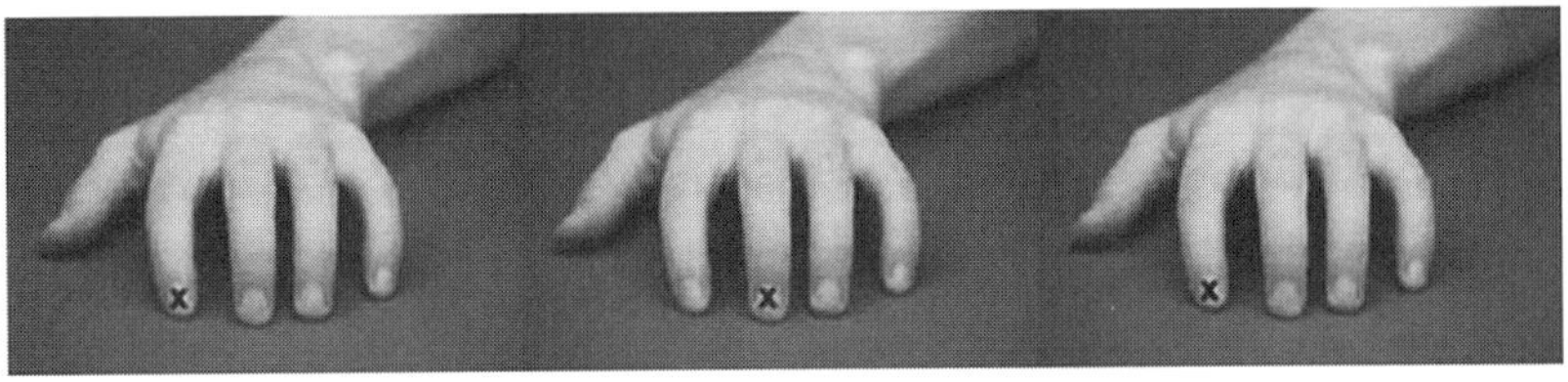

(b)

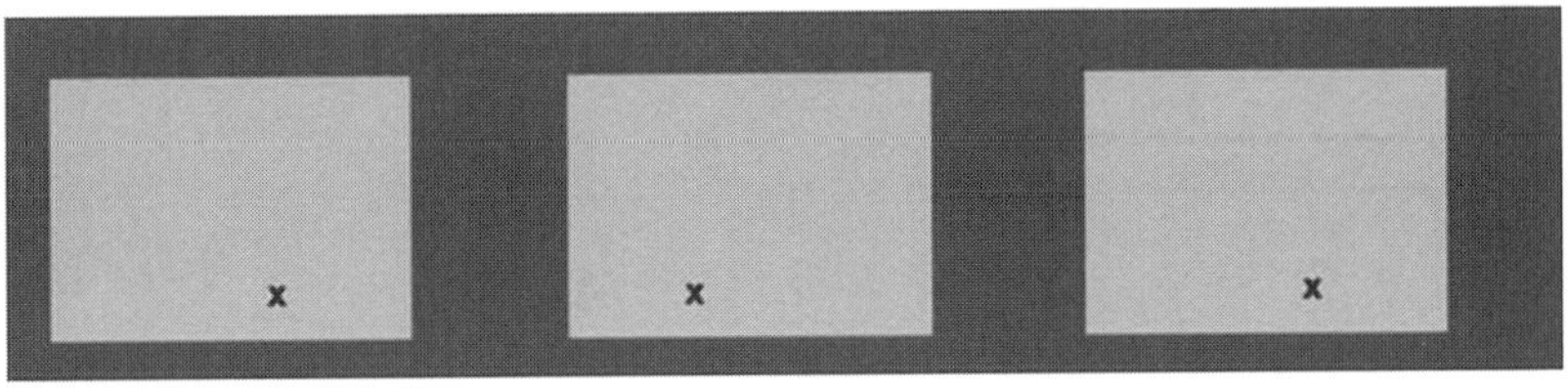

(c)

図8.7　Justin H. G. Williams et al., “Neural Mechanisms of Imitation and ‘Mirror Neuron’ Functioning in Autistic Spectrum Disorder,” Neuropsychologia 44 (2006): 610–21, on 612. Elsevierの許可を得て転載。

学的変化について、かなり詳細に論じている。しかし、失敗の具体的な内容（行動、認知、情動に関わるものなど）については、あまり明確にはしなかった。研究者らは、自閉症の症状はミラーリングの失敗によってどのように説明できるかについて、はっきりと述べなかった。自閉症が「壊れた鏡」によって引き起こされるというのは、どういう意味なのか。ラマチャンドランとウィリアムズは、プロジェクトのこの部分をほとんど外注し、他者の研究に頼って自閉症患者におけるミラーリングの破綻を示した。ミラーニューロン障害が模倣、言語、心の理論、共感といった、自閉症において観察されるあらゆる種類の症状を説明するのに役立つと主張するラマチャンドランは、各分野の研究を広範に引用した。[65] ウィリアムズも同様に、自閉症研究の簡単な調査を含む、このテーマに関する自身の過去の論文に言及した。[66]

ウィリアムズは二〇〇一年に発表した文献レビューで、自閉症とミラーリングの多面的関係性を示した。彼は、「自閉症の人は他者の行為を難なく模倣することができない」、特にその行為が「複雑」である場合はなおさらだということを示す研究に言及した。[67] しかしこの問題は、自閉症ではミラーリングの機能停止が起こっているという考えに合致する一方で、著者らは、自閉症患者が「行為のコピー」、「同じであることへの執拗なこだわり」、「反響言語のような、より定型的な模倣」など、「柔軟性がなく型にはまった行動や言語」をいかに示したかを説明する研究に言及し、別の問題提起もしている。たとえば、自閉症患者は質問に答えるのではなく、ただその質問を繰り返すだけかもしれない。こうした極端なミラーリングに関するウィリアムズの説明は、私たちの関心を理解しているといえるだろう。というのも、その説明はミラーニューロン実験に関する私たちの以前の議論を思い起こさせるからだ。彼は、抑制の失敗が原因ではないかと主張した。[68] つまり、健全なミラーリングには、この抑制、すなわち観察された行動と実行された行動の間の遅延が必要であるということだ。

第二の差異の形態である不調和については、後にUCSD脳認知研究センターのラマチャンドランと彼の同僚が発表した論文で言及されている。二〇〇七年に出版された『医学的仮説』誌の論説で、ラマチャンドランは、ミラーニューロンによって被験者が異なる領域にわたって共通性を見出すことができる方法を強調した。[69] その後ラマチャンドランはこの議論を拡張して、メタファーを説明するのに役立てた。彼は、シェイクスピアの「ジュリエットは太陽だ」というセリフを引用し、「輝きと暖かさという共通項を明らかにする」ことができるからこそ、われわれはそれを理解することができると主張した。[70] 自閉症の場合、この能力がうまく働かない。自閉症の人はしばしばメタファーを理解できず、それを文字通りに解釈してしまうのだ。[71] 前回同様、ミラーリングの失敗に関しては不確定性が見られる。自閉症患者はミラーニューロンが機能していなかったのか？ それとも、それらのミラーニューロンが（最初の論文の言葉を借りれば）あまりにも一致しすぎていて、ふたつの要素の類似性がある閾値に達したときだけ活性化するというような問題だったのか？ サイコパスの研究では、観察された行為と実行された行為の間の不一致に関するある種の寛大さによって正常性が示されるという含意があった。このふたつが完全な複製である必要はなかったのだ。

したがって自閉症はサイコパスの逆のように見えた。前者は他者との過度の同一化を促進し、後者は分離を過度に絶対化する。さらに分析においても、抑制と不調和が指導原理だった。[72] カナダの神経科学者シャーリー・フェクトーらが二〇〇八年の論文で指摘しているように、サイコパスでは情動的共感が阻害され、心の理論と運動共感は無傷だったのに対し、自閉症では情動的共感は問題なかったものの、心の理論と運動共感が阻害を示した。[73] このふたつの条件は、互いが互いの鏡像のようなものだった。[74] 自閉症の分析では、正常さにはある形態の距離感と不調和が必要であることが示唆され、サイコパスの研究では、この距離感は度を越すべきではないことが示唆された。どちらの場合も、ミラーニューロンプロジェクトの中核をなすふたつの媒介形態を再構築することによって、この病気が理解された。

ヒトと動物の違いと言語の起源

ミラーニューロン研究の構造は、これまで見てきたように、鏡像認知テストの伝統の中心となっていた疑問に取り組むために展開されたときに特に有益であることが証明された。つまり、進化とヒト―動物の違いということだ。ミラーニューロン研究の歴史は確かに、私がここで語ってきたように、ミラーニューロンがヒトを動物と分け隔てるという考え方に異議を唱えるもののように思える。第一に、ミラーニューロンの機能によって、それまでヒト以外の動物を別の領域に追いやるために使われてきた動物との相互作用のモデルそのものが覆された。ミラーニューロンは、自己と他者の境界をあいまいにし、被験者が鏡の中に自分を見ているのか、それとも他者を見ているのかを問うこと自体、もはや意味をなさなくなった。答えはいつもその両方だったからだ。第二に、これまで見てきたように、ミラーニューロンはサルにおいて初めて発見された。科学者が実験装置を設置する際に、記録装置がマカクザルの脳内のニューロン活動を拾ったとき、ヒトと動物の間で最初のミラーリングがおこなわれたことを思い出せば、この関係性はより複雑なものになる。[75]

科学者たちが後者のミラーニューロン研究へとプロジェクトを移行していくにつれて、動物とヒトとの相互関係はきわめて重要なものとなった。ミラーニューロンはヒトにも見られる可能性があることをミラーニューロンという言葉が生まれる前に示した最初の実験は、一九九五年の論文で提示されたが、鍵となる論文はその一年後に登場した。[76] パルマのグループは、ミラノ大学の研究者とチームを組み、PET（陽電子放射断層撮影）イメージング研究をおこない、把持観察と物体の「把握」すなわち把持というふたつの条件下で、ヒトの脳活動を測定した。[77] 当初の結果はあまり芳しくなかった。観察された行為と実行された行為に対して生成された脳のイメージが一致しなかったのだ。たとえば、実験では、把持の観察によって下部側頭葉と下前頭回が活性化した一方で（図8・8とカラー図版4の二列目の脳、上）、把持の実行（または「物体把握」、図8・8とカラー図版4、下）では下前頭回に活性化は見られなかった。

このふたつの条件下で脳活動を一致させることができなかったのは、一部には、使用した記録装置の影響もあった。ヒトの場合、脳の実験は厳しく規制されている。倫理規定により、研究者がサルと同じようにヒトの被験者の頭蓋骨を開いて、単一細胞の記録をすることはできない。[78] その代わり研究グループは、より精度の低いPETイメージングという技法に頼った。この技法では、広く定義された脳領域の細胞集団の活動を特定することができた。このイメージング手法は感度もかなり低い。リゾラッティは、この研究で44野が点灯しなかったのは、そこでの活動を誘発するための「行動プロトコルの要求が……不十分だったからだ」と主張した。[79]

このように証拠が欠如していたため、科学者たちはサルとヒトの相同性を頼りに、ヒトにミラーニューロンが存在すると強く訴えた。一九九六年の論文の多くは、彼らの研究でヒトの把持観察中に活性化することを発見した領域のひとつ、下前頭回におけるそのような相同性について詳述している。たとえばヒトの下頭6野はサルのF4野と、またヒトの44野はサルのF5野と同族であり、45野については、状況はそれほど単純ではなかった。[80] これらの相同性、特にブローカ野として知られる44野の重要性については後述する。

この相同性から科学者たちは、PETスキャンの結果にかかわらず、観察時に活性化されたニューロ

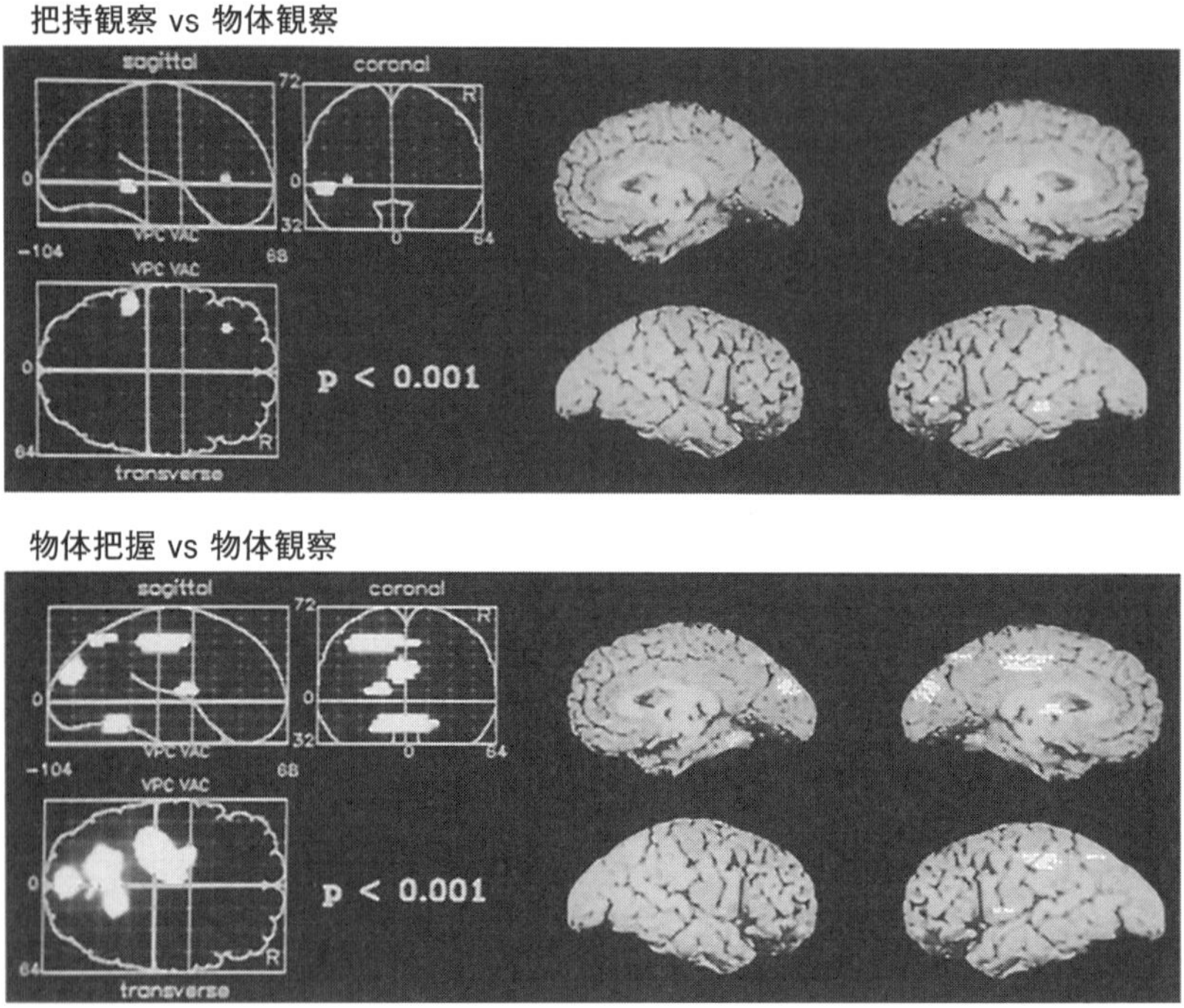

図8.8　把持観察により、側頭下皮質と下前頭回が活性化した（上：2列目の脳）。下前頭回では、把持実行時の活性化は見られなかった（下：“物体把握”）。G. Rizzolatti et al., “Localization of Grasp Representations in Humans by PET: 1. Observation versus Execution,” Experimental Brain Research 111 (1996): 246–52, on 248. Springer Natureの許可を得て転載。

ンは、行為を実行する際にも活性化していると主張することができた。彼らは、把持運動中に「下前頭回に活性化は見られなかった」と指摘した後、サルでは「把持運動の構成に最も決定的に関与すると思われる運動前野はF5、つまりミラーニューロンの領域である」と指摘した。[81] 彼らは、ヒトにおける他の証拠（たとえば、運動シーケンスの実行中に、同領域の血流が増えることを発見した最近のPET研究など）を参照し、この領域が実際に、複雑な運動タスクの編成に関与していることを示唆した。[82]

ミラーニューロンのパラダ

イムでは、ヒトと動物の研究が密接に絡み合っているという性質があるにもかかわらず、ミラーニューロンこそが私たちをヒトたらしめている鍵であるとしばしば宣言されてきた。この種の主張をした最も著名な科学者はV・S・ラマチャンドランであり、彼が自閉症研究で重要な役割を果たしたことはこれまで見てきたとおりである。二〇〇七年、ラマチャンドランは約四万年前の人類進化の大いなる飛躍(「ビッグバン」と呼ばれることもある)――洞窟芸術、衣服、新しい形の住居など、技術開発や文化的表現の急激な高まり――について論じた。[83] そして、ヒト科の動物の脳が現在の大きさに達した二五万年前ではなく、なぜその時にそうなったのかという疑問を投げかけた。一般的な答えとしては、遺伝子の突然変化により、それまでつながっていなかった脳の機能領域が突然連携できるようになったというものだった。ラマチャンドランはこの考え方を修正するよう提案した。もし遺伝的な変化があったとすれば、それはミラーニューロンシステムに関係するものであり、ミラーニューロンシステムの「高度化」、したがって「学習能力」を高めたのだ。[84] ラマチャンドランは二〇〇九年のTEDトークで、それらは「文明を形成するニューロン」だと宣言した。[85]

ラマチャンドランのいうミラーニューロンシステムの「高度化」が何を意味していたのかについては、すぐに明らかになるものではないが、文脈からして、彼は非常に複雑な行為をミラーリングすることができるヒトの能力に言及しているということができるだろう。これらの「高度化された」ミラーニューロンと、それが可能にする高度な模倣能力によって、「道具の使用、芸術、数学、さらには言語の側面」といった発展が、「集団全体にきわめて速く広まる」ことができたのだ。[86] ここで強調されるのは、発明というよりも普及ということである。ラマチャンドランは、ホモ・エレクトスやネアンデルタールといった「初期のヒト科動物」にも同じ、または似たような革新があったかもしれないことを認めたが、これらのヒト科動物が持つミラーニューロンシステムの力は弱いため、その革新は「〝ミームプール〟から即座に脱落する」ことを示唆した。[87] 二〇〇七年の同様の議論の中で、ラマチャンドランはこの議論を拡張し、ミラーニューロンを自己認識と関連づけた。ラマチャンドランにとって、自己の本質は根本的には自己反省である。つまり「自分自身の考えや感情について〝内省〟する感覚と、自分のすべきことをしている自分を〝見る〟感覚——まるで他人の視点から自分を見ているかのような感覚」である。自己認識とは「内面に向かって自己を見つめる」ミラーリングのことだったのだ。[88]

いずれのケース——大いなる飛躍と自己認識——も、ヒトと動物、ホモ・サピエンスと他の同属の動物との違いは、ミラーリングのより高い即時性にあるように思われる。ミラーリングがより細かくなり、他者の行為をより完全に模倣できるようになったか、または自他の区別が崩壊し、観察された行為と実行された行為が同一人物によってなされているかのようになったかのいずれかである。ヒトが動物と違うのは、ミラーリングができるからではなく、ミラーリングがよりうまくできるからなのだ。

しかし、状況はそれほど単純ではなかった。そうした高次のミラーリング分析を取り上げたのが、UCLAのマルコ・イアコボーニである。パルマのグループとの長年の共同研究により、イアコボーニは、彼らがコード化した模倣行動に関して、古典的なミラーニューロンを凌駕する新しいタイプのミラーニューロンの証拠を発見した。イアコボーニはこれを「スーパーミラーニューロン」と名づけた。スーパーミラーニューロンは、「古典的なミラーニューロンの〝最も上位〟にある機能的なニューロン層として作用し、その活動を制御・調節している」[89]。しかしイアコボーニによれば、そしてここでの目的にとって重要なのは、これらの「スーパーミラーニューロン」は、観察された行為と実行された行為の差を軽減するのではなく、むしろ逆の方法で区別されているということである。[90]

ミラーニューロンを研究するために、イアコボーニは薬剤耐性のある前頭葉てんかんの患者群に協力を求めた。この患者らの最終手段となる治療法は外科手術であり、てんかんの活動の中心を正確に突き止め、どこを切れば良いのかを外科医に伝えるために、脳のさまざまな部位に規定どおりに電極を埋め込み、長時間にわたって脳の活動を測定できるようにした。この状況は、脳のこの領域を通常よりもはるかに精密に研究するための比類ない機会となった。イアコボーニは、これらの患者がさまざまなタスクを完了する間に記録された「単一細胞のきわめて精巧な解像度」の恩恵を受けることができた[91]。観察条件では、被験者にコンピューター画面上の様々な把持行為や顔のジェスチャーを観察するよう伝えた。実行条件では、視覚的に提示された言葉に反応して同じ行為をするように合図が出された。

ここでも、同じ行為の実行と観察（たとえば笑顔の観察と笑顔の実行）の両方で反応するミラーニューロンを特定した。しかしこれらの細胞はふたつのグループ、すなわち行為実行と行為観察の両方で同様の反応を示すグループと、「行為実行時には興奮、行為観察時には抑制」の反応を示すグループに分けることができた（図8・9、カラー図版5）[92]。イアコボーニが「スーパーミラーニューロン」と呼んだのは後者の群であり、研究者らは、これは「望まない模倣」を制御する役割を担う可能性があることを示唆した。彼らは次のように述べている。

> ミラーリング活動は定義上、行為主体性を超えて一般化し、自己がおこなった実行行為と他者がおこなった知覚行為を一致させる。これは模倣学習を促進するかもしれないが、同時に望まない模倣を誘発する可能性もある。そのため、ニューロンを制御する必要があると思われる。行為実行時と行為観察時の興奮と抑制のパターンが正反対の反応を示すミラーニューロンのサブセットは、この制御機

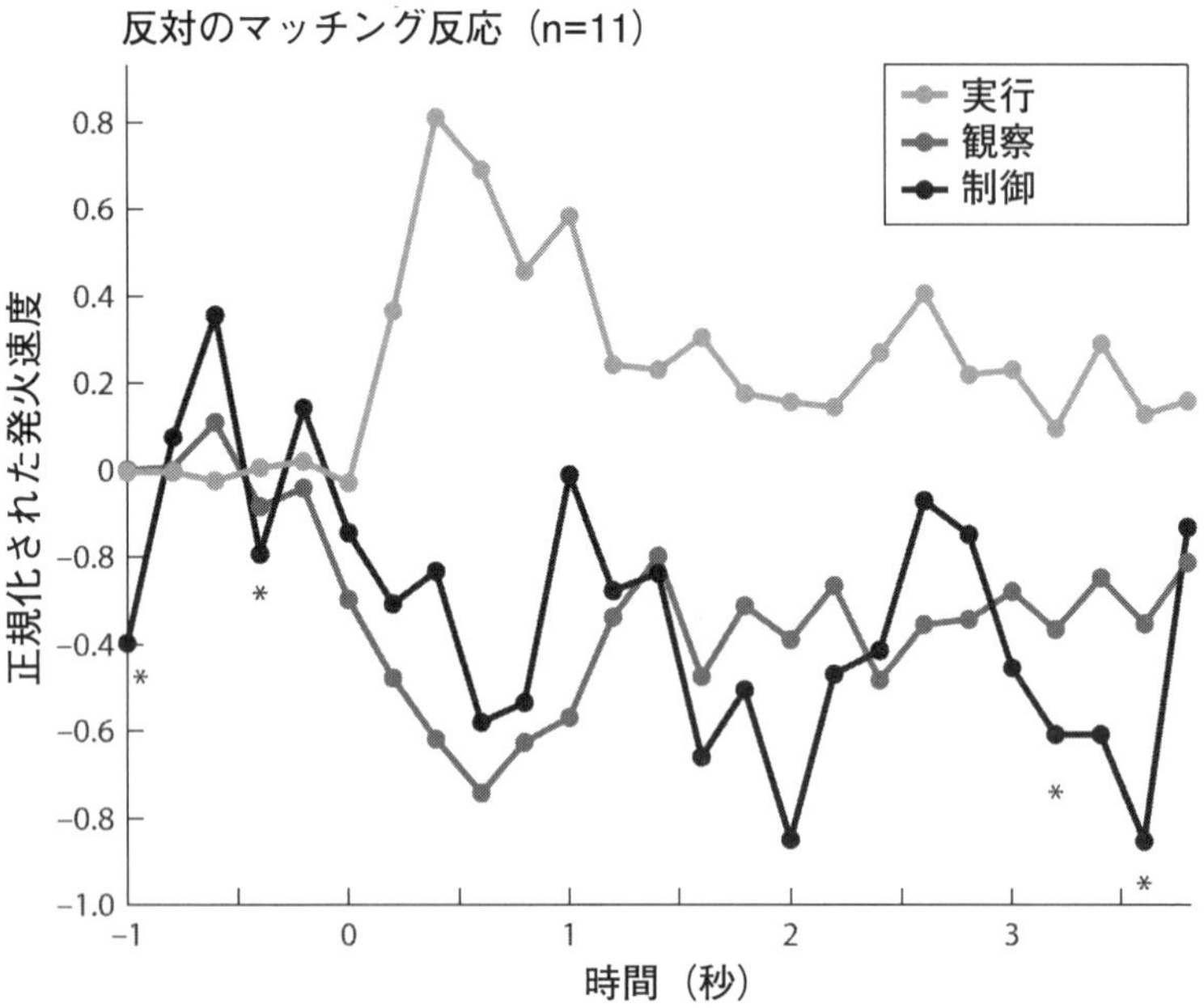

図8.9　逆ミラーリングを示すスーパーミラーニューロン。以下より転載。Roy Mukamel et al., “Single-Neuron Responses in Humans during Execution and Observation of Actions,” Current Biology 20 (2010): 750–56, on 754. Elsevierより許可。

能に理想的に適合しているように思われる。[93]

さらに、ここでは議論があまり明確ではないが、模倣を調節する能力、つまり抑制のプロセスを通じて観察された行為と実行された行為を制御し、区別する能力は、高次ミラーリングの条件であるように思われた。

スーパーミラーニューロンはより良いミラーリングができるように見えたが、イアコボーニはその改良を、観察された行為と実行された行為を分離する能力によって説明した。しかしわれわれも知っているように、これはこの混合物の新しい要素ではなかった。スーパーミラーニューロンにおける、観察された行為と実行された行為の関係の即時性を壊すことにより、イアコボーニは、すべてのミラーニューロンの中心にある同様の媒介、すなわち、最初の発見の中心だった観察中の行為抑制を最大化していただけだった。つまり、「スーパーミラーニューロン」は、抑制の原理を利用することで、ミラーニューロンプロジェクトに内在する介在性を利用することができたために、複雑なミラーリングを説明することができ、したがってヒトと動物の違いを示すことができたのだ。

この文脈で、一部のミラーニューロン研究者は、本書の冒頭からつきまとってきた問題、すなわち「言語の起源」に焦点を当てた。これはミラーニューロン研究において、広く研究されている問題ではなかった。つまり私たちは本質的に、一九九〇年代に書かれたほんの一握りの論文を取り扱っているにすぎない。その中で最も重要なのが、リゾラッティとＵＳＣのコンピューターサイエンティストであるマイケル・アービブが一九九八年に発表した短い観念的論文だ。[94] しかしそこでの議論は、それにもかかわらず有益であり、ミラーリングの分析だけでなく、識別の問題にも関与していた初期のミラーテストの伝統の延長線上にあると見ることができる。高次ミラーリングの場合のヒトと動物の差異の主張は、抑制による観察行為と実行行為の時間的分裂の効果として見ることができるが、言語の場合、その差異は第二の媒介形態である両者間の不調和に対する必要な許容性によるものだった。

一九九六年のＰＥＴ実験で前述したように、イタリア人はサルの脳との相同性を利用して、ヒトにミラーニューロンが存在することを論証した。重要なのは、ミラーニューロンを含む領域であるサルのＦ５野が、ブローカ野とも呼ばれるヒトの44野に対応していたことだ。長い間、ブローカ野は運動発語に関係する脳の領域と考えられてきたため、この相同性は、ミラーニューロンが言語の発生に一役買っている可能性を示唆しているように思えた。リゾラッティはこのつながりを理解するため、ヒトと動物のコミュニケーションには鋭い神経学的分断があるという考えを採用した。ヒト以外の霊長類の発声は帯状皮質、特にヒトの発声を司るブローカ野から離れた、脳の奥深くに位置する間脳と脳幹の構造が媒介していた。さらに動物の発声は、発語のように特定の個人に向けられたものではなく、集団全体を対象とした別のコミュニケーション形態だったようだ。最後に、サルの発声は本能的、情動的行動と関連していたのに対し、ヒトの発語はそうではなかった。[95] リゾラッティはこの議論を利用して、サルの音声コミュニケーションは、ヒトの発語の最も近い祖先ではない可能性を示唆した。むしろ、ヒトの言語能力は動物のジェスチャー、つまりミラーニューロンによって制御されるジェスチャーから進化してきた可能性がある、と考えたのだ。そして運動野F5のミラーニューロンは、「個体間コミュニケーションと最終的な発語の発達のための神経的前提条件」である可能性があった。[96] これが、F5とブローカ野の相同性とされるものの有意性だった。

リゾラッティは、ミラーニューロンが主要なコミュニケーションのジェスチャーを説明できると主張したが、そのためには、ミラーリングされた行為間の不一致に頼る必要があった。「特に興味のある」行為に直面したとき、ミラーニューロンシステムは「その動作の短い頭の部分を表出させようとする」。[97] たとえば食物摂取のプロセスを見るとき、サルは「唇を鳴らす」、もしくは「舌を打つ」。[98] 同様に、「意味のある音の原始的語彙が発達しはじめる可能性もある」。[99] その後の実験で、ヒトにも同様のプロセスがあることが示唆された。たとえばジェンティルッチらは、参加者に大小ふたつの3D物体を提示し、それが見えたら口を開けるよう指示した。その結果、唇の開口は、大きな物体に向かったときに大きくなり、小さな物体に向かったときに小さくなることがわかった。[100] ここで私の議論にとって重要なのは、差異化、または絶対的な一致の欠如がプロセスの中心にあったということだ。つまりミラーリングされた「頭の部分」（舌打）は、観察された行為（食べること）とほんの少ししか一致していないということだ。このような差異化は、意味される対象と意味する記号との間の接続、いや差異を可能にし、ひいては、この微妙な類似関係さえも放棄する言語システムの発展を可能にした。つまり、複数の非整合的なミラーリングの組み合わせは、最終的にシニフィアン〔記号〕とシニフィエ〔意味〕の間に純粋に慣習的な関係性を生み出したということだ。リゾラッティとアービブの言葉を借りれば、「音が記述的価値を獲得した」のである。[101] こうしてミラーニューロンは、ティーデマンにとって、他の動物よりも人類の方が言語的に進歩していることを示す発達を説明するものとなった。

V・S・ラマチャンドランとミラーボックス

本章で論じてきた鏡のほとんどは比喩的なものだったが、二〇〇〇年代初頭、ミラーニューロンの伝統は、もっと身近なものに見えるような一連の材料研究の実践と衝突した。この収束の中心にいたのが、本章ですでに名前があがっている人物、V・S・ラマチャンドランである。ラマチャンドランは幻肢痛に悩む患者を対象とした「ミラーボックス療法」に関する初期の研究とミラーニューロンを関連づけ、これを一九九四年に最初に論じた。[102] ラマチャンドランは、幻肢が発生するのは私たちの肉体と、切断後もしばしば残存する大脳構造である内的な「動的身体イメージ」（神経科学的にはブルックの身体イメージと類似している）との間にズレがあるためだと主張した。[103] この身体イメージはあまりに強いため、手足がないことを示す視覚的な証拠に強く抵抗する。患者はいまだに存在しない腕や足を感じ、大きな不快感を覚えることがある。[104] 現実に対するイメージの支配は完全なものではなかった。むしろ幻肢の特性は、現実の身体との関係性によって構成されていた。ある患者D・Sは、自分の幻肢を麻痺していると考えた。なぜなら、運動脳地図から運動指令を出し、幻肢を動かそうとしているにもかかわらず、その位置が変わったという内受容感覚や視覚的な確証が得られなかったからだ。ラマチャンドランが述べているように、「最終的には、脳は腕が動かないことを学習し、ある種の〝学習性麻痺〟が脳の回路に刻印される」のだ。[105] また、別の患者R・Tが手に痛みを感じたのは、視覚的な証拠がなければ、幻の手が開かれたことを納得するのが難しかったからだった。

ラマチャンドランのミラーボックスは、身体イメージと肉体を再調整するために設計された。それは段ボールや木箱の真ん中に鏡を垂直に置くという構造になっていた。[106] 幻の腕をもつ患者の場合、片方に健側の腕を、もう片方に幻の手を入れる。図8・10とカラー図版6に示すように、囲いの上部と前面が開いているため、患者は箱の中を覗くことができるが、治療のためには、健側の腕を入れた箱の側面から鏡が見えるように頭を片側に傾けていなければならなかった。次に、健側の腕を動かし、その鏡像が「幻の手の感触の位置に重なる」まで動かしてもらう。[107] 正しく動作すれば、患者が「鏡対称の動作」をしたときに、幻の腕が「復活」するのを見ることができる。[108] ある患者は驚きのあまりこう叫んだ。「信じられません。腕がまたつながっているのです。まるで元に戻ったかのようです。……もはや、吊り包帯に包まれた動かない状態とは思えません」と。[109]

一連の関係は長くて複雑だが、最も基本的なレベルでは――健側の右手が幻の手の動きを再現し、鏡がその動作を非物質的に映し出し、患者は非物質的な鏡像を本物の左手であると思い、その肉体をもったと思われる左手を幻の手になぞらえる――、鏡はこの実験の中で非物質的な二重性を生み出し、脳内の身体イメージと一致させることができたのだ。

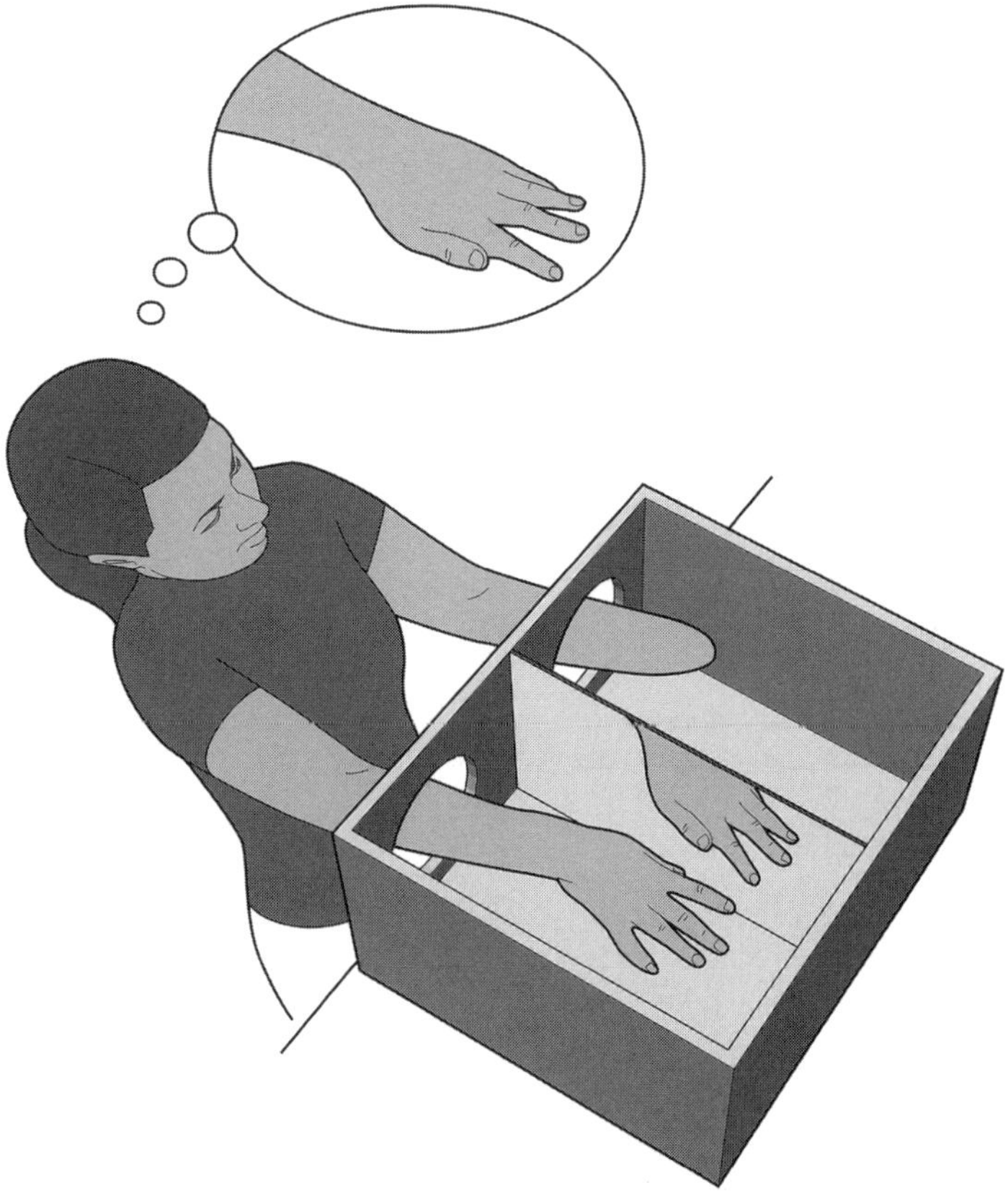

図8.10　V. S. ラマチャンドランのミラーボックス。V. S. Ramachandran and Diane RogersRamachandran, “It's All Done with Mirrors,” Scientific American Mind 18, no. 4 (August/September 2007): 16–18, on 17.

ラマチャンドランは、ミラーボックスがどう機能するかを説明するために、リゾラッティの「ミラーニューロン」に訴えた。ミラーニューロンは、鏡像と身体イメージの間の整合を制御するものだった。なぜならミラーニューロンは、観察された行為の神経学的シミュレーションであり、それ自身の「仮想現実」を作り出すからである。[110] ラマチャンドランと彼の共同研究者であるエリック・アルツシューラーは、「ミラーニューロンは複数のモダリティ——視覚、運動コマンド、固有感覚——間の相互作用に必ず関与する」と述べている。[111] 彼らは、視覚的な入力を固有感覚や触覚的な入力に変換した。だからこそ患者は、麻痺した幻の手が動くのを見ると、同じように動くのを感じることができたのだ。さらにラマチャンドランは、ミラーニューロンは、ミラーボックス治療の即時的効果をより長く持続させるために、視覚がどのように脳地図を再び変化させるかを説明できると主張した。視覚的な入力は、切断後に「抑制」または「休止」状態にあった身体地図上の運動ニューロンを刺激し、新たな目的のためにそれらを採用することができる。[112] つまり、ミラーニューロンの存在によって、直接感覚を刺激する可能性を失っていた神経物質にアクセスする方法が開かれたということだ。

その後ラマチャンドランは説明の中で、幻肢現象の背景にある身体地図とミラーニューロンとの間には密接な関係性があると仮定した。脳内の行為を想像的にコピーする、ミラーニューロンによって生み出される仮想現実は、このように動的な身体イメージと似ており、実際、正確に同じ脳内領域で生じることが多かった。結局のところ、幻肢の原因となる地図や身体イメージは、動いている身体の鏡像（時には歪んでいる場合もあるが）そのものだったのである。その類似性は、ミラーニューロンが作り出す「仮想現実」が、なぜ身体イメージを形作るのに役立つかの説明となった。つまり身体イメージも鏡像だったということだ。さらにもう一歩進んで、前章で論じた身体イメージ障害の研究者と同様、鏡はラマチャンドランにとって、ミラーニューロンが作り出す仮想イメージを操作し、実験するためのひとつの方法となったのだ。鏡は幻影を現前させ、可鍛性に富み、研究へと開かれたものだった。それは現実と仮想、身体とその幻影、物質と非物質が出会う場所であり、それぞれ異なる存在論的領域の接続点だったのだ。

結論

ラマチャンドランは、現代神経科学における異端児として際立っている。二〇一一年には『タイム』誌の「最も影響力のある一〇〇人」に選ばれるなど、その名声は、同僚が簡単に指摘し、示唆しただけの方向性や議論を拾い上げ、それらに取り組む彼の能力によって築き上げられたものだった――ときにそれは、根拠が許容する範囲を越えることもあったという批評家もいる。[113] しかし彼は、より控えめな仲間たちから取り残された考えや可能性を強調し、神経科学が精神科学の概念や語彙とどのように関わり、しばしば苦闘したかを浮き彫りにすることで、貴重な診断的役割も果たしている。彼の著作の特徴のひとつは、ほとんどの神経科学者がよくいえば無視し、悪くいえばけなしている人物、つまりジークムント・フロイトに取り憑かれているということだ。ラマチャンドランの論文、著書、テレビ出演の至るところで、精神分析の父であるフロイトが執拗なまでに定期的に言及されている。大衆向けの著作には、抑圧や無意識といったフロイトの主要概念への言及が見られるが、もっと驚くべきことに、より専門的な彼の科学的な出版物にもフロイトが絶えず登場しているのだ。[114]

ラマチャンドランがフロイトを採用したのは、精神分析が、厳密な神経学的言語に翻訳されさえすれば、現代の神経科学に多くの有用な概念を与えることができるという洞察に基づいている。彼は、フロイトが「もともと神経学者としての訓練を受けた」ことを主張し、さまざまな理由でその道から離れなければならなかったものの、フロイトは「心理現象に神経の説明を与えるという初期の目標を見失うことはなかった」としている。[115] この任務を達成するかどうかはラマチャンドランにかかっていた。自分の分析に正当性を持たせるため、ラマチャンドランは「フロイト心理学の実体のない抽象的なものを、脳という物理的な肉体に固定する」だけでよかったのだ。[116]

ラマチャンドランは、精神分析を現代神経科学の概念に役立てようとする試みの中で、ノーベル賞を受賞したエリック・カンデルや、「精神神経分析」(一九九九年に同名の雑誌を創刊)という分野を生み出した神経心理学者で精神分析史家のマーク・ソームズといった神経科学者のグループから大きく外れることはなかった。[117] ラマチャンドランのアプローチが私たちにとって興味深いのは、彼が精神分析を神経科学に翻訳するための中心的な装置として脳内身体地図を特定したからである。フロイトが心理的プロセスとして説明したものは、ラマチャンドランにとっては身体イメージのレベルでの変容だった。たとえば、ラマチャンドランの足のフェティシズムに関する説明を見てみると、足はペニスの象徴になりうるというフロイトの意見には同意していたものの、彼は体性感覚地図上での足と性器との近接を通じてこのふたつを結びつけた。皮質表現が生殖器表現から遠く離れている身体の部位は、ラマチャンドランが指摘しているように、崇拝《フェティッシュ》化される可能性がはるかに低いのである。ラマチャンドランにとって、ヒトの「地図支配的」な性質は、フロイトの精神力学的な説明よりもはるかに説得力のある説明を提供するものだった。[118]

同様に、ラマチャンドランはフロイトの抑圧、つまり無意識の概念を通じて考えるために身体イメージを用いた。ラマチャンドランは、病態失認患者《アノソグノシア》（自分の病気に気づいていない、あるいは否定している患者）を例にとり、「これらの患者が用いる戦略と、ジークムント・フロイトとアンナ・フロイトが心理的防衛機制と呼んだものは驚くほど類似している」と主張した。[119] ラマチャンドランにとって、病態失認とそれが引き起こす抑圧は、麻痺した身体よりも無傷の動的身体イメージが優先されることによって説明することができた。病態失認の患者では、身体地図が絶対的に優先されるため、それに反する証拠を否定したり、「抑圧」したりする必要があった。[120] ラマチャンドランはさらに、性同一性障害を説明するためにこのモデルを拡張した。彼は、性別違和の人々の脳は生まれつき反対の性の脳と同じように組み込まれており、そのため、性別適合手術後に幻の胸や幻のペニスが発生する頻度は、他の理由による胸やペニスの切断よりも低いと述べている。[121]

フロイトと格闘している間、身体イメージがラマチャンドランの中心的な道具だったということは明らかである。先に見たように、ラマチャンドランは次第に身体イメージを、ミラーニューロンの活動によって生成され、いじくり回され、ミラーボックスによって操作に晒される、一種の鏡像として理解するようになった。また、ラマチャンドランにとって鏡は紛れもなく純粋な物質主義的構成物だった——鏡像は光学の法則によって説明できるものであって、幽霊や幻影が見えるわけではない——が、彼にとっては「深い謎」のままだったのだ。[122] その物質性にもかかわらず、鏡は「仮想現実」、すなわち現実の身体の非物質的な二重化を生み出し、それは幻影のように見え、幻影のように行動さえする。さらにこの仮想現実は、単なる忠実なコピーではない。ラカン、カーペンター、そしてブルックにとって、それは現実と少しずれている可能性があり、おそらく常にそうなのだ。現実と鏡像の間の断絶は、ラマチャンドランの研究においてきわめて重要だった。治療的には、それはミラーボックスの中で、実際にはそこにない腕のイメージを提供し、概念的には、ミラーニューロンの役割の中で、心的行為と実際の実行の間の境界線に立っている。

ラマチャンドランはミラーマップを、フロイトの「実体のない抽象概念」を「脳という肉体」に「固定」するひとつの方法として用いたが、まったく正反対の解釈をすることもできた。鏡に深く依拠することで、ラマチャンドランは、心理的なものと身体的なものの間のあいまいで複雑な関係という問題を回避するのではなく、むしろそのあいまいさをこの身体理論の中心に統合したのである。ラマチャンドランにとって脳の中の自己は鏡の間であり、そこでは現実と非現実、物体とそのイメージは、決して絶対的かつ確実に区別することはできないのである。

おわりに　実験の失敗

本書の冒頭で、双子の娘たちが鏡像で遊ぶ姿に心を奪われたことや、私のアイデアに対して友人や同僚がどう反応したかなど、このプロジェクトに至るまでの私の道のりを紹介したが、そうしたことは、鏡が何か深い個人的なものに入り込んでいることを示唆してくれた。最後に、心と脳の科学の研究者としてもうひとつの体験を皆さんに紹介し、この本を終えたいと思う。私の最初の著書『局在化への不満――精神分析と神経学の系譜』は、少なくとも私たちの従来の理解では隔世の感がある人物同士を結ぶ個人的、組織的、知的つながりを辿ることによって、心の現象の研究と脳の研究との関係性に取り組んだものである。この本は、ジークムント・フロイトの精神分析とオットフリート・フェルスターの脳神経外科学、ポール・シルダーの心理的身体図式とワイルダー・ペンフィールドの脳地図の間の思いがけない近接性を示唆した。同様にそれは、神経系に介入するための異なる実践に基づく、心と脳の境界を越えた異なる類型――一方で「不透明で断片化された自己」、他方で「透明で統一された自己」という異なる自己の概念――を提案し、促進するものだった。[1]

最初の本が完成した直後、私は何か新しいことを研究したい、これまでとは異なる疑問を投げかけたいと決意した。ミラープロジェクトの斬新な側面が私の興味を引きつけた。ミラーテストの具体的なわかりやすさ、しばしば遊び心のある実験、率直にいって、赤ちゃんや動物が自分の反射像の前で何か面白いことをするのを議論できるという事実を楽しんだ。これまで未開拓だった分野である発達心理学や精神分析を超えて、啓蒙科学、サイバネティック回路、メディア理論、人類学などについて、わくわくしながら読み進めた、この文脈へと私を導いた研究方法をありがたく思った。そしてすぐに気づいたのが、鏡は一見したところ、常に無害で遊び心に満ちているとは限らないということだった。私は、単に中流階級の子どもたちやかわいい仔犬を相手にしていただけでなく、そもそも病気の原因ともなった客観化に傾く治療を受けていた深い悩みを抱える患者をも相手にしていたのだ。私は、アメリカの科学者たちから好色な視線を向けられた非西洋民族集団の研究に遭遇した。こうした科学者たちは結局のところ、自分たちの歴史にしか関心がなく、その結果自らの評価においてさえ、広範囲な文化的・社会的損害を与えてしまっていた。

しかし、もっと身近に存在していたものもあった。それは、ミラーテストのさまざまな要素を結びつけようとするうちに、ますます目に見えるようになり、最初の本で私の心をとらえたテーマに私を立ち戻らせることになった。これほどさまざまな分野の文脈で鏡が常に再登場していることを調べはじめ、これほど多くの人々を、しばしばそれぞれ別個に、鏡の反射面へと引き戻す隠れた力を見極めようとしたとき、鏡の力は良くも悪しくも、心と脳の科学の構成的問題と似たものを生み出すということに思い当たった。つまり、意識と物質の関係性をどのように理解すればよいか、という問題だ。

鏡は時折、心と脳の科学におけるより周辺的な話題の中に、その位置を見出すことがあったといえるだろう。特に一九二〇年代から一九三〇年代にかけては、鏡の地位が相対的に低下し、それはさまざまな二次的認知能力を確認するためのものでしかなかった。グレイ・ウォルターにとっては、それは知る人ぞ知るジョークとしては格好のものだった。しかしこれまで見てきたように、これらは多くの意味で過剰な期待を抱かれていたが、それが達成できず、その評価は低下した。ミラーテストはそのほとんどの歴史を通じて、人間存在の根幹まで達する問いを投げかけるために利用されてきた。ダーウィンにとってそれは、理性と観念の結びつきに関係するものだった。プライヤーにとっては、私たちの最も基本的な概念を探る方法を提供するものだった。カーペンターにとっては、社交性に関する本質的な何かを証明するものだった。ギャラップ以前の多くの人々にとっては、ヒトが他の動物界とは異なる特別な存在であることを定義するのに役立った。どれほどその概念の意味をずらしたとしても、ヒトの自我には鏡のようなものがあると主張したラカンの理解は正しかった。鏡は、この自己へのアクセスを提供しているように見えるだけではない。最後のふたつの章で見てきたように、鏡は介入する手段も提供しているのだ。私たちは鏡を通して自己を形成し、自己が壊れたらそれを修復し、現実に合わせて再調整することができる。科学哲学者たちが示唆するように、物事は私たちが考えたり認識したりするときに現実となるのではなく、むしろそれが私たちの操作の対象となったときに現実となるのだ。[2] このように鏡療法もミラーボックス療法も、鏡の自己のさまざまなバージョンを正統化してきた。

　これはおそらく、繰り返し流行し、哲学史としても語ることのできるような大規模な歴史の中で捉えられてきた自己ではない。[3] むしろ近代において、この問題に対する一般的認識を事実上独占してきた科学、すなわち心理学、そして二〇世紀後半にますます勢力を増した神経科学に基づいているため、この自己はより権威ある自己である。鏡が魅力的なのは、まさにラマチャンドランにとってそうであったように、それが両者の橋渡しの役割を果たしているからであり、心と脳の問題に対する多くの解決策と似た二元論を再現してくれるからだ。鏡の片側には生身の肉体がある。もう一方には非物質的な世界がある。両者は触れ合うことなく、実際、厳密に分離されたままだが、両者の間には厳密な並行関係があり、現実世界でのすべての行為は鏡の世界での別の行為に追従する。このように鏡は、現実的なものと想像的なもの、神経学的なものと心理的なもの、物質的なものと非物質的なものの間の、通り抜けることのできない、それでいて奇妙な透明の境界を作り出す。そして、肉体／精神の境界の両側にいる科学者たちにとって、鏡は自分たちの理解の及ばないもの、両者の間の奇妙な空間にあるもの、神経学的自己、あるいはもしかしたら仮想化された脳を理解するための手段としての役割を果たしてきた。だからこそ過去一五〇年以上の間に、これほど多くの分野で大きな関心を集めてきたのだと思う。

鏡の魅力は、現在主流となっている神経科学の伝統において、おそらく特に強いものだろう。フェルナンド・ヴィダルとフランシスコ・オルテガが最近の著書『脳であること』で述べているように、私たちの本質的な自己を脳と同一視する、つまり自分自身を「脳の主体」として見る現在の傾向には、神経科学が大きく貢献してきた。[4] これは、生命の真の終わりを決定する「脳死」という概念が持つ巨大な力を説明する。[5] ロボトミー〔精神障害の治療のひとつとして、大脳の前頭葉白質を切断・破壊する外科手術〕のような、以前は比較的一般的に受け入れられていた治療形態に私たちが嫌悪感を抱くのもこうした理由からだ。[6] そして、いつか自分の神経回路をコンピューターにアップロードして、体外離脱した生活を送ることが可能になるような、ある種のトランスヒューマニズムに魅かれることの説明にもなる。[7] この物質主義的な観点からすると、鏡はありえないほどバランスの取れた行為を達成してきたように見える。二元論に譲歩しているようにも見えるが、鏡の設定は二元論的存在論を受け入れることを要求しない。ここでは、準宗教的な先入観も必要なければ、近代的な身体図式からの脱却も必要ないのだ。

鏡は「心身問題」を解決するだろうか？　これは、毎年何冊もの本が出版されている哲学的な議論に介入する場ではなく、私ももちろん完全な答えを出すつもりはない。[8] しかし、懐疑的になる理由もある。鏡の設定と意識と物質の関係との間にどれほど魅力的な類似点があるとしても、ざっと見ただけでも大きな違いがあることがわかる。現代の心身問題に関する理解のほとんどは、多かれ少なかれ、心と脳の問題に限定されている。しかしもちろん、脳は鏡との出会いにおいては完全に不在である。それは頭蓋骨の中に納まって隠されているからだ。このように、鏡における平行性は思考や大脳のプロセスには関与しない。したがって鏡像も、私たちが心に帰属させたくなるような特徴をほとんど持っていない。あるとしたらそれは、私たち自身ではなく私たちの身体を映し出しているのだ。ワロンが指摘しているように、自己意識と鏡像認知は同じものではない。いずれの場合も、一対のうち、鏡像は意志と理性の根拠ではなく、鏡像が映し出す肉体の作用によって、その最小の詳細に至るまで制御される受動的なパートナーなのである。最後に、イメージは、きわめて具体的な意味でわれわれではない。デカルトは、私たちが思考する物質から身体へと至る道をどのように見つけることができるかを懸念し、松果腺を橋渡しとして提供したことは広く知られている。一方、私たちは物質世界に取り残され、鏡のガラスによって自分の反射像から永遠に切り離されている。

このことはミラーテストの伝統に何を残すだろうか。それは、ミラーテストに関する、より野心的なプロジェクトが、なぜ道半ばで挫折する傾向があるかの説明となる。ミラーテストは、もはやヒトとヒト以外の動物とを区分する究極の境界としてではなく、むしろ両者の違いを軽視することで、ギャラップに続くより大きな成功を収めたのだ。ギャラップ以前でさえ、「自己概念（"Ichbegriff"）」という盛んに吹聴された言語は、プライヤーの研究の中で最も脆弱な側面であることが判明し、最初は、彼の多くのアメリカ人後継者に見捨てられ、その後再び復活してからも、ラカンのような人物によって空洞化されてしまった。カーペンターは、メディアに関する壮大な歴史的理論の基礎となるステップの代わりとして鏡を見なそうと試みたが、彼自身の精査にも耐えることはできなかった。最近の鏡プロジェクトもそれ以上の成功は収めていない。ミラーニューロン研究プログラムは、大々的に宣伝された後、以前のような輝きの多くを失ってしまった。[9] ラマチャンドランの研究はすばらしいTEDトークにはなるかもしれないが、より確立された学術的な神経科学の分野では、重要な牽引力を見出してはいない。ザゾの判断が今もそこにある。すなわち、鏡の研究は「事実よりもはるかに観念に富む領域だ」ということだ。[10]

その代わりに、最初は予想外の結果として現れたものではあるが、より長く続き、より大きな影響力を持つようになったその成果に、鏡像自己認知テストの遺産を求めるべきだろう。プライヤーらにとって、ミラーテストに従事することは心理学と神経学の関係の新たな明確化に着手するものだった。一九世紀後半、鏡の反応のあいまいさに取り組む中で、研究者らは、この分野がまだ若く、そうした疑問が差し迫ったものだった時代に新しい手法を開発し、心理学において科学的であるとはどういうことなのかという問いに取り組んだ。その後、鏡の反応は、行動と認知の単純化された二者択一を拒否する状況を生み出し、その結果、心理学者が両者を結びつける方法を考え出すのに役立った。さらにそれは、ゲゼルやザゾなど、さまざまなメディア形態を使った実験を促進し、心理学の研究を豊かなものにしてきた。最後に、それがどのような問題を提起するにせよ、鏡療法を用いた治療は、拒食症患者であれ、手足を切断された者であれ、多くの人々の人生を変えてきたのだ。

こうした理由から、鏡は心身問題を解決したり、少なくとも回避したりすることを約束しながらも、最終的には失敗に終わったのだが、それでもその失敗は、人間のアイデンティティに関する最大の問題を科学者に考えさせ、過去一五〇年以上にわたる心と脳の科学の歴史を形成したきわめて生産的なものとして捉えることができる。鏡を見るとき、私たちが見ているものは幻想であり、光のトリックであるとわかっていても、それは依然として私たちを魅了し、何かを教えてくれるのである。

謝辞

本書は、多くの人々の見識と協力のもとに生まれた。原稿の一部または全体についてフィードバックを提供してくれた方々に感謝したい。エドワード・バーリング、グレアム・バーネット、アンジェラ・クリーガー、ヤエル・ゲラー、マイケル・ゴーディン、マーサ・キング、ルス・レイズ、エリカ・ミラム、スーザン・シュガーマン、キース・ウェイルー。彼らの鋭いコメントによって、本書はかなり改善された。特にエドワード・バーリング、マイケル・ゴーディン、マーサ・キング、エリカ・ミラムには、挙げればきりがないほど、本書の多くの側面について考える際に助けてもらった。彼らの洞察力に深く感謝している。

本書の長い構想の間、考えを述べ、参考文献を提供し、手掛かりを示唆し、情報源を指摘してくれた多くの人々を正当に評価することはむずかしいが、その中には次のような人々が含まれている。アレクサンドラ・バコプロス＝ヴィヨー、ジョシュア・バウクナー、コーネリアス・ボルク、ピーター・ブラウン、故ジョン・バーナム、ジメナ・カナレス、スティーブン・キャスパー、エレン・チャンセス、ハンナ＝ルイーズ・クラーク、サリー・コクラン、デボラ・コーエン、トーマス・コンラン、ヘンリー・カウルス、故ジョン・フォレスター、シェルダン・ガロン、デリア・ガヴラス、キャシー・ギア、ステファノ・ゲロラノス、ジェレミー・グリーン、アン・ハリントン、ヴォルカー・ヘス、ダニエル・ホフマン＝シュワルツ、スティーブン・ジャシーナ、ウファ・ジェンセン、ビル・ジョーダン、ダニエル・ユッテ、マーカス・クラジェフスキー、エマニュエル・クライケ、ハワード・クシュナー、スーザン・ランゾーニ、ソフィー・ルデバー、ジョージ・マカリ、バニー・マクブライド、マイキー・マグガヴァーン、ジャン・ミューゲンブルク、バーバラ・ネゲル、フィル・ノード、スコット・フェルプス、ハラルド・プリンス、アリシア・プグリオネシ、チトラ・ラマリンガム、ジェニファー・ランプリング、トビアス・リース、ダイアン・レイス、フェリックス・リートマン、デヴィッド・ロバートソン、ユージュン・シン、エイヴァ・シラジ、マーク・シーゲルタッチ、ダナ・シモンズ、リチャード・スピーゲル、マックス・スタッドラー、エミリー・トンプソン、ジョン・トレッシュ、そしてウェンディ・ウォーレンである。

プリンストン大学出版局の編集担当、エリック・クラハンの鋭い編集眼と大きな問題に対する明晰な感覚により、原稿を大幅に改善することができたことは大きな喜びだった。また、二名の匿名査読者のすばらしいコメントにも感謝している。PUPでは、本書の出版準備の過程で私を導いてくれたバーバラ・シー、優れたコピー編集をしてくれたキャスリーン・ケイゲフ、そして本書の制作を管理してくれたカレン・カーターにはさらに恩義を感じている。

これまで自分の研究を多くの場で発表してきたが、有益なコメントをくれた招集者と聴衆にも感謝したい。プリンストン大学のウッドロー・ウィルソン・スカラーズのジョアンヌ・ゴワ、歴史学部のフィル・ノードとワーク・イン・プログレス・シリーズ、エスター（スターリー）・ショアとバーマンの仲間たち、カンデラ・ポレントとセオリー・リーディング・グループ、ジャネット・カリーと健康福祉センター、プリンストン大学神経科学研究所のアーロン・ボーンスタインなどである。また、キャシー・ギアとカリフォルニア大学サンディエゴ校の科学研究コロキアムの参加者、ザッカリー・レヴァインとコロンビア大学神経科学・歴史講義シリーズ、アン・ホフマンとワイル・コーネル・メディカル・センターのリチャードソン精神医学史研究セミナー、タベア・コーネルとペンシルバニア大学での「脳内整理」ワークショップ、デイヴィッド・ベイツとニマ・バッシーリおよびUCバークレー校の「可塑性と病態」ワークショップ、そして、ヴォルカー・ヘスと共同で開催した「ソウルキャッチャー」ワークショップの参加者たちからのフィードバックにも感謝する。また、プロジェクトの一部について有益なフィードバックをくれたジョン・C・バーナム・アーリーキャリア授賞委員会（ベン・ハリス、ジル・モラウスキー、ラウラ・スターク）にも感謝したい。

幸いにも、何人かの大学院生から編集や研究の協力を得ることができた。ジョシュア・バウチナー、ガブリエル・ローソン、デヴィッド・ロバートソン、リチャード・スピーゲル、ジャッキー・ヘドランド・タイラーといった人々だ。また、多くの古文書保管係や図書館員が、資料の入手に貴重な支援をしてくれた。マサチューセッツ州ウースターのロバート・ハッチングス・ゴダール図書館のトニー・アームストロング、イギリス、スウィンドンの科学博物館ライブラリー＆アーカイブのケイトリン・J・クレネル、ヒューストン医学アカデミーのジョン・P・マクガバン歴史コレクション＆研究センターのアレシア・ドレクスラー、ワシントン州立大学アーカイブのマーク・オー・イングリッシュ、ロンドンのウェルカム・ライブラリーのクリストファー・ヒルトンとアリス・マウントフォート、ペンシルベニア大学アーカイブ＆記録センターのティモシー・H・ホーニング、キュー国立公文書館のポール・ジョンソン、マクギル大学オスラー・ライブラリーのメアリー・ハーグ＝イヤールとリリー・スジジェル、そしてニューヨークシティのロック財団のショーン・ムーニーといった人々だ。プリンストン大学のアラン・サン・ピエールは、特に新型コロナ禍の初期に、書籍の電子コピー探しを幾度となく手伝ってくれた。

本書のふたつの章は以前発表した研究に基づいている。第八章は、デヴィッド・ベイツとニマ・バシーリが編集した『病理と可塑性：神経主体の形成について』に掲載した私の論文（「不完全な反射：ミラーニューロン研究における規範、病理、差異」）をもとに構成されている。また第四章は、二〇一七年に『行動科学史』誌が発表した論文（「サル、鏡、私――ゴードン・ギャラップと自己認知の研究」）を再編集したものである。ここに転載することを許可してくれたJHBSの編集者、アレクサンドラ・ラザフォードに感謝したい。

幸運なことに、さまざまな機関から資金援助やサポートを得ることができた。二〇一八年から二〇一九年の私の長期休暇《サバティカル》を支援するフェローシップを授与してくれた米国有識者会議（ACLS）と、本書の執筆の重要な時期に家を提供してくれたプリンストン高等研究所の歴史研究科に感謝する。IASでは、特にマイルス・ジャクソン、ハインリヒ・フォン・スターデン、ブライアン・シュタイニンガーに感謝したい。また、一年間の研究休暇を認めてくれたキース・ウェイルー前学科長にも感謝する。

そして最後に、私の家族に感謝したい。私の夏の長期滞在に耐えてくれた両親のヘルガとラインハルト、義母のアンスティス、そしてきょうだい、いとこ、友人たち（特に昔からの親友のニナ）――新型コロナウイルスが蔓延した最初の夏には会えなかったが、私たちが自分自身を保つために、彼らとの時間がいかに必要かを思い知らされた。テーマとコンセプトの点で本書にインスピレーションを与えてくれた双子の娘ソフィとルル、このプロジェクトが順調に進んでいたときにこの世に生を受け、時折ミラーテストの被験者となってくれた末娘のカーラにも感謝したい。彼女たちは当然のように、本書のために私がおこなっていた研究に時間を割いてくれた。この本を書くことは、彼らから時間を奪うことにもなったが、彼らの理解と、彼らが私に与えてくれた日々の喜びを考えると、感謝の気持ちでいっぱいである。しかし最も感謝しているのは、夫のエドワード・バーリングの愛とサポートに対してだ。彼は私に、精神の問題だけでなく心の問題についても、本当にたくさんのことを教えてくれた。

註

はじめに

1　古代の鏡については、Ava Shirazi, "The Mirror and the Senses: Reflection and Perception in Classical Greek Thought" (PhD diss., Stanford University, 2017) を参照。本書のエピグラフに引用されている作品は、以下で見ることができる。*Borges: A Reader*, ed. Emir Rodriguez Monegal and Alastair Reid (New York: Dutton, 1981), 277–78, quote on 278..

2　以下の説明は、Sabine Melchior-Bonnet, *The Mirror A History*, trans. Katharine H. Jewett (New York: Routledge, 2001) に依拠している。鏡と反射像の歴史については、一般的なものからより学問的なものまで、興味深いさまざまな記述がある。Mark Pendergrast, *Mirror, Mirror: A History of the Human Love Affair with Reflection* (New York: Basic Books, 2003); Julian Paul Keenan, with Gordon G. Gallup Jr. and Dean Falk, *The Face in the Mirror: The Search for the Origins of Consciousness* (New York: HarperCollins, 2003); Miranda Anderson, ed., *The Book of the Mirror: An Interdisciplinary Collection Exploring the Cultural Story of the Mirror* (Newcastle, UK: Cambridge Scholars, 2008); Benjamin Goldberg, *The Mirror and Man* (Charlottesville: University Press of Virginia, 1985); Hillel Schwartz, *Culture of the Copy: Striking Likenesses, Unreasonable Facsimiles* (New York: Zone Books, 2014); Jonathan Miller, *On Reflection* (London: National Gallery Publications, 1998); Herbert Grabes, *The Mutable Glass: MirrorImagery in Titles and Texts of the Middle Ages and English Renaissance*, trans. Gordon Collier (Cambridge: Cambridge University Press, 1982); Rebecca Shrum, *In the Looking Glass: Mirrors and Identity in Early America* (Baltimore: Johns Hopkins University Press, 2017).

3　ヴェネチアの鏡はラファエロの絵画よりも高価だった。ラファエロの絵画が当時三〇〇〇ポンドだったのに対し、ヴェネチアの鏡は八〇〇〇ポンドだった。Melchior-Bonnet, *Mirror*, 30.

4　Melchior-Bonnet, *The Mirror*, 36. 同時に彼らは、貴族の娘との結婚など、豊富な特権を享受していた。

5　Melchior-Bonnet, *Mirror*, 58.

6　Melchior-Bonnet, *Mirror*, 46.

7　Justus Liebig, "Ueber Versilberung und Vergoldung von Glas," *Annalen der Chemie und Pharmacie* 98, no. 1 (1856): 132–39.

8　William H. Brock, *Justus von Liebig: The Chemical Gatekeeper* (Cambridge: Cambridge University Press, 2002), 136–37.

9　Michael Hagner, "Der Hirnspiegel und das Unheimliche," in *Röntgenportrait*, ed. Torsten Seidel (Berlin: Bühler und Heckel, 2005), 90–101, on 93.

10　Brock, *Justus von Liebig*, 139.

11　Melchior-Bonnet, *Mirror*, 97.

12　メルキオール＝ボネはフランスの例を挙げているが、他の国にも同じことがいえる。*Mirror*, 97.

13　この表現はキース・ウェイルーから恩恵を受けている。

14　特に以下の文献を参照。Thomas Hardy Leahey, *A History of Modern Psychology* (Upper Saddle River, NJ: Prentice Hall, 2001); Duane P. Schultz, *A History of Modern Psychology* (New

York: Academic, 1975); Morton Hunt, *The Story of Psychology* (New York: Doubleday, 1993); B. R. Hergenhahn, *An Introduction to the History of Psychology* (Belmont, CA: Wadsworth Thomson Learning, 2005); James C. Goodwin, *A History of Modern Psychology* (Hoboken, NJ: John Wiley and Sons, 2008). また、類を見ないほど包括的で、微妙な差異を明らかにする心理学の概説史がいくつかある。たとえば Wade E. Pickren and Alexandra Rutherford, *A History of Modern Psychology in Context* (New York: John Wiley and Sons, 2010) や Roger Smith, *Between Mind and Nature: A History of Psychology* (London: Reaktion Books, 2013) など。スミスは心理学を「はっきりとした境界のない分野」と呼んでいるが、それはその歴史を語る彼のアプローチ法からも明らかである。Smith, *Between Mind and Nature,* 7. さらに彼の初期の百科事典的な *The Norton History of the Human Sciences* (New York: W. W. Norton, 1997) も参照。

15 John B. Watson, "Psychology as the Behaviorist Views It," *Psychological Review* 20, no. 2 (1913): 158–77, on 158.

16 ヴントについては、特に Robert W. Rieber and David K. Robinson, *Wilhelm Wundt in History: The Making of a Scientific Psychology*, ed. Robert W. Rieber and David K. Robinson (New York: Kluwer Academic/Plenum, 2001) を参照。「新しい心理学」については、特に Lorraine Daston, "The Theory of Will versus the Science of Mind," in *The Problematic Science: Psychology in Nineteenth-Century Thought*, ed. Mitchell Ash and William Woodward (New York: Praeger, 1982), 88–115; Kurt Danziger, "The Positivist Repudiation of Wundt," *Journal of the History of the Behavioral Science* 15 (1979): 205–30; Michael Sokal, "The Origins of the New Psychology in the United States," *Physis* 43 (2006): 273–300 を参照。ヴント神話の理由と、その主な考案者の歴史化については、Edwin G. Boring, see John M. O' Donnell, "The Crisis of Experimentalism in the 1920s: E. G. Boring and His Uses of History," *American Psychologist* 34, no. 4 (1979): 289–95; Alexandra Rutherford, "Maintaining Masculinity in Mid-Twentieth-Century American Psychology: Edwin Boring, Scientific Eminence, and the 'Woman Problem,'" *Osiris* 30, no. 1 (2015): 250–71 を参照。行動主義の原点については、特に John C. Burnham, "On the Origins of Behaviorism," *Journal of the History of the Behavioral Science* 4, no. 2 (1968): 143–51; John M. O' Donnell, *The Origins of Behaviorism: American Psychology, 1870–1920* (New York: New York University Press, 1985) を参照。認知主義の起源については、特に Thomas Sturm and Horst Gundlach, "Zur Geschichte und Geschichtsschreibung der 'kognitiven Revolution'—eine Reflexion," in *Handbuch Kognitionswissenschaft,* ed. Achim Stephan and Sven Walter (J. B. Metzler, 2013), 7–21 を参照。一部には、学問の歴史が古く廃れたように感じられるようになったことから、最近の学問的関心は新しい方向へと向かっている。たとえば以下を参照。Rebecca Lemov, *World as Laboratory: Experiments with Mice, Mazes, and Men* (New York: Hill and Wang, 2005); Rebecca Lemov, *Database of Dreams: The Lost Quest to Catalog Humanity* (New Haven, CT: Yale University Press, 2015); Alexandra Rutherford, *Beyond the Box: B. F. Skinner's Technology of Behavior from Laboratory to Life, 1950s–1970s* (Toronto: University of Toronto Press, 2009); Jamie Cohen-Cole, *The Open Mind: Cold War Politics and the Sciences of Human Nature* (Chicago: University of Chicago Press, 2014); Erika L. Milam, *Creatures of Cain: The Hunt for Human Nature in*

Cold War America (Princeton, NJ: Princeton University Press, 2019); Henry Cowles, *The Scientific Method: An Evolution of Thinking from Darwin to Dewey* (Cambridge, MA: Harvard University Press, 2020); Cathy Gere, *Pain, Pleasure and the Greater Good: From the Panopticon to the Skinner Box and Beyond* (Chicago: University of Chicago Press, 2017); Howard I. Kushner, *On the Other Hand: Left Hand, Right Brain, Mental Disorder, and History* (Baltimore: Johns Hopkins University Press, 2017); Marga Vicedo, *The Nature and Nurture of Love: From Imprinting to Attachment in Cold War America* (Chicago: University of Chicago Press, 2013); Stefanos Geroulanos and Todd Meyers, *The Human Body in the Age of Catastrophe: Brittleness, Integration, Science and the Great War* (Chicago: University of Chicago Press, 2018); Deborah Weinstein, *The Pathological Family: Postwar America and the Rise of Family Therapy* (Ithaca, NY: Cornell University Press, 2013); Jan Goldstein, *The Post-revolutionary Self: Politics and Psyche in France, 1750–1850* (Cambridge, MA: Harvard University Press, 2008).

17　Gregory Radick, *The Simian Tongue: The Long Debate about Animal Language* (Chicago: University of Chicago Press, 2007)を参照。彼は、一八九〇年にジャワ人が発見された後、研究が言語から化石の記録へ移行したことと、動物心理学が定量的な理想へ移行したこと、再生実験が倫理学の扉を通り抜けて復活したことなどを要因として引用している。

18　それほど普及はしていなかったが、言語は実際に、ある種の実験に適していた。リチャード・ガーナーがおこなった再生実験では、類人猿が発する音を録音し、それを猿人類に向けて再生し、ガーナー自身もしくは類人猿が理解できるかどうかを確認した。たとえば、天気の説明だと彼が解釈しているある録音をサルに向かって再生すると、サルは窓の方へ移動し、外を見るようになった。Radick, *Simian Tongue*, esp. chap. 3を参照。

19　つまり、大人の人間の場合である。

20　Hans-Jörg Rheinberger, *Toward a History of Epistemic Things: Synthesizing Proteins in the Test Tube* (Stanford, CA: Stanford University Press, 1997)を参照。別の箇所でラインベルガーは「テスト」と「実験」を区別し、前者を「封じ込め、つまり閉塞へ向かうもの」、後者を「ゆっくりと見渡す、つまり開放へ向かうもの」と位置づけている。しかし、彼はこのふたつをあまりにはっきり区別したいという願望には警鐘を鳴らしており、本書でもその姿勢を採用している。Hans-Jörg Rheinberger, "On Testing: An Afterword," in *Testing Hearing: The Making of Modern Aurality*, ed. Viktoria Tkaczyk, Mara Mills, and Alexandra Hui (Oxford: Oxford University Press, 2020), 351–57, on 352.

21　ロバート・コーラーはこの広範な特性を、科学が対象とする物質性と結びつけている。「道具と実践の歴史を求めると、歴史家はより広い範囲での探索が可能になり、より多様な知的生活を楽しむことができる」とし、これは特に知的・制度的歴史と対照をなしている。Robert Kohler, *Lords of the Fly: Drosophila Genetics and the Experimental Life* (Chicago: University of Chicago Press, 1994), xiv. 異なる文脈（「レジデントサイエンス」や再生実験）にまたがる物質的実践の連続性を検証するその他の研究としては、以下を参照。Kohler, *Inside Science: Stories from the Field in Human and Animal Science* (Chicago: University of Chicago Press, 2019); Radick, *Simian Tongue*.

22　Peter Galison, *Image and Logic: A Material Culture of Microphysics* (Chicago: University of Chicago Press, 1997), xvii.

23 Galison, *Image and Logic*, xviii.

24 Rheinberger, *Toward a History of Epistemic Things*, 33. 実験システムと認識的なものの関係は相互に構成的であったことに注意。

25 Rheinberger, *Toward a History of Epistemic Things*, 9.

26 Rheinberger, *Toward a History of Epistemic Things*, 28.

27 その他の重要な説明には以下が含まれる。Steven Shapin and Simon Schaffer, *Leviathan and the Air-Pump: Hobbes, Boyle, and the Experimental Life* (Princeton, NJ: Princeton University Press, 1985); Angela Creager, *The Life of a Virus: Tobacco Mosaic Virus as an Experimental Model, 1930-1965* (Chicago: University of Chicago Press, 2002); Angela Creager, *Life Atomic: A History of Radioisotopes in Science and Medicine* (Chicago: University of Chicago Press, 2013); Kohler, *Lords of the Fly*; Karin Knorr-Cetina, "Laboratory Studies: The Cultural Approach to the Study of Science," in *Handbook of Science and Technology Studies*, ed. Sheila Jasanoff (Thousand Oaks, CA: Sage, 1994), 140–66; Michael Lynch, *Art and Artifact in Laboratory Science: A Study of Shop Work and Shop Talk in a Research Laboratory* (London: Routledge and Kegan Paul, 1985).

28 たとえば以下を参照。Joseph Dumit, *Picturing Personhood: Brain Scans and Biomedical Identity* (Princeton, NJ: Princeton University Press, 2004); Anne Beaulieu, *The Space Inside the Skull: Digital Representations, Brain Mapping and Cognitive Neuroscience in the Decade of the Brain* (Amsterdam: University of Amsterdam, 2000); Kelly A. Joyce, *Magnetic Appeal: MRI and the Myth of Transparency* (Ithaca, NY: Cornell University Press, 2008); Cornelius Borck, *Hirnströme: Eine Kulturgeschichte der Elektroenzephalographie* (Göttingen: Wallstein, 2005); Weinstein, *Pathological Family*; Felix Rietmann, "Seeing the Infant: Audiovisual Technologies and the Mind Sciences of the Child" (PhD diss., Princeton University, 2018); Hagner, *Der Geist bei der Arbeit: Historische Untersuchungen zur Hirnforschung* (Göttingen: Wallstein, 2006); Hagner, "Der Hirnspiegel und das Unheimliche; Frank Stahnisch, "The Language of Visual Representation in the Neurosciences: Relating Past and Future," *Translational Neuroscience* 5, no. 1 (2014): 78–90. メディア研究と知の歴史に関する最近の概説については以下を参照。Jeremy Greene, "Knowledge in Medias Res: Toward a Media History of Science, Medicine, and Technology," *History and Theory* 59, no. 4 (2020): 48–66.

29 Cornelius Borck, "Schreibende Gehirne," in *Psychographien*, ed. Cornelius Borck and Achim Schäfer (Zurich: Diaphanes, 2005), 89–110, on 109.

30 Borck and Schäfer, *Psychographien*.

31 人間は左右対称なので、これは私たち自身の身体にも当てはまる。ただし、自分の身体の全体像を見ることができるのは鏡の前だけという重要な条件つきである。以下の私の考察を参照。鏡像はなぜ上下ではなく左右に反転するのかという昔からの議論については、Daryn Lehoux, "Observers, Objects, and the Embedded Eye," *Isis* 98 (2007): 447–67 を参照。

32 最近の概説については、Sandra Pravica, "'Materialität' in der N schung: Eine bibliographische Übersicht" (working paper, Max-Planck-Institut für Wissenschaftsgeschichte, Berlin, 2007); Simon Werrett, "Matter and Facts: Material Culture and the History of Science," in *Material Evidence: Learning from*

Archaeological Practice, ed. Robert Chapman and Alison Wylie (New York: Routledge, 2014), 339–52を参照。

33 Ursula Klein, *Experiments, Models, Paper Tools: Cultures of Organic Chemistry in the Nineteenth Century* (Stanford, CA: Stanford University Press, 2003). 以下も参照。Bernhard Dotzler, *Papiermaschinen: Versuch über Communication and Control in Literatur und Technik* (Berlin: AkademieVerlag, 1996). これはラトゥールとウルガーの「インスクリプション」にも当てはまる。Bruno Latour and Steve Woolgar, *Laboratory Life: The Social Construction of Scientific Facts* (Princeton, NJ: Princeton University Press, 1986).

34 たとえば以下を参照。Anke te Heesen, "The Note-Book: A Paper Technology," in *Making Things Public: Atmospheres of Democracy, ed. Bruno Latour and Peter Weibel* (Cambridge, MA: MIT Press, 2003), 582–89. Volker Hess and Andrew Mendelsohn, "Case and Series: Medical Knowledge and Paper Technology, 1600–1900," *History of Science* 48, no. 3 (2010): 582–89. 紙の技術に関する歴史学の概要については、Carla Bittel, Elaine Leong, and Christine von Oertzen, "Introduction: Paper, Gender, and the History of Knowledge," in *Working with Paper: Gendered Practices in the History of Knowledge, ed. Carla Bittel, Elaine Leong, Christine von Oertzen* (Pittsburgh, PA: University of Pittsburgh Press, 2019)を参照。エミール・クレペリンの診断用患者カードは、精神科学におけるペーパーツールの良い例である。これらのカード（病気の原因、病因、現象、発症、予後を簡潔に記したもの）は、彼の病名学体系の構築に利用された。しかしそれらには、経済的な配慮も浸透していた。不治の病を抱える患者を周辺の病院（*Landesanstalten*）へ迅速に移動させるため、診断カードには予後も記載された。Eric Engstrom, *Clinical Psychiatry in Imperial Germany: A History of Psychiatric Practice* (Ithaca, NY: Cornell University Press, 2003)を参照。セオドア・ポーターによる一九世紀の精神病院におけるデータ表と遺伝データ収集の魅力的な記述も参照。Theodore M. Porter, *Genetics in the Madhouse: The Unknown History of Human Heredity* (Princeton, NJ: Princeton University Press, 2018).

35 Soraya de Chadarevian and Nick Hopwood, eds., *Models: The Third Dimension of Science* (Stanford, CA: Stanford University Press, 2004); Lorraine Daston, ed., *Things That Talk: Object Lessons from Art and Science* (New York: Zone Books, 2008).

第Ⅰ章　鏡に映る我が子

1 Charles Darwin, Diary of an infant, CUL DAR 210.11:37, transcript at Darwin Correspondence Project, Cambridge University Library, https://www.darwinproject.ac.uk/people/about-darwin/family-life/darwin-s-observations-his-children.

2 もちろん、ダーウィンにとってこの観察が興味深かったのは、まさにそれらが、自分自身の子どもの特殊性を超えた普遍的なパターンを指し示していたからである。

3 M notebook, 1838, CUL DAR 125, transcript at Darwin Online, http://darwin-online.org.uk/content/frameset?keywords=history%20babies%20of%20natural&pageseq=149&itemID=CUL -DAR125.-&viewtype=text.

4 ダーウィンは、日記をつけることが「赤ん坊の自然史」に貢献すると考えた。M notebook, 157, cited in Howard E. Gruber and Robert T. Keegan, "Charles Darwin's Unpublished 'Diary of

an Infant': An Early Phase in His Psychological Work," in *Contributions to a History of Developmental Psychology: International William T. Preyer Symposium* (New York: Mouton, 1985), 127–45. Marjorie Lorch and Paula Hellal, "Darwin's 'Natural Science of Babies,'" *Journal of the History of the Neurosciences* 19, no. 2 (2010): 140–57も参照。ダーウィンのノートについては、Charles Darwin, *Charles Darwin's Notebooks, 1836–1844: Geology, Transmutation of Species, Metaphysical Enquiries* (Ithaca, NY: Cornell University Press, 1987)を参照。

5 Charles Darwin, *The Expression of the Emotions in Man and Animals* (London: J. Murray, 1872); and Charles Darwin, "A Biographical Sketch of an Infant," *Mind* 2 (1877): 285–94.

6 Darwin, "Biographical Sketch of an Infant," 290.

7 Darwin, "Biographical Sketch of an Infant," 290.

8 サリー・シャトルワースの観察によると、ダーウィン自身、自分が投稿した『マインド』誌の論文についての騒動を理解することができず、その論文は注目に値しないと述べたという。Sally Shuttleworth, *The Mind of the Child: Child Development in Literature, Science, and Medicine, 1840–1900* (Oxford: Oxford University Press, 2010), 228.

9 Johann Peter Süssmilch, *Versuch eines Beweises dass die erste Sprache ihren Ursprung nicht vom Menschen, sondern allein vom Schöpfer erhalten habe, etc.* (Berlin, 1766). 私の知る限り、この作品は英語に翻訳されていない。

10 "Haben die Menschen, ihrer Naturfähigkeit überlassen, sich selbst Sprache erfinden können? Und auf welchem Wege wären sie am füglichsten dazu gelangt?" ヘルダーはその両方の質問について、それぞれ論文の第一部の冒頭と第二部の冒頭に掲載している。Johann Gottfried von Herder, "Treatise on the Origin of Language (1772)," in *Philosophical Writings, ed. and trans. Michael N. Forster* (Cambridge: Cambridge University Press, 2002), 65–164. ジュースミルヒと競争については Allan Megill, "The Enlightenment Debate on the Origin of Language and Its Historical Background" (PhD diss., Columbia University, 1975), esp. chaps. 11, 12を参照。

11 Herder, "Treatise on the Origin of Language," 96.

12 Herder, "Treatise on the Origin of Language," 88-89.

13 Herder, "Treatise on the Origin of Language," 99, 100.

14 Johann Gottfried v. Herder, *Outlines of a Philosophy of the History of Man, 1785,* trans. T. Churchill (1800; New York: Bergman, 1977), 233–34.

15 この論文は後に発表された。Dietrich Tiedemann, *Versuch einer Erklärung des Ursprunges der Sprache* (Riga, 1772). 英語版は"Attempt to explain the origins of language"である。私の知る限り英訳は存在しない。その歴史については以下を参照。

16 Tiedemann, *Versuch einer Erklärung des Ursprunges der Sprache*, 181.

17 一七八七年の*Beobachtungen*の中で、ティーデマンは、言語の壁と同じように、動物と人間の違いを人間の識別能力に求めた（動物には判断［*Urteil*］と比較［*Vergleichen*］という魂の高次の力が欠けており、それが明確な言語の使用によって初めて明らかになった）。Dietrich Tiedemann, *Beobachtungen über die Entwickelung der Seelenfähigkeiten bei Kindern* (Altenburg: Oskar Bonde, 1897). Suzie Bartsch, *Dietrich Tiedemann: Funktionalistische Sprachtheorie und Sprachursprungstheorie* (Munich: GRIN, 2015)も参照。

18　育児日記の伝統の盛衰については、Doris B. Wallace, Margery B. Franklin, and Robert T. Keegan, "The Observing Eye: A Century of Baby Diaries," *Human Development* 37, no. 1 (1994): 1–29 を参照。

19　テテンスにとって心理学は、主に大人の人間の理性の可能性を理解するための手段であり、この前提をイマヌエル・カントが発展させたことは有名である。テテンスについては Roger Smith, *The Norton History of the Human Sciences* (New York: W. W. Norton, 1997), 204–6 を参照。Thomas Sturm, *Kant und die Wissenschaften vom Menschen* (Paderborn: Mentis, 2009) も参照。

20　一七八五年の *Allgemeine Revision des gesamten Schul- und Erziehungswesen* の中で、彼は、訓練された観察者（つまり父親）が、誕生のときから子どもの身体的・道徳的発達を捉えた日記、すなわち「教育史」の編纂を呼びかけ、教育学を体系的な基盤に位置づけ、公立学校制度の確立に役立てようとした。Siegfried Jaeger, "The Origin of the Diary Method in Developmental Psychology," in *Contributions to a History of Developmental Psychology: International William T. Preyer Symposium* (New York: Mouton, 1985), 63–74, on 67–68 を参照。以下も併せて参照。Pia Schmid, "Vätertagebücher des ausgehenden 18. Jahrhunderts: Zu Anfängen der empirischen Forschung von Säuglingen und Kleinkindern," in *Kinder, Kindheit, Lebensgeschichte: Ein Handbuch,* ed. Imbke Behnken and Jürgen Zinnecker (Seelze-Velber: Kallmeyer, 2001), 325–39; Simone Austermann, *Die "Allgemeine Revision" : Pädagogische Theorieentwicklung im 18. Jahrhundert: Beiträge zur Theorie und Geschichte der Erziehungswissenschaft*, vol. 32 (Bad Heilbrunn: Julius Klinkhardt, 2010). Elizabeth Cleghorn Gaskell, *Private Voices: The Diaries of Elizabeth Gaskell and Sophia Holland* (Keele, Staffordshire: Keele University Press, 1996).

21　工業化するイギリスの社会生活を描いたことで有名（怪談でも有名）なイギリスの小説家エリザベス・ギャスケルは、その典型である。彼女は一八三五年三月一〇日、最初の子どものマリアンヌが生後六か月のときに日記をつけはじめ、それを公開するつもりはなかった（一九二三年になって出版された）。彼女の日記は明らかに、彼女にとって不確実性と罪悪感を伴うプロセスに取り組む試みだった。

22　実際、ティーデマンは率直な経験主義者であり、カントの観念論に反対していた。彼にとって言語、そしてより広範な認知能力の発達は、アプリオリな対象ではなかった。

23　ティーデマンの育児日記は、*Hessische Beiträge zur Gelehrsamkeit und Kunst* 2 (1787), 313–33 and 486–502 に初めて掲載された。ドイツでの知名度が上がったのは、フランスでの受容を経た後であり、一八六三年にまず *Journal général de l'instruction publique* に翻訳版が掲載され、その後一八八一年に、バーナード・ペレスの *Thierri Tiedemann et la science de l'enfant: Mes deux chats; fragment de psychologie comparée* (Paris: Germer Baillière) に掲載された。Christian Ufer, introduction to *Beobachtungen über die Entwickelung der Seelenfähigkeiten bei Kindern*, by Dietrich Tiedemann (Altenburg: Oskar Bonde, 1897), v. English editions followed: Dietrich Tiedemann, *Tiedemann's Record of Infant-Life: An English Version of the French Translation and Commentary by Bernard Perez*, notes by F. Louis Soldan (Syracuse, NY: C. W. Bardeen, 1890); Carl Murchison and Suzanne Langer, "Tiedemann's Observations on the Development of the Mental Faculties of Children," *Pedagogical Seminary and*

Journal of Genetic Psychology 34, no. 2 (1927): 205–30. この最後の翻訳は、"Observations on the Mental Development of a Child (1787)," in *Historical Readings in Developmental Psychology*, ed. Wayne Dennis (New York: Appleton-Century-Crofts, 1972), 11–31として転載された。ティーデマンが育児日記に記録された観察をもとにした、より広範な哲学的体系については、Dietrich Tiedemann, *Handbuch der Psychologie, zum Gebrauche bei Vorlesungen und zur Selbstbelehrung bestimmt, ed. Ludwig Wachler* (Leipzig: Barth, 1804), 401–31を参照。

24　Tiedemann, *Beobachtungen*, 20.

25　Tiedemann, Beobachtungen, 20-21.

26　Tiedemann, Beobachtungen, 23-24.

27　Tiedemann, Beobachtungen, 23.

28　自分の息子の成長を追跡していた彼が最初の言葉の萌芽を見たのは、「第1四半期の半ば」の頃だった。このとき子どもは「マ、バ、ブ」という一音節をしゃべりはじめ、母親はしばしばそれに恐怖を感じ、「天使の声を聞いた」と信じた。最初は楽音、次にくしゃみの音、最後に言葉を真似るようになったのはその後のことだった。最初に自然に発した言葉は、両親が期待していた「ママ」でも「パパ」でもなく、「ノイバック」（焼きたて）だった。これは、道端でよく叫んでいたパン売りの少年（*Brezeljunge*）の言葉を拾ったものである。Berthold Sigismund, *Kind und Welt: Vätern, Muttern und Kinderfreunden* (Braunschweig: F. Vieweg und Sohn, 1856), 28, 122.

29　テーヌは、心理学者テオデュール・リボと共に、カトリシズムと支配的なクーザンの心理学の両方が推進する統合された魂のスピリチュアリズムに反対するフランスの学者たちの新しい世俗的志向に属していた。彼らはドイツの実験手法からヒントを得て、世俗的な心の科学を提唱した。Hippolyte Taine, *De l'intelligence* (Paris: Hachette, 1870) を参照。一九世紀の心理学における民族的様式の有益な概観については、Roger Smith, *Between Mind and Nature: A History of Psychology* (London: Reaktion Books, 2013), esp. chap. 3を参照。

30　ミュラー＝ダーウィン論争についての秀逸な説明は、Gregory Radick, *The Simian Tongue: The Long Debate about Animal Language* (Chicago: University of Chicago Press, 2007) を参照。

31　Max Müller, "Lectures on Mr. Darwin's Philosophy of Language: Second Lecture," *Fraser's Magazine*, no. 42 (June 1873): 659–78.

32　Müller, "Lectures on Mr. Darwin's Philosophy of Language: Second Lecture," 677, 678.

33　Radick, *Simian Tongue*, 16より引用。

34　Max Müller, "Lectures on Mr. Darwin's Philosophy of Language: Third Lecture," *Fraser's Magazine* 8, no. 43 (July 1873): 1–24, on 23.

35　Müller, "Lectures on Mr. Darwin's Philosophy of Language: Second Lecture," 678.「急進的」という言葉は、言語の「根源」に関するミュラーの理論を指す。ミュラーの議論は、人類種の単一起源説に対するより広範な懸念の一部をなしていた。

36　Müller, "Lectures on Mr. Darwin's Philosophy of Language: *Third Lecture*," 17.

37　Müller, "Lectures on Mr. Darwin's Philosophy of Language: *Third Lecture*," 17, 18.

38　Müller, "Lectures on Mr. Darwin's Philosophy of Language: *Third Lecture*," 19.

39 グルーバーとキーガンは、テーヌは「ミュラーのダーウィン批判を読み、それを否定した」と主張している。テーヌは、子どもにおける言語の自然な起源と発達を、子ども自身の活動によって示される事例を提示した。Howard E. Gruber and Robert T. Keegan, “Charles Darwin’s Unpublished ‘Diary of an Infant’: An Early Phase in His Psychological Work,” in *Contributions to a History of Developmental Psychology: International William T. Preyer Symposium* (New York: Mouton, 1985), 127–45, on 129. しかし、それがテーヌの説明の誤読であることは明らかだ。

40 Hippolyte Taine, “Note sur l’acquisition du langage chez les enfants et dans l’espèce humaine,” *Revue philosophique de la France et de l’étranger* 1 (1876): 5–23, on 15. ここは、できる限りテーヌの論文“M. Taine on the Acquisition of Language by Children,” *Mind* 2, no. 6 (1877): 252–59 の英語版から引用している。本章の後半で明らかになる理由により、フランス語からいくつかの文章を翻訳している。これらの文章はフランス語の原文を参照している。

41 Taine, “M. Taine on the Acquisition of Language by Children,” 253.

42 Taine, “M. Taine on the Acquisition of Language by Children,” 253.

43 Taine, “M. Taine on the Acquisition of Language by Children,” 252.

44 Taine, “M. Taine on the Acquisition of Language by Children,” 254.

45 Taine, “M. Taine on the Acquisition of Language by Children,” 257.

46 Taine, “M. Taine on the Acquisition of Language by Children,” 255.

47 Taine, «Note sur l’acquisition du langage,» 22, 23.

48 Taine, «Note sur l’acquisition du langage,» 22.

49 Taine, “M. Taine on the Acquisition of Language by Children,” 259.

50 Darwin, “Biographical Sketch of an Infant,” 285. Lorch and Hellal, “Darwin’s ‘Na Science of Babies,’” 142. ダーウィンのMノートとNノートには、子どもや言語と行動の発達に関する考察が含まれていた。

51 Darwin, “Biographical Sketch of an Infant,” 293.

52 Darwin, “Biographical Sketch of an Infant,” 294. 290も参照。ダーウィンの最大の関心は、（テーヌやミュラーのように）言葉や概念の連合というよりも、観念の連合にあるようだ。

53 Darwin, “Biographical Sketch of an Infant,” 294.

54 Charles Darwin, The Descent of Man (London: John Murray, 1871), 130.

55 Darwin, *Descent of Man*, 86.

56 Darwin, “Biographical Sketch of an Infant,” 290.

57 Dietrich Tiedemann, “Beobachtungen über die Entwicklung der Seelenfähigkeiten bei Kindern,” *Hessische Beiträge zur Gelehrsamkeit und Kunst* 2 (1787): 313–33, 486–502.

58 Perez, *Thierri Tiedemann*. “Thierri” はプライヤーのミドルネーム。ティーデマンのファーストネームはフリードリヒ（Friedrich）だった。ドイツ語の第二版はまさに、直接的なテキストを読者に提供したいという願いからモチベーションを得ている。Tiedemann, *Beobachtungen*, vii. 同時に英語にも翻訳された。Dietrich Tiedemann, *Tiedemann’s Record of Infant-Life* (Syracuse, NY: C. W. Bardeen, 1890).

59　Perez, *Thierri Tiedemann*, v.

60　Perez, *Thierri Tiedemann*, 22–25. ペレスは、子どもがそうした音を模倣することを可能にする生理的な違いがあるとは考えていなかった。

61　Bernard Perez, *La psychologie de l'enfant: Les trois premières années* (Paris: Germer Baillière, 1882), 276.

62　これはもちろん、言語が境界の印として完全に失われたということを意味してはいない。実際、本書で後述するように、ダーウィンの時代も、それ以降も、言語は復活を繰り返していた。Radick, *Simian Tongue* を参照。

63　Immanuel David Mauchart, «Tagbuch über die allmähliche körperliche und geistige Entwickelung eines Kindes,» *Allgemeines Repertorium für empirische Psychologie und verwandte Wissenschaften* 4 (1798): 269–94.

64　Mauchart, "Tagbuch," 293.

65　以下のセクションにある。" The Child at Nine Months." Emma Willard, "Observations upon an Infant during Its First Year: By a Mother," appendix to *Progressive Education, Commencing with the Infant*, by Albertine Necker de Saussure, trans. and ed. Emma Willard and Almira Hart Lincoln (Boston: W. D. Ticknor, 1835): 323–48, on 336–40.

66　Sigismund, *Kind und Welt*, 54.

67　Sigismund, *Kind und Welt*, 54. もちろん、動物の喜びがどのようなものであるかはわからない。

68　Tiedemann, *Beobachtungen*, 24.

69　Tiedemann, *Beobachtungen*, 28.

70　Tiedemann, *Beobachtungen*, 24, 29.

71　Tiedemann, *Beobachtungen*, 28-29.

72　ティーデマンの言語に関する論文（*Versuch einer Erklärung des Ursprung der Sprache*）も参照。ここで彼は、動物は言語を持たないと主張していた（上記参照）。また、*Vorstellung* とつながる「言葉」の定義についても書いている――動物や幼児やある種の大人は、何のつながりもなく音を発する――そのため、動物に言葉があると考える人は「言葉」の定義を考え直す必要がある、と。Tiedemann, *Versuch einer Erklärung des Ursprung der Sprache*, 20–21.

73　Perez, *Thierri Tiedemann*, 31.

74　Perez, *La psychologie de l'enfant*, chap. 13 を参照。

75　Wilhelm Preyer, *Die Seele des Kindes: Beobachtungen über die geistige Entwickelung des Menschen in den ersten Lebensjahren* (Leipzig: Th. Grieben, 1895). 初版は一八八二年。英語翻訳版は *The Mind of the Child* (New York: Arno, 1973)。ドイツ語からの英訳はすべて筆者のもの。

76　プライヤーに関する二次的文献は比較的少数である。最もすぐれた説明は以下のとおり。Georg Eckardt, "Einleitung," in *Die Seele des Kindes: Eingeleitet und mit Materialien zur Rezeptionsgeschichte versehen von Georg Eckardt* (Berlin: Springer, 1989): 11–52; Siegfried Jaeger, "Origins of Child Psychology: William Preyer, " in *The Problematic Science: Psychology in Nineteenth-Century Thought, ed. William R. Woodward and Mitchell G. Ash* (New York: Praeger, 1982), 300–321; Frank Richter, "Der Physiologe William Thierry Preyer (1841–1897): Dem Darwinismus verpflichtet, " in *Wegbereiter der modernen Medizin*, ed. Christian Fleck (Jena: Bussert und Stadeler, 2004), 169–82.

77　残念ながらオリジナルの日記は失われてしまったようである。

78　Eckardt, "Einleitung," 26. プライヤーはダーウィンの伝記の中で次のように述べている。「私はそれ〔『種の起源』〕を読み、何度も読み返し、その内容に圧倒されそうになった。……すべての生き物……自然現象の相互関係や、それに対する人間との関係性が、これまでとは違う位置づけになった」と。Eckardt, "Einleitung," 26. Wilhelm Preyer, "Briefe von Darwin," *Deutsche Rundschau* 67 (1891): 356–90 も参照。

79　Preyer, "Briefe von Darwin." プライヤーは、ケルンで六〇〇人の聴衆の前でおこなった「生存のための闘争に関する一般講義」と、ボン大学でおこなわれた二〇〇人以上の学生を集めた講義" Ueber die Darwinsche Theorie" を紹介した。前者は" Der Kampf um das Dasein" in *Aus Natur- und Menschenleben*, by Wilhelm Preyer (Berlin: Allgemeiner Verein für Deutsche Literatur, 1885), 1–38. Preyer to Darwin, March 21, 1869, in "Briefe von Darwin" として後に出版された。プライヤーはダーウィンの伝記的な記述もいくつか書いている。Wilhelm Preyer, "Charles Darwin: Eine biographische Skizze, " *Das Ausland* 43, no. 14 (April 2, 1870): 314–20; Wilhelm Preyer, *Darwin: Sein Leben und Wirken* (Berlin: E. Hofmann, 1896).

80　同時代の動物学者カール・フォクトが反論的に使った言い回しである。プライヤー自身、自分の書簡でイエナの位置づけを次のように強調している。「イエナ以外に、ヘッケル、ゲーゲンバウル、ドールン、シュトラスブルガー、W・ミュラー、私自身を含め、これほど多くの教授がダーウィンの理論を公言し、公的に教えている大学はドイツにはないだろう。われわれは講演においても執筆活動においても、真のダーウィン説支持者である」と。Preyer to Darwin, April 27, 1871, Darwin Correspondence Project. プライヤーはイエナ大学にいたエルンスト・ヘッケル、カル・ゲーゲンバウル、アントン・ドールン、アドルフ・ストラスブルガー、ヴィルヘルム・ミュラーなどに言及している。

81　Wilhelm Preyer, review of *Grundzüge der physiologischen Psychologie*, by Wilhelm Wundt, Jenaer Literaturzeitung 1, no. 5, 36 (1874): 71–72, 550–51.

82　Ernst Haeckel, *Generelle Morphologie der Organismen* (Berlin: G. Reimer, 1866).

83　ダーウィンもこの伝統に与していた。彼の『人間の由来』（一八七一年）には、発生学の章がある。胚の発生が動物種の歴史を物語るという主張は、ジャン＝バティスト・ラマルク、エティエンヌ・ジョフロワ・サン＝ティレール、ロバート・チェンバースにまで遡ることができる

84　Ernst Haeckel, *Anthropogenie oder Entwickelungsgeschichte der Menschen* (Leipzig: Engelmann, 1874), 704. Cited in Eckardt, "Einleitung," 17.

85　Wilhelm Preyer, *Specielle Physiologie des Embryo: Untersuchungen ueber die Lebenserscheinungen vor der Geburt* (Leipzig: Th. Grieben, 1885).

86　Preyer to Darwin, July 6, 1877, Darwin Correspondence Project. プライヤーはイギリスで生まれ、幼少時代を過ごしたことから、彼の英語力の高さがうかがえる。

87　Preyer, "Briefe von Darwin," 378. This concurred with Darwin's own judgment of his own work. Shuttleworth, *Mind of the Child*, 228.

88　Preyer, *Darwin*, 122.

89　Preyer, *Die Seele des Kindes* (1895), v–vi.

90　Wilhelm Preyer, Die geistige Entwickelung in der ersten Kindheit, nebst Anweisungen für Eltern, dieselbe zu beobachten

(Stuttgart: Union Deutsche Verlagsgesellschaft, 1893), 141. これが、プライヤーが実際におこなった手法かどうかは定かではない。しかし、彼が著書の読者に推奨していたことから、そうである可能性は高い。

91 Preyer, *Die Seele des Kindes* (1895), vi.

92 Wilhelm Preyer, *Die Seele des Kindes* (1895), 290–91 (my emphasis). *Die geistige Entwickelung*, 73 にも非常に似通った引用がある。

93 プライヤーは自著のかなりの部分を言語発達の議論に割いていることに注意。

94 Preyer, *Die Seele des Kindes* (1895), 389.

95 Preyer, *Die Seele des Kindes* (1895), 386.

96 Preyer, *Die Seele des Kindes* (1895), 387.

97 Preyer, *Die Seele des Kindes* (1895), 387.

98 Preyer, *Die Seele des Kindes* (1895), 387

99 Preyer, *Die Seele des Kindes* (1895), 387.

100 Preyer, *Die Seele des Kindes* (1895), 387.

101 プライヤーの著書全体を通して、子どもの性別は重視されていなかったようだ。彼は通常、対象を「新生児」(*das Neugeborene*)、「乳児」(*der Säugling*、文法的には男性名詞だが赤ちゃんの性別については中性名詞)、「子ども」(*das Kind*)と呼んでいる。テーヌの娘やダーウィンやジギスムントの息子など、他人の日記に登場する子どもたちに言及するときでさえ、プライヤーはほとんど中性名詞の *das Kind* にこだわっていた。プライヤーは、鏡の発達がほぼ完了した人生の段階で初めて、伝統的なジェンダー規範が再び働くと考えたのだ。このことは、プライヤーが息子に虚栄心の兆候が見られたときに息子から鏡を引き離すことを望み、進んでそうしようとしたことの説明となる。

102 Preyer, *Die Seele des Kindes* (1895), 388.

103 Preyer, *Die Seele des Kindes* (1895), 388.

104 Preyer, *Die Seele des Kindes* (1895), 388.

105 Maximilian Schmidt, "Beobachtungen am Orang-Utan," *Der zoologische Garten* 19, no. 7, 8 (1878): 193–98, 226–33, on 232.

106 Schmidt, "Beobachtungen am Orang-Utan," 232.

107 Johann von Fischer, "Aus dem Leben eines jungen Mandril (*Cynocephalus mormon*): Seine Erkrankung und sein Tod," *Der Zoologische Garten* 17, no. 4 (1876): 116–27, on 119.

108 Charles Darwin, "Sexual Selection in Relation to Monkeys," *Nature* 15 (November 2, 1876): 18–19. しかしダーウィンは、この行動が持つ暗黙の同性愛性については論じていない。ダーウィンよりはるか以前に、オランウータンの鏡の前での行動について書かれたものがある。カルカッタの外科医J・グラントは、一八二八年にこの動物の外見と行動を詳細に記録しているが、その中で、サルは鏡にはまったく興味を示さなかったと述べている。グラントは、この動物の好奇心の強さを考えれば驚くべきことだと指摘するが、それ以上のコメントはしていない。この研究は異常値ではないが外れ値で、インドで類人猿やサルをより多く入手できることで説明できると筆者は考える。J. Grant, "Account of the Structure and Habits of an Orang Outang from Borneo," *Edinburgh Journal of Science* 9 (1828): 1–25.

109 Preyer, *Die Seele des Kindes* (1895), 388.

110 Preyer, *Die Seele des Kindes* (1895), 390.

111 Preyer, *Die geistige Entwickelung*.

112 Preyer, *Die geistige Entwickelung*, 187.

113 Preyer, *Die Seele des Kindes* (1895), 390.

114 スポルディングについては、Philip Howard Gray, «Spalding and His Influence on Research in Developmental Behavior,» Journal of the History of the Behavioral Sciences 3, no. 2 (1967): 168–79 を参照。

115 Preyer, *Die Seele des Kindes* (1895), 48.

116 プライヤーは著書全体を通して、動物に概念があることの例を挙げていない。これはおそらく、ダーウィンにそれを譲った（したがって、動物に概念があるという点を証明する必要を感じなかった）からだろう。

117 Preyer, *Die Seele des Kindes* (1895), 397.

118 Preyer, *Die Seele des Kindes* (1895), 390.

119 Preyer, *Die Seele des Kindes* (1895), 384, 432.

120 Preyer, *Die Seele des Kindes* (1895), 391.

121 Preyer, *Die Seele des Kindes* (1895), 385.

122 Preyer, *Die Seele des Kindes* (1895), 385.

123 Preyer, *Die Seele des Kindes* (1895), 392.

124 George John Romanes, Mental Evolution in Man: Origin of Human Faculty (London: Kegan Paul, Trench, 1888), chap. 10 («Self-Consciousness») を参照。動物は草が緑であることを知っているが、私たち人間だけが「草が緑であることを知っていることを知っている」。ロマネスは本文中で自意識の定義をふたつ挙げている。「思考において自我と非自我を分離する能力（77）、および「自分の［心の］過去と現在を比較し、自己の完全な内省的意識が構成される自分自身の状態間の連続性の理解に到達する」能力（206）である。

第二章　「突然ではなく、だんだんと」

1 John E. Anderson, foreword to *The First Two Years: A Study of Twenty-Five Babies, by Mary Shirley*, 3 vols. (Minneapolis: University of Minnesota Press, 1931–33), 1:vi.

2 優生学、バースコントロール、節制など、他の公衆衛生運動にも同様の現象が見られる。Greta Jones, "Eugenics and Social Policy between the Wars," *Historical Journal* 25, no. 3 (1982): 717–28; Wendy Kline, *Building a Better Race: Gender, Sexuality, and Eugenics from the Turn of the Century to the Baby Boom* (Berkeley: University of California Press, 2005); Richard A. Soloway, "The 'Perfect Contraceptive': Eugenics and Birth Control Research in Britain and America in the Interwar Years," *Journal of Contemporary History* 30 (1995): 637–64 を参照。

3 後述するように、「新しい心理学者たち」とヴントの関係は複雑である。彼の弟子たちの多くは、ヴントの原理を利用するうちに、ヴントをはるかに超えた。

4 Elizabeth Stow Brown, "The Baby's Mind: Studies in Infant Psychology," *Babyhood* 68 (1890): 239–42, 274–76, 305–7, 340–42, 369–72, on 241.

5 Brown, "Baby's Mind," 341.

6 Frederick Tracy, *The Psychology of Childhood* (Boston: D. C. Heath, 1893).

7 Tracy, *Psychology of Childhood*, 47.

8 James Sully, *Studies of Childhood* (New York: Longmans, Green, 1896), 5.

9 David R. Major, *First Steps in Mental Growth: A Series of Studies in the Development of Infancy* (New York: Macmillan, 1906), 2.

10 Major, *First Steps in Mental Growth*, 124.

11 Charles Darwin, Diary of an infant, CUL DAR 210.11:37,

transcript at Darwin Correspondence Project, Cambridge University Library, https://www.darwinproject.ac.uk/people/about-darwin/family-life/darwin-s-observations-his-children. Ernst Scupin and Gertrud Scupin, *Bubis erste Kindheit: Ein Tagebuch über die geistige Entwicklung eines Knaben während der ersten drei Lebensjahre* (Leipzig: Th. Grieben, 1907), 38; Wilhelm Preyer, *Die Seele des Kindes: Beobachtungen über die geistige Entwickelung des Menschen in den ersten Lebensjahren* (Leipzig: Th. Grieben, 1895), 387.

12 Charles Darwin, Diary of an infant, CUL DAR 210.11:37; Bernard Perez, *Thierri Tiedemann et la science de l'enfant: Mes deux chats; fragment de psychologie comparée* (Paris: Germer Baillière, 1881), 31.

13 Scupin and Scupin, *Bubis erste Kindheit*, 53; Sully, *Studies of Childhood*, 113; Major, *First Steps in Mental Growth*, 273.

14 Berthold Sigismund, *Kind und Welt: Vätern, Muttern und Kinderfreunden* (Braunschweig: F. Vieweg und Sohn, 1856), xi.

15 一八八〇年の講演「精神の発生」で、プライヤーは次のように述べている。「こうした関連で、生理学を十分に学んだ数人の人間が互いに独立し、より多くの新生児や乳児を注意深く観察し、そこで得た結果を比較するのが望ましいだろう」と。Wilhelm Preyer, "Psychogenesis," in *Naturwissenschaftliche Tatsachen und Probleme* (Berlin: Paetel, 1880), 199–238, on 204. プライヤーは以下で述べるエミリー・タルボットのプロジェクトにも肯定的な反応を示している。

16 Preyer, *Die Seele des Kindes* (1895), vi.

17 Preyer, *Die Seele des Kindes* (1895), vi.

18 Wilhelm Preyer, *Die geistige Entwickelung in der ersten Kindheit, nebst Anweisungen für Eltern, dieselbe zu beobachten* (Stuttgart: Union Deutsche Verlagsgesellschaft, 1893), v–vi, vi.

19 Preyer, *Die geistige Entwickelung,* 142. これは、ウィリアム・ヒューウェルの〝科学者〟とデータ収集者の区別をそれとなくほのめかしている。ヒューウェルの「科学者」という言葉の使用については、シドニー・ロスの古典的論文" Scientist: The Story of a Word," *Annals of Science* 18 (1962): 65–85 を参照。後述するように、プライヤーは、乳母や看護師はともかく、母親やその他の女性親族の収集データを適切なものとして受け入れ、ここから、ジェンダーのみならず階級に対する配慮が彼の研究実践に反映されていることがわかる。

20 James Sully, notes, *Mind*, n.s., 2 (1893): 420–21.

21 観察と集団的経験主義についてはLorraine Daston and Peter Galison, *Objectivity* (New York: Zone Books, 2007) を参照。Lorraine Daston, "The Empire of Observation, 1600–1800, " in *Histories of Scientific Observation*, ed. Lorraine Daston and Elizabeth Lunbeck (Chicago: University of Chicago Press, 2011), 81–113 も参照。女性と科学については、Margaret Rossiter, *Women Scientists in America: Struggles and Strategies to 1940* (Baltimore: Johns Hopkins University Press, 1982); Kimberly Hamlin, *From Eve to Evolution: Darwin, Science, and Women's Rights in Gilded Age America* (Chicago: University of Chicago Press, 2014); Sally Gregory Kohlstedt, "In from the Periphery: American Women in Science, 1830–1880," *Signs* 4, no. 1 (1978): 81–96; Mary Terrall, "Émilie du Châtelet and the Gendering of Science," *History of Science* 33, no. 3 (1995): 283–310 を参照。

22 Emily Talbot, "Report of the Secretary of the Department," in *Papers on Infant Development: Published by the*

Education Department of the American Social Science Association, January, 1882, ed. Emily Talbot (Boston: Tolman and White, 1882), 5–6, on 5.

23　Emily Talbot, "Register of Infant Development: Circular of April, 1881," in *E. Talbot, Papers on Infant Development*, 49.

24　E. Talbot, "Report," 6.

25　また、このプロジェクトは、一八三五年のウィリアム・ヒューウェルの大潮汐実験など、郵送によるアンケートや調査を含むクラウドソーシングの先例が数多くあることも背景にある。ヴィクトリア朝の博物学者、イエズス会、スペイン帝国の探検家たちの集団活動については、Jim Endersby, *Imperial Nature: Joseph Hooker and the Practices of Victorian Science* (Chicago: University of Chicago Press, 2008); Daniela Bleichmar, *Visible Empire: Botanical Expeditions and Visual Culture in the Hispanic Enlightenment* (Chicago: University of Chicago Press, 2012); Florence Hsia, *Sojourners in a Strange Land: Jesuits and Their Scientific Missions in Late Imperial China* (Chicago: University of Chicago Press, 2009) を参照。

26　Emily Talbot, "Register of Infant Development: Circular of January, 1882," in E. Talbot, *Papers on Infant Development*, 50.

27　Annie B. Howes, "The Study of the Development of Children," *ACA Journal* 4 (1891): 1–10, on 9. ハウズは、サリーのような人が持つ女性観察者に対する偏見に対抗して書いていた。ハウズについては、Christine von Oertzen, "Science in the Cradle: Milicent Shinn and Her Home-Based Network of Baby Observers, 1890–1910," Centaurus 55 (2013): 175–95 を参照。

28　これらのネットワークについては、Dorothy Ross, *G. Stanley Hall: The Psychologist as Prophet* (Chicago: University of Chicago Press, 1972), 287 を参照。

29　Von Oertzen, "Science in the Cradle," 178. Elissa N. Rodkey, "Far More Than Dutiful Daughter: Milicent Shinn's Child Study and Education Advocacy after 1898," *Journal of Genetic Psychology* 177, no. 6 (2016): 209–30 も三章。

30　Von Oertzen, "Science in the Cradle," 179. シンは当時、小規模ながらも権威ある文芸誌 *Overland Monthly* の編集長も務めていた。

31　Von Oertzen, "Science in the Cradle," 183.

32　Milicent Washburn Shinn, *The Biography of a Baby* (Boston: Houghton, Mifflin, 1900), 6.

33　Shinn, *Biography of a Baby*, 6, 7.

34　Shinn, *Biography of a Baby*, 7, 8. エミリー・タルボットがそうであったように、シンや彼女の女性観察者ネットワークでは、神経学的な枠組みがほとんど抜け落ちていたのも驚くべきことではない。例外として、ローラ・スウェイン・ティリーは、脳中枢の成熟度に関して次のように言及した。「視覚と触覚と筋肉の知覚を統合するという大きな一歩を踏み出したことで、あらゆる点で進歩がもたらされるように思える。生理学的にいえば、いくつかの大脳中枢の代謝が高まり、これらの間の機能的な伝達網が拡大されることで循環を刺激し、他の伝達経路の緊張が増大し、結果的にその成熟が早まるようである」と。Laura Swain Tilley, "Record of the Development of Two Baby Boys," *Publications of the Association of Collegiate Alumnae*, series 3, no. 22 (June 1910): 30. ティリーは鏡についても論じている。以下を参照。

35　Milicent Washburn Shinn, *Notes on the Development of a Child*, vol. 2, *The Development of the Senses in the First Three Years of Childhood* (Berkeley: University of California Press,

1907), 4, 5.

36　シンは、自己と非自己の違い、すなわち、子ども自身の身体とその境界の意識という意味でのみ、自己意識について語っていた。たとえば以下のセクションを参照。"Feeling of a Bodily Self," in *Notes on the Development of a Child*, 2:133–36.

37　Wilhelm Preyer, "Psychogenesis," trans. Marion Talbot, *Journal of Speculative Philosophy* 15, no. 2 (April 1881): 159–88.

38　Preyer to E. Talbot, November 22, 1880, in "The Development of Human Intelligence," *Nature* 23, no. 600 (April 28, 1881): 617–18, on 617–18.

39　Wilhelm Preyer, "Notes on the Development of Self-Consciousness: From Die Seele des Kindes," trans. Marion Talbot, *Education* 2 (1882): 290–99.

40　William Preyer, "A German Child," in E. Talbot, *Papers on Infant Development*, 44–48, on 44. その前年のプライヤーの講演「精神の発生」のマリオン・タルボットの翻訳では、*Ichgefühl* や鏡については触れられていないことに注意。W・H・ララベックによる「精神の発生」のもうひとつの部分訳も *Ichgefühl* や鏡には触れていない。William Preyer, "Psychogenesis in the Human Infant," trans. W. H. Larrabec, *Popular Science Monthly* 17 (1880): 625–35.

41　これらも単純ではない行動だったことに注意。特に最初の「本当の」笑顔は、議論の対象となった。

42　E. Talbot, "Register of Infant Development," in E. Talbot, *Papers on Infant Development*, 51–52, on 51.

43　Emily Talbot, "American Children: Case A," in E. Talbot, *Papers on Infant Development*, 11–13, on 12.

44　E. Talbot, "Case A," 13 (my emphasis).

45　Tilley, "Record of the Development of Two Baby Boys," 9, 12, 40, 39, 82.

46　Tilley, "Record of the Development of Two Baby Boys," 82.

47　Tilley, "Record of the Development of Two Baby Boys," 82.

48　Robert N. Nye, "Medicine and Science as Masculine Fields of Honor," *Osiris* 12 (1997): 60–79. 最近の論文、"Scientific Masculinities," ed. Erika Milam and Robert Nye, *Osiris* 30 (2015) も参照。アメリカの児童研究のジェンダー化については、David Hoogland Noon, "Situating Gender and Professional Identity in American Child Study, 1880–1910," *History of Psychology* 7, no. 2 (2004): 107–29 を参照。医療や教育における認知的・情動的アプローチの関係については、Marga Vicedo, *Intelligent Love: The Story of Clara Park, Her Autistic Daughter, and the Myth of the Refrigerator Mother* (Boston: Beacon, 2021) を参照。

49　E. Talbot, "Report," 5–6.

50　William T. Harris, "The Education of the Family, and the Education of the School," in E. Talbot, *Papers on Infant Development*, 1–5, on 5.

51　G. Stanley Hall, *Life and Confessions of a Psychologist* (New York: D. Appleton, 1923). ホールについては、D. Ross, *Stanley Hall* を参照。

52　たとえば G. Stanley Hall, "Introduction to the American Edition," in *The Mind of the Child, Part I: The Senses and the Will; Observations concerning the Mental Development of the Human Being in the First Years of Life*, by Wilhelm Preyer, trans. H. W. Brown (New York: D. Appleton, 1888), xxi–xxv などを参

照。

53 G. Stanley Hall, "Introduction to the American Edition," xxiii.

54 G. Stanley Hall, "Notes on the Study of Infants," *Pedagogical Seminary* 1, no. 2 (1891): 127-38. ホールの息子は一八八一年二月七日、娘は一八八二年五月三〇日に生まれた。ホールが日記を発表したのは、妻と八歳になった娘が窒息事故によって急死した直後で、個人的に危機的状況にあったときのことだった。ホールの伝記作家ドロシー・ロスがいうように、彼は「おそらく自分の人生のこの部分がようやく終わったと感じたのかもしれない」。D. Ross, *G. Stanley Hall*, 209.

55 ただし、ホールも音声の病理を論じる中で、プライヤーが退行性変化を反復発生説に含めるのは行き過ぎだと批判していることに注意。Hall, "Notes on the Study of Infants," 133.

56 たとえばベルリンの教育学会は、都会と田舎の子どもたち二万人（男児一万人、女児一万人）を対象に、教育委員会にアンケートを依頼し、「走るウサギやカエルが飛んでいるのを見たことがあるか、特定の童話を知っているか」といった質問をし、「低学年の生徒の個性は、その子どもの環境からの発想に基づくか」(60) などを調査している。たとえば、都会の生徒らには田舎への小旅行を企画し、指導に物を使うなど、教育を調整する必要がある（本研究では、都会の子どもは田舎の子どもに比べて、世界に関する知識が遅れていることが想定・確認されていた）。F. Bartholomai and H. Schwabe, "Der Vorstellungskreis der Berliner Kinder beim Eintritt in die Schule," *Berlin und seine Entwicklung: Städtisches Jahrbuch für Volkswirtschaft und Statistik* 4 (1870): 59-77. ホールはこの研究を一八九三年に引用している。*The Contents of Children's Minds on Entering School* (New York: E. L. Kellogg, 1893), 3. ドイツの子どもたちに自然を教えるという幅広い試みについては、Lynn Nyhart, *Modern Nature: The Rise of the Biological Perspective in Germany* (Chicago: University of Chicago Press, 2009), chap. 5を参照。Sally Gregory Kohlstedtのアメリカの自然研究運動に関する著書*Teaching Children Science: Hands-On Nature Study in North America, 1890-1930* (Chicago: University of Chicago Press, 2010) も参照。

57 Kurt Danziger, "The Origins of the Psychological Experiment as a Social Institution," *American Psychologist* 40, no. 2 (1985): 133-40. Kurt Danziger, *Constructing the Subject: Historical Origins of Psychological Research* (Cambridge: Cambridge University Press, 1990) も参照。

58 Dr. G. Stanley Hall Collection, Archives and Special Collections, Robert H. Goddard Library, Clark University, Subseries 7: Topical Syllabi. B1-7-1 Topical Syllabi, 1894-1906, "The Early Sense of Self," 1895.

59 「初期の自己感覚」質問票には、あいまいでない質問が含まれていたが、より複雑で難しいテーマを扱っていた。だからこそおそらく、一八九〇年代半ばに心理学の専門家の内外でホールの評価が最高潮に達したときにこれを考案したのだろう。

60 G. Stanley Hall and John M. Mansfield, *Hints at a Selective and Descriptive Bibliography of Education* (Boston: D. C. Heath, 1886), 90.

61 このように、ソーンダイクはジョージ・ロマネスのような進化論者の「逸話」的手法から脱却し、代わりに実験とテストに頼ることを望んでいた。

62 Edward L. Thorndike, *Animal Intelligence: An Experimental Study of the Associative Processes in Animals*,

monograph supplement, Psychological Review 2, no. 4 (1898). ソーンダイクは、ジョージ・ロマネスの *Animal Intelligence* (London: K. Paul, Trench, 1882) と同じタイトルを学位論文に選んだ。というのも、彼は学位論文で、同じテーマに焦点を当てながらも、方法論に差をつけたいという願望があったからかもしれない。

63 John M. O'Donnell, *The Origins of Behaviorism: American Psychology*, 1870–1920 (New York: New York University Press, 1985), 165–66.

64 Lewis M. Terman, "Trails to Psychology," in *A History of Psychology in Autobiography*, vol. 2, ed. Carl Murchison (Worcester, MA: Clark University Press, 1932), 297–31, on 318.

65 Terman, "Trails to Psychology," 318. ホールの返信は以下のようなものだった。「私の決断を告げると、彼はメンタルテストに否定的であることを力説した。ところが私の決意が固いということを知ると、彼は最終的には祝福し、定量的手法の擬似的な正確さに惑わされるのは危険だというアドバイスもしてくれた」。Terman, "Trails to Psychology," 318.

66 ゲゼルについては、Scott Curtis, "'Tangible as Tissue': Arnold Gesell, Infant Behavior, and Film Analysis," Science in Context 24, no. 3 (2011): 417–42; Carola Ossner, "Normal Development: The Photographic Dome and the Children of the Yale Psycho-clinic," Isis 111, no. 3 (2020): 515–41 を参照。

67 Arnold Gesell, "The Significance of the Nursery School: Excerpts Reprinted from Childhood Education, 1924, Vol. 1, No. 1," Childhood Education 93, no. 3 (2017): 194–98, on 196, 197. 以下も参照。Arnold Gesell, "A Mental Hygiene Ser vice for Pre-school Children," American Journal of Public Health 12, no. 12 (1922): 1030–33. 精神衛生とアドルフ・マイヤーの研究については以下を参照。S. D. Lamb, *Pathologist of the Mind: Adolf Meyer and the Origins of American Psychiatry* (Baltimore: Johns Hopkins University Press, 2016).

68 イェール大学のほか、コロンビア大学ティーチャーズカレッジ、ミネソタ大学、トロント大学などでも研究会が開かれた。

69 Rachel Stutsman, *Mental Measurement of Preschool Children: With a Guide for the Administration of the Merrill-Palmer Scale of Mental Tests* (Yonkers-on-Hudson, NY: World Book, 1931), 43.

70 Stutsman, *Mental Measurement of Preschool Children*, 4. 以下も参照。Ellen Herman, "Families Made by Science: Arnold Gesell and the Technologies of Modern Child Adoption," *Isis* 92, no. 4 (December 2001): 684–715.

71 ルス・グリフィス、レイチェル・スタッツマン、アーノルド・ゲゼルは横断的なテストを、メアリー・シャーリー、サイキ・キャッテル、シャーロッテ・ビューラー、ナンシー・ベイリーは縦断的なテストをおこなった。しかしその違いを指摘したのはシャーリーだけであり、シャーリーも含めて全員が同じ研究の伝統に与していると考えていた。Ruth Griffiths, *The Abilities of Babies: A Study in Mental Measurement* (London: University of London Press, 1954); Stutsman, Mental Measurement of Preschool Children; Arnold Gesell and Helen Thompson, *Infant Behavior: Its Genesis and Growth* (New York: McGraw-Hill, 1934); Arnold Gesell and Catherine Amatruda, *Developmental Diagnosis: Normal and Abnormal Child Development* (New York: Paul B. Hoeber, 1941); Mary Shirley, *The First Two Years: A Study of Twenty-Five Babies*, 3 vols. (Minneapolis: University of Minnesota Press, 1931–33); Psyche Cattell, *The Measurement of Intelligence*

of Infants and Young Children (1940; New York: Psychological Corporation, 1947); Charlotte Bühler, *The First Year of Life*, *trans. Pearl Greenberg and Rowena Ripin* (New York: John Day, 1930); Nancy Bayley, Mental Growth during the First Three Years: A Developmental Study of Sixty-One Children by Repeated Tests (Worcester, MA: Clark University Press, 1933).

72　Griffiths, *Abilities of Babies*, 121. たとえばナンシー・ベイリーの場合、「鏡に向かって遊ぶ」は、全一八五項目のテスト項目のうちのひとつだった。キャッテルのテスト器具には、鏡のほか、鍵、カップ、人形、スプーン、紐などが含まれていた。Cattell, *Measurement of Intelligence*, 94.

73　ここで取り上げた本はすべて一九二〇年代と一九三〇年代のものである。例外は一九四〇年のサイキ・キャッテルと一九五四年のルス・グリフィスの二冊である。ゲゼルの著作は一九四〇年代に入ってからのものもある。

74　Stutsman, *Mental Measurement of Preschool Children*, chap. 3.

75　Griffiths, *Abilities of Babies*, 127.

76　Gesell and Thompson, *Infant Behavior*, 240.

77　Gesell and Thompson, *Infant Behavior*, 106, 154, 239.

78　Arnold Gesell and Louise Ames, "The Infant's Reaction to His Mirror Image," *Pedagogical Seminary and Journal of Genetic Psychology* 70, no. 2 (1947): 141–54. *Infant Behavior* で、ゲゼルとトンプソンは以下の一一項目の鏡前行動を挙げている。しらふ[反応]、微笑む、声を出す、腕を振る、鏡に手をやる、鏡を叩く、社会的にイメージに近づく、鏡に顔を向ける、画像と〝いないいないばあ〟をする、ポーズをとる、立つ(241)。

79　ここにリストされている行動はむしろ、鏡像との社会的相互作用を強める傾向を示していた。記録は六〇週までしかなく、自己認識に対するゲゼルの関心の欠如を裏づけている。

80　この時期にフィルムを利用したのはゲゼルだけではなかった。ジョン・B・ワトソン、クルト・レヴィン、マートル・マグローなど、さまざまな心理学者が研究ツールとしてこれを活用し、結果的に発達心理学の専門化に貢献した。Curtis, "Tangible as Tissue." フィルムは当時、高価な技術であり、カローラ・オズナーが示しているように、材料を節約する必要性から、ゲゼルは「最も首尾一貫した典型的な検査状況のみ」を選択的に選び、ゲゼルのプロジェクトの選択的規範性を強化するに至った。Ossner, "Normal Development," 539. ゲゼルが、それ以前の書籍で論じたその他の行動について、こうしたより繊細なフィルムベースの分析をおこなった兆候はない。

81　Arnold Gesell, "Cinemanalysis: A Method of Behavior Study," *Pedagogical Seminary and Journal of Genetic Psychology* 47, no. 1 (1935): 3–16, on 7.

82　Gesell, "Cinemanalysis," 5.

83　Gesell and Thompson, *Infant Behavior*, 8.

84　Gesell and Thompson, *Infant Behavior*, 11.

85　ビューラーはここで、ジョン・B・ワトソンの行動主義に言及していた。これが興味深いのは、特にゲシュタルト心理学者の研究は、単一の反射は存在せず、すべての行動は全体論的《ホリスティック》であることを示唆していたためである。

86　Bühler, *First Year of Life*, 13.

87　Bühler, *First Year of Life*, 14.

88　Bühler, *First Year of Life*, すべての引用は二四二ページからのもの。ビューラーは後の時点で他のテストもおこなったが、原理としては何の違いもなかった。このアプローチの規範的な性質に注意。Alice Smuts, *Science in the Ser vice of Children, 1893–*

1935 (New Haven, CT: Yale University Press, 2006) も参照。
89 Bühler, *First Year of Life*, 14.
90 Cattell, *Measurement of Intelligence*, 85.
91 Bayley, *Mental Growth during the First Three Years*, 27, 31.
92 Shirley, *First Two Years*, 2:263–65.
93 Gesell and Thompson, *Infant Behavior*, e.g., 161; Griffiths, *Abilities of Babies*, e.g., 159.
94 Bühler, *First Year of Life*, e.g., 240.
95 Bühler, *First Year of Life*, 194.
96 Bühler, *First Year of Life*, 200.
97 Shirley, *First Two Years*, 2:262, 264.
98 Stutsman, *Mental Measurement of Preschool Children*, 170.
99 Stutsman, *Mental Measurement of Preschool Children*, 171. もうひとつの例は Griffiths, Abilities of Babies, 121 にある。
100 Stutsman, *Mental Measurement of Preschool Children*, 170–71.
101 Griffiths, *Abilities of Babies*, 14.
102 John B. Watson, "Psychology as the Behaviorist Views It," *Psychological Review* 20, no. 2 (1913): 158–77, on 158.
103 ヴントの伝統については、Danziger, *Constructing the Subject* を参照。
104 もちろん人間、特に乳児を対象とした実験もおこなわれており、ワトソンがおこなったリトル・アルバートの実験は最も有名な実験に過ぎない。ワトソンとリトル・アルバートについては、Ben Harris, "Whatever Happened to Little Albert?," *American Psychologist* 34, no. 2 (1979): 151–60 を参照。
105 John B. Watson, *Psychology from the Standpoint of a Behaviorist* (Philadelphia: J. B. Lippincott, 1919), 10. ワトソンにとって刺激とは外的なもの、つまり環境的な状況を指すが、同時に内的なもの、つまり生物の内面的状態も指す。ただしワトソンは時間の経過とともに過激化していったことに注意。
106 John B. Watson, *Behaviorism* (1924; New Brunswick: Transaction, 2009), 165.
107 ワトソンはカール・ラシュレーと共同でこれらの実験をおこなった。John B. Watson, "The Place of the Conditioned Reflex in Psychology," *Psychological Review* 23 (1916): 89–116, on 96–97.
108 John B. Watson and Rosalie Rayner, "Conditioned Emotional Reactions," *Journal of Experimental Psychology* 3, no. 1 (1920): 1–14.
109 ボールドウィンは警察の捜査中にボルチモアの売春宿で捕えられた。Wade E. Pickren and Alexandra Rutherford, *A History of Modern Psychology in Context* (New York: John Wiley and Sons, 2010), 60.
110 Arnold Gesell, "The Conditioned Reflex and the Psychiatry of Infancy," *American Journal of Orthopsychiatry* 8, no. 1 (1938): 19–30, on 28.
111 Gesell, "Conditioned Reflex," 19.
112 以下が条件だった：赤ん坊の位置（水平または垂直）、刺激の性質（鏡、親、実験者）、ふたつの顔が同時に見えること（見慣れた顔と見慣れない顔）。Geneviève Balleyguier, "Premières réactions devant le miroir," *Enfance* 17, no. 1 (1964): 51–67.
113 Allan H. Schulman and Cheryl Kaplowitz, "Mirror-Image Response during the First Two Years of Life," *Developmental Psychobiology* 10, no. 3 (1977): 133–42, on 135.
114 シュルマンとカプローウィッツは一三種類の行動と、鏡のそれぞれの条件を考慮した場合、三四種類の行動に着目した。この複雑さにもかかわらず、彼らは乳児の行動に段階的なパターンを発見した。

115　この出版物は彼女の学位論文の一部に基づいている。Ann Bigelow, "The Correspondence between Self- and Image Movement as a Cue to Self-Recognition for Young Children," *Journal of Genetic Psychology* 139, no. 1 (1981): 11–26.

116　詳細は、Bigelow, "Correspondence between Self- and Image Movement" を参照。

117　Hanuš Papoušek and Mechthild Papoušek, "Mirror Image and Self-Recognition in Young Human Infants: I. A New Method of Experimental Analysis," Developmental Psychobiology 7, no. 2 (1974): 149–57. これは以下の論文によって確認された。Beulah Amsterdam and Lawrence M. Greenberg, "Self-Conscious Behavior of Infants: A Videotape Study," *Developmental Psychobiology* 10, no. 1 (1977): 1–6.

118　Bennett I. Bertenthal and Kurt W. Fischer, "Development of Self-Recognition in the Infant," *Developmental Psychology* 14, no. 1 (1978): 44–50, on 49.

119　J. C. Dixon, "Development of Self Recognition," *Journal of Genetic Psychology* 91, no. 2 (1957): 251–56. この研究でディクソンは、彼とドロシー・ディクソンがおこなった研究、すなわち、ひとりの子どもはガラス越しに双子の相手を見、もうひとりの子どもは鏡越しに自分自身を見るという双子の研究についても報告している。ルネ・ザゾとアンヌ＝マリー・フォンテーヌによるこの双子の鏡実験の展開については、本書「幕間」を参照。Dorothy Dixon, "The Mirror Behavior of Twins" (MA thesis, University of Florida, 1952).

120　もちろん、その年齢の子どもはまだ言葉を話さないので、かわいらしい名称は誤解を招きやすい

121　Beulah Amsterdam, "Mirror Self-Image Reactions before Age Two," *Developmental Psychobiology* 5, no. 4 (1972): 297–305, on 302.

122　Amsterdam, "Mirror Self-Image Reactions," 304.

123　Beulah Amsterdam, "Mirror Behavior in Children under Two Years of Age" (PhD diss., University of North Carolina at Chapel Hill, 1968), 18.

124　Amsterdam, "Mirror Behavior," 20.

125　アムステルダムのテストは決して単純なものではなかったことに注意。そもそもの初めから、アムステルダムは、鏡像自己認知は行動シーケンスの一部として考えなければならないと考えていた。一九六八年の博士号取得のための予備的研究で、アムステルダムは、自己認知に至るまでに、子どもの中に発達的な順序があることをすでに明らかにしていた。この研究では、自己認知テストは口頭でおこなわれており、マークテストはそれに代わるものだった。Amsterdam, "Mirror Behavior."

第三章　踊るロボット

1　William Grey Walter, "Presentation: Dr. Grey Walter," in *Discussions on Child Development*, ed. J. M. Tanner and Bärbel Inhelder, vol. 2 (1956; New York: International Universities Press, 1971), 21–74, on 36.

2　William Grey Walter, *The Living Brain* (New York: Norton, 1953), 128.

3　Walter, "Presentation," 36.

4　Walter, *Living Brain*, 130.

5 "Bristol's Robot Tortoises Have Minds of Their Own," *BBC Newsreel*, February 17, 1950.

6 これらは一九五一年初頭、バードン神経学研究所（BNI）のエンジニア、W・J・「バニー」・ウォーレンが作った亀の一群からのもの。Owen Holland, "Exploration and High Adventure: The Legacy of Grey Walter," *Philosophical Transactions of the Royal Society* A 361, no. 1811 (October 15, 2003): 2085–121, on 2092; Andrew Pickering, *The Cybernetic Brain: Sketches of Another Future* (Chicago: University of Chicago Press, 2010), 53. 雌牛のエルジーと雄牛のエルマーは一九三〇年代に誕生したボーデン乳業社の広告塔となる動物の名前であることに注意。ウォルターがこのアメリカの企業を知っていたかどうか、また知っていたとしても、それらの牛としての地位が彼の動物階層とどのように関係していたかは不明である。

7 オンラインに投稿されたアーカイブ文書、二〇一六年六月にアクセス：ES106 "Machina Speculatrix"：(Mechanical Tortoises), Dr. Grey Walter, Burden Neurological Institute, Stapleton, Bristol, Archival record: FOB/4922; National Archives at Kew, Richmond, Surrey, South Bank Exhibition, Festival of Britain, 1951. 一九五一年九月、「どのように知るか」のコーナーで、二匹の亀——ふたつのセルを持つ電子頭脳によって作動する機械装置——が紹介された。フェスティバル・オブ・ブリテンについては、Mary Banham and Bevis Hillier, eds., *A Tonic to the Nation: The Festival of Britain 1951* (London: Thames and Hudson, 1976); Becky E. Conekin, "The Autobiography of a Nation"：*The 1951 Festival of Britain* (Manchester: Manchester University Press, 2003) を参照。

8 B. A. Young, "Sorry, No Miracles: The Exhibition of Science, South Kensington," *Punch* (London), June 6, 1951, 682–83, on 683.

9 現在は展示されていない。初代亀の後継亀（ウォルターの「#6」）もロンドン科学博物館に展示されていたが、二〇〇九年に地下室へ移動された。そこで、エンジニア兼コンピューターサイエンティストのデヴィッド・バックリーが（ルーベン・ホゲットと共に）これを詳細に調べ、写真撮影をおこない、インターネット上に写真ギャラリーを掲載した（davidbuckley.net, "History Making Robots."）。

10 Rhodri Hayward, "The Tortoise and the Love-Machine: Grey Walter and the Politics of Electroencephalography," *Science in Context* 14, no. 4 (2001): 615–41, on 616.

11 Owen Holland, "Grey Walter: The Pioneer of Real Artificial Life," in *Artificial Life V: Proceedings of the Fifth International Workshop on the Synthesis and Simulation of Life*, ed. Christopher G. Langton and Katsunori Shimohara (Cambridge, MA: MIT Press, 1996), 33–41.

12 Pickering, Cybernetic Brain, chap. 3. Rhodri Hayward, "'Our Friends Electric': Mechanical Models of Mind in Postwar Britain," in P*sychology in Britain: Historical Essays and Personal Reflections, ed. G. C. Bunn, A. D. Lovie, and G. D. Richards* (Leicester: British Psychological Society, 2001), 290–308; Hayward, "Tortoise and the Love-Machine"；Cornelius Borck, *Hirnströme: Eine Kulturgeschichte der Elektroenzephalographie* (Göttingen: Wallstein, 2005), esp. 301–12; Cornelius Borck, "Vital Brains: On the Entanglement of Media, Minds, and Models," *Progress in Brain Research* 233 (2017): 1–23.

13 Pickering, *Cybernetic Brain*, 48–49. 機械と、愛というより

高次の機能との関係については、Hayward, “Tortoise and the Love-Machine”を参照。

14 Norbert Wiener, *Cybernetics; or, Control and Communication in the Animal and the Machine*, 2nd ed. (1948; Cambridge, MA: MIT Press, 1961). 同様のことがサイバネティクスの歴史家にも当てはまる。ピッカリングが示唆しているように、「誰もが自分自身のサイバネティックスの歴史を持つことができる」。Pickering, *Cybernetic Brain*, 3. 学者らは、米軍研究（ピーター・ギャリソン）との関連から国際的な側面（エデン・メディナ）を経て、特にイギリスの伝統における脳の重要性（ボルク、ピッカリング、ヘイワード、タラ・アブラハム）まで、サイバネティクスの多面的な性質を強調してきた。Peter Galison, “The Ontology of the Enemy: Norbert Wiener and the Cybernetic Vision,” *Critical Inquiry* 21 (1994): 228–66; Eden Medina, *Cybernetic Revolutionaries: Technology and Politics in Allende's Chile* (Cambridge, MA: MIT Press, 2011); Borck, *Hirnströme*; Pickering, *Cybernetic Brain*; Hayward, “Tortoise and the Love-Machine” ; Hayward, “'Our Friends Electric'” ; Tara Abraham, *Rebel Genius: Warren S. McCulloch's Transdisciplinary Life in Science* (Cambridge, MA: MIT Press, 2016). 以下も参照。Ronald Kline, *The Cybernetics Moment; or, Why We Call Our Age the Information Age* (Baltimore: Johns Hopkins University Press, 2015). 本章はこの研究に基づいている。この文献のすぐれた概要については、Abraham, *Rebel Genius*, introduction を参照。

15 Wiener, *Cybernetics*, 6–7, 7.

16 Papers of the Ratio Club, GC-179-B, Wellcome Trust Archives and Manuscripts, London, 一九九五年五月七日、バードン神経学研究所でウォルターとH・W・シップトンがおこなった講演の告示：“Discussion on control mechanisms in machines, animals, and communities.” 全引用は以下のとおり。「これらのテーマを統一する最初の試みがウィーナーの著書である。彼は、コミュニケーション、意味論、制御、計算、適応、行動、テレオロジー、進化、確率論、経済学などすべての研究が、どのような名目上の科学分野から生まれたものであろうと、それらを説明するのに『サイバネティクス』と名づけた」。

17 Letter, Walter to John Bates, September 29, 1949; Bates to Walter, October 4, 1949, Papers of the Ratio Club, GC-179-B2 and GC-179-B3.

18 Letter, Bates to Walter, July 27, 1949, Papers of the Ration Colub GD-179-B1.

19 レイシオ・クラブの歴史については、Philip Husbands and Owen Holland, “The Ratio Club: A Hub of British Cybernetics,” in *The Mechanical Mind in History, ed. Philip Husbands, Owen Holland, and Michael Wheeler* (Cambridge, MA: MIT Press, 2008), 91–148を参照。Margaret Boden, “Grey Walter's Anticipatory Tortoises,” Rutherford Journal 2 (2006–7): http://www.rutherfordjournal.org/article020101.html も参照。

20 前者については、ここで国家のスタイルを語るのは行き過ぎだろう。たとえウィーナーの研究においては、神経科学との関係があまり目立たないものだったとしても、神経科学とサイバネティクスの結びつきはアメリカにおいても強かった。Abraham, *Rebel Genius*, 12–13 を参照。

21 Letter, Bates to Walter, July 27, 1949, Papers of the Ration Club, GC-179-B1. メンバーの全リストについては、Husbands and Holland, “Ratio Club,” 94–98 を参照。

22 Husbands and Holland, “Ratio Club,” 91.

23　心の機械化という比喩については、Hayward, "'Our Friends Electric'"; Husbands, Holland, and Wheeler, *Mechanical Mind in History; Margaret Boden, Mind as Machine: A History of Cognitive Science* (Oxford: Oxford University Press, 2006) を参照。

24　Papers of the Ratio Club, GC-179-B5.

25　Papers of the Ratio Club, GC-179-B5.

26　Papers of the Ratio Club, GC-179-B5.

27　W. Grey Walter, "Neurocybernetics (Communication and Control in the Living Brain)," in *Survey of Cybernetics: A Tribute to Dr. Norbert Wiener*, ed. J. Rose (London: Iliffe Books, 1969), 93–108, on 93–94.

28　W. Grey Walter, "An Improved Low Frequency Analyser," *Electronic Engineering* 16 (1943): 236–38.

29　Walter, "Neurocybernetics," 94.

30　Walter, Living Brain, chap. 5; W. Grey Walter, "An Imitation of Life," *Scientific American* 182, no. 5 (May 1950): 42–45; W. Grey Walter, "A Machine That Learns," *Scientific American* 185, no. 2 (August 1951): 60–63. *The Living Brain* は、グレイ・ウォルターの息子ニコラス・ウォルターによると、父親が「メモや会話をもとに」書いた問題の多い資料であることに注意。Holland, "Exploration and High Adventure," 2088 より引用。また、バードンで放射線技師をしていた妻のヴィヴィアン・ウォルター（旧姓ダヴィー）や、技術者のバニー・ウォレンが、この機械の製作をどの程度まで手伝ったかも定かではない。ダヴィーはウォルターといくつかの論文を共著しているが、彼女の記録はバードンのアーカイブではほとんど削除されている。David Saunders, "Wired-Up in White Organdie: Framing Women's Scientific Labour at the Burden Neurological Institute," *Science Museum Group Journal*, no. 10 (2018): https://dx.doi.org/10.15180%2F181003 を参照。

31　ウォルターはEEG研究の制度化にも重要な役割を果たした。一九四三年に脳波学会を設立、一九四七年に第一回脳波学会を主催、国際脳波学会連盟を設立し、一九五三年から一九五七年までその会長を務めた。また『EEGジャーナル』も創刊した。Holland, "Exploration and High Adventure," 2087. On W. Grey Walter, see also John Johnston, *The Allure of Machinic Life: Cybernetics, Artificial Life, and the New AI* (Cambridge, MA: MIT Press, 2008), 47–53.

32　ベルガーの最初の論文は以下のとおり。Hans Berger, "Über das Elektrenkephalogramm des Menschen," *Archiv für Psychiatrie und Nervenheilkunde* 87 (1929): 527–70. 脳波研究の初期の歴史の再構築については、Borck, "Hans Bergers langer Weg zum EEG," in *Hirnströme*, 23–84 を参照。

33　W. Grey Walter, "Thought and Brain: A Cambridge Experiment," *Spectator* (London), October 5, 1934, 478–79, on 479.

34　E. D. Adrian and B.H.C. Matthews, "The Interpretation of Potential Waves in the Cortex," *Journal of Physiology* 81, no. 4 (1934): 440–71.

35　Jan-Friedrich Tönnies, "Die unipolare Ableitung elektrischer Spannungen vom menschlichen Gehirn," *Naturwissenschaften* 22 (1934): 411–14.

36　E. D. Adrian and B.H.C. Matthews, "The Berger Rhythm: Potential Changes from the Occipital Lobes in Man," *Brain* 57 (1934): 355–85.

37　Adrian and Matthews, "Berger Rhythm," 360; W. Grey

Walter, "The Electroencephalogram in Cases of Cerebral Tumour," *Journal of the Royal Society of Medicine* 30, no. 5 (1937): 579–98, on 583.

38 Walter, *Living Brain*, 84.

39 Adrian and Matthews, "Berger Rhythm," 382.

40 W. Grey Walter "The Location of Cerebral Tumours by Electro-encephalography," *Lancet* 228 (August 8, 1936): 305–8.

41 Walter, *Living Brain*, 84.

42 Walter, "Electro-encephalogram in Cases of Cerebral Tumour," 583.

43 W. Grey Walter, "Electroencephalography," in *Annual Report of the Board of Regents of the Smithsonian Institution . . . 1950*, H.R. Doc. 9/1 (Washington, DC, 1951), 243–53, on 244.

44 Pickering, *Cybernetic Brain*, 409n23から引用。当時は精神医学における身体治療の時代であり、ウォルターが所属していた施設は、イギリスにおけるこれらの発展の最前線にあった。たとえば一九四〇年には、イギリスで初めて前頭前野の白質切断術がおこなわれた。Ray Cooper, "Research at the Burden Neurological Institute, Bristol," *Bio-medical Engineering* 7, no. 5 (1972): 220–25, on 221. R. Cooper and J. Bird, *The Burden: Fifty Years of Clinical and Experimental Neuroscience at the Burden Neurological Institute* (Bristol: White Tree Books, 1989)も参照。

45 On Craik and Walter, see Hayward, "'Our Friends Electric,'" 295–99.

46 Kenneth J. W. Craik, "Theory of the Human Operator in Control Systems: I. The Operator as an Engineering System," *British Journal of Psychology* 38, no. 2 (1947): 56–61, on 56. See also Hayward, "'Our Friends Electric'" 296.

47 Grey Walter, "Features in the Electrophysiology of Mental Mechanisms," in *Perspectives in Neuropsychiatry: Essays Presented to Professor Frederick Lucien Golla by Past Pupils and Associates* (London: H. K. Lewis, 1950), 67–78, on 69. スキャニングはサイバネティクスの重要な原理のひとつであり、多くの場合、戦時中の技術から自意識におけるインスピレーションを得ていた。Borck, Hirnströme, 298–301; Pickering, *Cybernetic Brain*, 45.

48 Walter, *Living Brain*, 104.

49 Walter, *Living Brain*, 107–8.

50 Walter, *Living Brain*, 71.

51 Walter, *Living Brain*, 108.

52 Walter, "Features in the Electrophysiology of Mental Mechanisms," 74.

53 Walter, *Living Brain*, 101.

54 Walter, "Features in the Electrophysiology of Mental Mechanisms," 74.

55 Walter, "Features in the Electrophysiology of Mental Mechanisms," 74.

56 Papers of the Ratio Club, Talk by Walter, "Pattern Recognition," May 15, 1950, GC-179-B6.

57 Walter, "Features in the Electrophysiology of Mental Mechanisms," 71.

58 Walter, "Presentation, " 31.

59 Walter, "Features in the Electrophysiology of Mental Mechanisms," 71.

60 その他の科学のセクションには、植物の形態形成、がん、生命の問題などが含まれていた。*1951 Exhibition of Science, South Kensington, Festival of Britain, Guide-Catalogue*, 50, Dr. W.

Grey Walter, Advice and supervision of Model of Electrical Tortoises, WORK 25/257/G1/C2/647, 1948–51, National Archives, Kew.

61　*1951 Exhibition of Science, South Kensington, Festival of Britain, Guide-Catalogue*, 32, Dr. W. Grey Walter, Advice and supervision of Model of Electrical Tortoises, WORK 25/257/G1 / C2/647, 1948–51, National Archives, Kew.

62　Walter, “Imitation of Life, “ 43.

63　Walter, *Living Brain*, 287.

64　Quoted in Walter, “Imitation of Life,” 42.

65　Walter, *Living Brain*, 130.

66　Walter, “Presentation,” 26.

67　これはジェシカ・リスキンの次の読解の転用である。「〝亀〟を定義する特徴――落ち着きのなさ、探索的な好奇心、自己認知、社交性――はすべて、これらの外見を引き起こす内部機構を考慮しない場合のみ信用できるものだった。見たところ意識的で、好奇心旺盛で、落ち着きがなく、社交的であるように見えるものが、実際に意識的で、好奇心旺盛で、落ち着きがなく、社交的であると判断するために、人は外見と現実を同じものとして見る必要があった」。Jessica Riskin, *The Restless Clock: A History of the Centuries-Long Argument over What Makes Living Things Tick* (Chicago: University of Chicago Press, 2016), 324. しかしウォルターは――まったく逆で――内部機構を軽視してはいなかった。彼はロボットの内部機構に対する理解を利用して、意識や好奇心などに関する新たな説明を与えようとした。

68　彼は次のように続けている。「画像をスキャンすることで、何十万もの点描画を、多数のチャンネルではなくひとつのチャンネルに伝送することができるテレビシステムと同様、どちらの場合もその機能は主に効率的な利用である」。Walter, “Imitation of Life,” 44.

69　Walter, “Imitation of Life,” 43.

70　これは、白の女王にクイズを出されたときのアリスとは異なる。すなわち「あなたは足し算ができますか？　……1 + 1 + 1 + 1 + 1 + 1 + 1 + 1 + 1 + 1 は？」Walter, *Living Brain*, 121 より引用。

71　Walter, “Imitation of Life,” 43.

72　Walter, *Living Brain*, 131.

73　Walter, “Imitation of Life,” 43.

74　Walter, *Living Brain*, 131. だれでも知っているウォルターの鏡のメタファーの説明については “Imitation of Life” を参照。

75　Walter, “Imitation of Life,” 44.

76　Walter, “Presentation,” 28.

77　このセクションの見出しは、*The Living Brain* の第一章のタイトルと同じ。

78　Walter, *Living Brain*, 15–16.

79　Walter, *Living Brain*, 38.

80　Walter, *Living Brain*, 141, 142.

81　Walter, *Living Brain*, 142.

82　Walter, *Living Brain*, 139.

83　Walter, *Living Brain*, 149.

84　Walter, *Living Brain*, 148.

85　Walter, *Living Brain*, 16–17.

86　Walter, *Living Brain*, 16.

87　Walter, *Living Brain*, 38.

88　Walter, *Living Brain*, 16.

89　サイバネティクスにおけるホメオスタシスについては、

Riskin, *Restless Clock*, chap. 9 を参照。

90 Walter, *Living Brain*, 36.

91 Walter, *Living Brain*, 37.

92 Quoted in Walter, *Living Brain*, 36（省略と強調は原文どおり）。

93 現実の出来事と想像上の出来事の間の違いについては、W. Grey Walter, "The Twenty-Fourth Maudsley Lecture: The Functions of Electrical Rhythms in the Brain," *Journal of Mental Science* 96 (January 1950): 1–31, on 9 を参照。

94 たとえば W. Grey Walter, "Patterns in Your Head," *Discovery* (February 1952): 56–62 を参照。

95 Walter, *Living Brain*, 137.

96 Walter, *Living Brain*, 151. パヴロフに関する正確な伝記については、Daniel P. Todes, *Ivan Pavlov: A Russian Life in Science* (Oxford: Oxford University Press, 2014) を参照。トーデスは、"conditioned" よりも、私がここで使ったような "conditional" の方が良い訳だと提案している。「「条件づけ（conditioned）」は歴史に関わる人たちが使った言葉なので、別の場所にとっておいてある。

97 Walter, "Patterns in Your Head," 57.

98 Walter, *Living Brain*, 123. ウォルターがこれをまどろむネコやイヌに喩えたことは、ホメオスタットが哺乳類の進化的発展と比較できるということを意味するものではない。むしろウォルターが指摘しているように、*M. sopora* は植物学者によって「植物として」分類されるようになった。Walter, *Living Brain*, 124.

99 Walter, *Living Brain*, 179.

100 鏡と鏡像自己認知も、彼の研究のメタファーとして登場したことは特筆すべきだろう。ウォルターは『生きている脳』の序文で、彼の研究を特集したBBCホームサービス（BBCラジオ4の前身）の「ひとりかふたりのリスナー」が、「脳が脳を調査することについて、まるで突然、鏡の中の裸の自分と初めて出会うような、一種の不謹慎さを感じた」（11）ことを指摘している。彼の研究はミラーリングの一形態であっただけではない。それは、さまざまな形態のミラーリングを通じて進行していった。ウォルターは自分のロボットを、脳の機能を模倣するという意味で、脳の「鏡」として理解していた一方で、EEGもまた「鏡」であり、心を外在化させ、それ自体を調べることができる。ウォルターは次のように書いている。「EEGの記録は、脳の鏡の断片であり、それ自体が反射する金属鏡であると考えることができる」（60）と。ウォルターの著書に鏡のメタファーが散在していることは、ここでルイス・キャロルの『不思議の国のアリス』への言及がなされていることによって強化されている。第二章「脳の鏡」のエピグラフは、キャロルの小説の冒頭で、アリスが鏡の向こう側の世界に入る直前のシーンから引用されたものである。「なんとか乗り切る方法があるということにしましょう、キティ」（40ページに引用）。

101 Walter, *Living Brain*, 128.

102 Burden Neurological Institute, Science Museum Library and Archives, Science Museum at Wroughton, A-6-32 のアーカイブ（強調は原文どおり）。

103 Walter, *Living Brain*, 130.

104 にもかかわらず、後の研究者たちはこのジョークを真剣に受け止めた。明治大学のロボット工学者である武野純一は二〇一三年に出版された本の中で、ウォルターが「世界初の生命模擬ロボット」を発明したと書き、ミラーテストを非常に重視した。武野は、「すでに一九五〇年には、このような実験が成功していたことが不思議だ」と考え、それは「人間の意識の謎」を解明するのに役立つと主張した。従来のＡＩは「行き詰まっている」と考えた武野は、ウォルターに倣って「まったく新しいＡＩを構築する」ことを目指した。彼はそれを「人工意識（ＡＣ）」と名づけた。この意識の証明は、武野が自分のロボットを鏡の前に置き、それに配線され制御された別のロボットとの出会いと、独立した別のロボットとの出会いとを比較することによって得られた。この三つのケースを、ロボットは、実行された動作と観察された動作が「一致した率」で区別し、その結果、相手が自分の姿なのか、別の機械なのかを判断することができた。こうした理由から武野は、ロボットは「鏡の中の自分を認知している」という表現ができると考えた。Junichi Takeno, *Creation of a Conscious Robot: Mirror Image Cognition and Self-Awareness* (Singapore: Pan Stanford, 2013), 128, 131, 154.「生命の再現によって生命を理解する」という大規模なプロジェクトについては、Jessica Riskin, ed., Genesis Redux: Essays in the History and Philosophy of Artificial Life (Chicago: University of Chicago Press, 2007), 1, 2を参照。

105 ウォルターは、ロボットが自分自身を認識していることは示唆しなかったが、きちんと定義されたサイバネティックなメカニズムが自己認知の基礎になり得るとは考えていた。彼は、鏡前での亀の行動を描写するために、「反射的」という言葉を選んでいる。J. M. Tanner and Bärbel Inhelder, eds., *Discussions on Child Development*, vol. 1 (1956; New York: International Universities Press, 1971), 177.

第四章　サルと鏡と私

1 この説明はGordon G. Gallup Jr., "Mirror-Image Stimulation," *Psychological Bulletin* 70, no. 6 (1968): 782–93, on 788–89から引用。この出版物はギャラップの博士論文研究に基づいている。

2 Gordon G. Gallup Jr., "Mirror-Image Stimulation and Psychological Research" (PhD diss., Washington State University, 1968), 46.

3 Gordon G. Gallup Jr., "Chimpanzees: Self-Recognition," *Science* 167 (1970): 86–87, on 87.

4 Frederick Rudolph, *Curriculum: A History of the American Undergraduate Source of Study since 1636* (San Francisco: Jossey-Bass, 1977), 117. 一八六二年と一八九〇年に制定されたモリール法の結果、土地は各州が利用可能な状態となり、各州は教育機関を設立するために土地を売却できるようになった。最近の研究が強調しているように、この土地は先住民から盗まれたものである。Tristan Ahtone and Robert Lee, "Ask Who Paid for America's Universities," New York Times, May 7, 2020, https:// www.nytimes.com/2020/05/07/opinion/land-grant-universities-native-americans.html. コーネル大学のような一部のランドグラント大学では、このような過去の側面への対処が始まっている。

5 1958 report on Education building, UA 333 WSU News Subject Files, box 9, folder 26, Washington State University Archives.

6 ディーン・T・H・ケネディは、当時エルダーが働いていたテネシー州で、交渉のためにエルダーと会った。Oral Histories, Archives 202, WSU Centennial Oral Histories, James H. Elder, Interview conducted January 19, 1989, Washington State University Archives.

7 Oral Histories, Archives 202, WSU Centennial Oral

Histories, James H. Elder, Washington State University Archives.

8 Mary Kientlze, Psychology at Washington State University: A Brief History, January 1976, 5, Washington State University Archives, Digital Collections, Departmental Histories, http:// content.libraries.wsu.edu/cdm/ref/collection/wsu_histor/id/3395.

9 UA 33, WSU News, box 28, folder 9, Washington State University Archives.

10 UA 333, WSU News Subject Files, box 12, folder 43, Washington State University Archives.

11 "Psychology at Washington State, 1976," Washington State University Archives, 5.

12 UA 333, WSU News Subject Files, box 28, folder 9 Washington State University Archives. 一九六四年の旧郵便局の取り壊しから一九六六年の新校舎完成までの間、クロプファーの研究対象の霊長類は大学の整備棟に収容されていた。

13 フランシス・ヤングは、比較行動学研究所のためにＮＳＦから三二万ドルの建築助成金を受け取った。UA 333, WSU News Subject Files, box 28, folder 9, Washington State University Archives.

14 UA 333, WSU News Subject Files, box 11, folder 1, Washington State University Archives.

15 UA 333, WSU News Subject Files, box 8, folder 58, Washington State University Archives.

16 一九四九～一九五〇年に八人だった教員は、一九六七年～一九六八年には三三人に増えた。" Psychology at Washington State, 1976," Washington State University Archives, 6.

17 Oral Histories, Archives 202, WSU Centennial Oral Histories, James H. Elder, Washington State University Archives.

18 Gallup, "Mirror-Image Stimulation and Psychological Research," 29; Gallup, "MirrorImage Stimulation," 787.

19 Gallup, "Mirror-Image Stimulation and Psychological Research," 30; Gallup, "MirrorImage Stimulation," 787.

20 Gallup, "Mirror-Image Stimulation," 787. ギャラップが指摘しているように、鏡は社会的誘因にも使われた。たとえば、摂食反応を誘発するために、同種の動物の代わりに鏡が用いられた。

21 Gallup, "Mirror-Image Stimulation and Psychological Research," 4.

22 一九六四年～一九六六年のＷＳＵの講義要項を参照。この中で心理学は「人間と動物の行動に関する科学的研究」として紹介されている。さらに要項に明記されているように、「この分野の研究を通じて、学生は人間の行動の体系的な性質、それを調査するための技術、そしてこの発達に関する理論に精通する」。こうした心理学の定義を盛り込むようになったのは、一九六四年～一九六五年および一九六五年～一九六六年の要項が最初である。WSU Publications 4, Catalogue, Washington State University Archives.

23 Nadine Weidman, *Constructing Scientific Psychology: Karl Lashley' s Mind-Brain Debates* (Cambridge: Cambridge University Press, 1999), 12; John M. O' Donnell, *The Origins of Behaviorism: American Psychology, 1870–1920* (New York: New York University Press, 1985).

24 James H. Elder, "Robert M. Yerkes and Memories of Early Days in the Laboratories," in *Progress in Ape Research, ed. Geoffrey Bourne* (New York: Academic, 1977), 29–38, on 29. テオドール・ビアー、アルブレヒト・ベーテ、ヤーコプ・フォン・ユ

クスキュルの行動主義については、Florian Mildenberger, "The Beer/Bethe/Uexküll Paper (1899) and Misinterpretations Surrounding 'Vitalistic Behaviorism,'" *History and Philosophy and the Life Science* 28, no. 2 (2006): 175–89 を参照。ロイド・モーガンとジャック・ローブについては、Rebecca Lemov, *World as Laboratory: Experiments with Mice, Mazes, and Men* (New York: Hill and Wang, 2005) を参照。ジョン・B・ワトソンについては、Kerry Buckley, *Mechanical Man: John Broadus Watson and the Beginnings of Behaviorism* (New York: Guilford, 1989) を参照。

25　ギャラップは、WSU心理学部に大学院生（修士・博士）として、最初は研究助手（一九六三年〜一九六五年）、次に指導助手（一九六五年〜一九六七年）、その後心理学の講師（一九六七年〜一九六八年）として継続して勤務していた。Washington State University Archives, MS 198726, box 18.

26　Donald A. Dewsbury, *Monkey Farm: A History of the Yerkes Laboratories of Primate Biology, Orange Park, Florida, 1930–1965* (Lewisburg, PA: Bucknell University Press, 2006). イエール大学のヤーキーズについては、Donna Haraway, Primate Visions: Gender, Race, and Nature in the World of Modern Science (New York: Routledge, 1989), 59–83 も参照。

27　Elder, "Robert M. Yerkes and Memories of Early Days in the Laboratories," 32 より引用。

28　Elder, "Robert M. Yerkes and Memories of Early Days in the Laboratories," 33.

29　Elder, "Robert M. Yerkes and Memories of Early Days in the Laboratories," 31.

30　Noam Chomsky, review of *Verbal Behavior*, by B. F. Skinner, *Language* 35 (1959): 26–57. この書評は誤解を招くものとして紹介されている。たとえば Marc N. Richelle, *B. F. Skinner: A Reappraisal* (Hove, UK: L. Erlbaum); William O'Donohue and Kyle E. Ferguson, *The Psychology of B. F. Skinner* (Thousand Oaks, CA: Sage, 2001) など。

31　P. W. Bridgman, *The Logic of Modern Physics* (New York: Macmillan, 1927), 5.

32　同じ例は、その操作化の複雑さを説明するのにも適していた。Joel Isaac, *Working Knowledge: Making the Human Sciences from Parsons to Kuhn* (Cambridge, MA: Harvard University Press, 2012), 102–7 を参照。

33　歴史家はこの熱狂を、この分野の正統性の探求から、「ハーバード組織間アカデミー」の特質まで、さまざまな方法で説明している。この歴史の説明については、Isaac, *Working Knowledge* を参照。

34　彼は「内的刺激」という言葉を John B. Watson, Behaviorism (1924; New Brunswick: Transaction, 2009), 103 で使用している。

35　Watson, *Behaviorism*, 6.

36　36' S. S. Stevens, "The Operational Basis of Psychology," *American Journal of Psychology* 47, no. 2 (1935): 323–30, on 330.

37　John A. Mills, *Control: A History of Behavioral Psychology* (New York: New York University Press, 1998), 183. ギャラップは、WSUの学部生だった一九五九年から一九六三年にかけて、この教科書を使っていた可能性はじゅうぶんにある。

38　Benton J. Underwood, *Experimental Psychology*, 2nd ed. (New York: Appleton-CenturyCrofts, 1966), 299.

39　Underwood, Experimental Psychology, 300. これは彼の教

科書の初版からの変更点である。Brenton J. Underwood, *Experimental Psychology: An Introduction* (New York: Appleton-Century-Crofts, 1949).

40　一九五三年にボストンで開催されたアメリカ科学振興協会の年次総会で行われたシンポジウムでは、この点で意見が一致したが、グスタフ・バーグマンやカール・ヘンペルといったウィーン学団の哲学者たちは最も批判的な声を挙げていた。Isaac, *Working Knowledge*, 112.

41　これは、少なくとも歴史的な関係者が提唱した系図である。たとえばStevens, “Operational Basis of Psychology,” 323; Edward Tolman, “An Operational Analysis of ‘Demands,’” *Erkenntnis* 6 (1936): 383–92, on 390 を参照。以来、歴史家は両者の親和性について、より微妙な説明をしてきた。特にLaurence D. Smith, *Behaviorism and Logical Positivism: A Reassessment of the Alliance* (Stanford, CA: Stanford University Press, 1986) を参照。

42　トールマンは強化ではなく、似たようなもの（「結果」）を想定していたものの、精神状態を前提としている点でより複雑だった。

43　これはスキナーが展開した議論でもあった。スキナーは強化の概念を受け入れたが、それを動因低減のような内的状態の観点から組み立てることを避けた。彼にとって強化刺激とは、反応が起こる速度を変えるものだった。換言すれば、強化刺激とは、それが誘発する行動によって遡及的に定義されるものだった。B. F. Skinner, *Science and Human Behavior* (New York: Macmillan, 1953), 71.

44　Clark L. Hull, *Principles of Behavior: An Introduction to Behavior Theory* (New York: Appleton-Century-Crofts, 1943), 71. クラーク・ハルについては、Lemov, World as Laboratory, chap. 4を参照。

45　Hull, *Principles of Behavior*, chap. 6.

46　Hull, *Principles of Behavior*, 70–71.

47　ハルは、「通常、飢えと呼ばれる食物への欲求」のように、欲求と言う言葉によって彼が意味するものを特定した一方で、動因という言葉については、欲求との関係を通じてのみ特定した。欲求は「動物の主要な動因を生み出すものとみなされる」と。Hull, *Principles of Behavior*, 57.

48　以下を参照。Abram Amsel and Jacqueline Roussel, “Motivational Properties of Frustration: I. Effect on a Running Response of the Addition of Frustration to the Motivational Complex,” *Journal of Experimental Psychology* 43 (1952): 363–68; Abram Amsel, “The Role of Frustrative Nonreward in Noncontinuous Reward Situations,” *Psychological Bulletin* 55, no. 2 (1958): 102–19; Abram Amsel, “Frustrative Nonreward in Partial Reinforcement and Discrimination Learning: Some Recent History and a Theoretical Extension,” *Psychological Review* 69, no. 4 (1962): 306–28.

49　Amsel and Roussel, “Motivational Properties of Frustration,” 363.

50　ハルにとって動因は、内的な欲求に関連した感覚的刺激だった。また、それらは二次的なもの、つまり外的な（条件つきの）刺激によって生み出される可能性もあると考えた。Hull, *Principles of Behavior*. 以下も参照。Sigmund Koch and David E. Leary, *A Century of Psychology as Science (New York: McGraw-Hill, 1985), 343.*

51　ハルは、トールマンとは異なる点があったにもかかわらず、トールマンが「介在変数」と呼んでいたいくつかのものを数多く導入する必要性については、トールマンと一致していた。これらは、ワトソン流の刺激―反応図式の内部で仮定される必要があった。両者の違いについては、ハルが学習についてS―R的な見方をしたのに対し、トールマンはS―S的な見方（潜在的学習）を支持したことである。さらに、ハルは自分の行動主義を「機械論的」と言及したのに対し、トールマンはそれを「目的論的」と考えていた。ハルとトールマンは一九四〇年代に公然と争った。ハルの理論がトールマンの理論に「勝利」し、ハルは一九四〇年代から一九五〇年代にかけて大変な人気を博し、O・H・モーラーやケネス・スペンスなど多くの学生を魅了したが、最終的にはB・F・スキナーの考えの方がより一般的となった。両者の違いについての説明は、Smith, *Behaviorism and Logical Positivism* を参照。

52　Tolman, “Operational Analysis of ‘Demands,’” 383. Isaac, *Working Knowledge*, 111 も参照。

53　Tolman, “Operational Analysis of ‘Demands,’” 388–89.

54　Harry Harlow, “Mice, Monkeys, Men and Motives,” *Psychological Review* 60, no. 1 (1953): 23–32. こうした違いを考慮して、「急進的行動主義」と「方法論的行動主義」に区別されることもある。たとえばB. R. Hergenhahn and Tracy B. Henley, *An Introduction to the History of Psychology*, 7th ed. (Belmont, CA: Cengage Learning, 2013, 395 を参照。ただし、スキナーの例が示しているように、すべての新行動主義者が方法論的行動主義者だったわけではない。古典的行動主義と新行動主義の使い分けは時代区分に有効である。

55　Gordon G. Gallup Jr., “Aggression in Rats as a Function of Frustrative Nonreward in a Straight Alley,” *Psychonomic Science* 3 (1965): 99–100.

56　Gordon G. Gallup Jr., “A Technique for Assessing the Motivational Properties of SelfImage Reinforcement in Monkeys” (master’s thesis, Washington State University, 1966), 40.

57　Gallup, “Technique for Assessing the Motivational Properties of Self-Image Reinforcement in Monkeys,” 1.

58　彼はこれを出版することはなかったが、修士論文の中で言及している。Gallup, “Technique for Assessing the Motivational Properties of Self-Image Reinforcement in Monkeys,” 10.

59　Gallup, “Mirror-Image Stimulation and Psychological Research,” 15.

60　Gallup, “Aggression in Rats,” 99.

61　Gallup, “Mirror-Image Stimulation and Psychological Research,” 49; E. H. Hess and J. M. Polt, “Pupil Size as Related to Interest Value of Visual Stimuli,” *Science* 132 (1960): 349–50.

62　Gordon G. Gallup Jr., review of *The Unheeded Cry: Animal Consciousness, Animal Pain and Science*, by B. E. Rollin, *Animal Behaviour* 40 (1990): 200–201, on 200.

63　Gallup, “Technique for Assessing the Motivational Properties of Self-Image Reinforcement in Monkeys,” 2 (my emphasis).

64　UA MS 198726, box 18, “Summer Appt., NSF Fellow in Psychology, 6–16 to 9-8-66, Scholarship Accts. (17A-7100–5429), $960” Washington State University Archives.

65　これは以下の論文の中でも発表されている。Gordon G. Gallup Jr., “Mirror-Image Reinforcement in Monkeys,” *Psychonomic Science* 5 (1966): 39–40.

66　Gallup, “Mirror-Image Stimulation and Psychological

Research," 39.

67 Gallup, "Mirror-Image Stimulation and Psychological Research," 3-4.

68 Gallup, "Mirror-Image Stimulation and Psychological Research," v.

69 Gallup, "Mirror-Image Stimulation and Psychological Research," 2

70 Gallup, "Mirror-Image Stimulation and Psychological Research," 44.

71 Gallup, "Mirror-Image Stimulation and Psychological Research," 45.

72 Gallup, "Mirror-Image Stimulation and Psycholcgical Research," 44.

73 Gallup, "Mirror-Image Stimulation and Psycholcgical Research," 43.

74 Gallup, "Mirror-Image Stimulation and Psycholcgical Research," 48–50.

75 その他のセンターは、ウィスコンシン大学（マディソン）、ハーバード大学（マサチューセッツ州サウスボロー）などの機関に所属していた。

76 Gallup, "Chimpanzees: Self-Recognition," 87.

77 Robert Epstein, Robert P. Lanza, and B. F. Skinner, "'Self-Awareness' in the Pigeon," *Science* 212 (1981): 695–96, on 695.

78 Robert Epstein, "Columban Simulations of Complex Human Behavior" (PhD diss., Harvard University, 1981).

79 *Cognition, Creativity, and Behavior: The Columban Simulations.* B・F・スキナーとロバート・エプスタインの研究を特集し、それをもとに、ノーマン・バクスレイが監督・制作した (Champaign, IL: The Company, 1982), video

80 彼はノースイースタン大学やマサチューセッツ大学で非常勤助教授も務めていた。当時のスキナーは、ハーバード大学の心理学・社会関係学の名誉教授だった。

81 エプスタインは、人間に自己概念が存在することを否定はしなかったが、その存在を科学的に証明することができないとの理由から、ここでもそれは形而上学に属するものと考えていた。

82 Gordon G. Gallup Jr., "Will Reinforcement Subsume Cognition?," review of *Cognition, Creativity, and Behavior: The Columban Simulations, PsycCRITIQUES* 29, no. 7 (1984): 593–94, on 594.

83 Gordon G. Gallup Jr., "Towards an Operational Definition of Self-Awareness," in *Socioecology and Psychology of Primates, ed. R. H Tuttle* (The Hague: Mouton, 1975), 309–42.

84 ギャラップは実験において、動物の社会化とその影響にも細心の注意を払った。ギャラップにとって鏡の刺激特性の変化は、それが通常の社会的刺激ではないことを動物が認識する場合にのみ起こるという事実を考えれば、この分析は理にかなっている。わかりやすくするために、ここではその分析は脇に置いておいた。

85 Gordon G. Gallup Jr. and Stuart A. Capper, "Preference for Mirror-Image Stimulation in Finches (*Passer domesticus domesticus*) and Parakeets (*Melopsittacus undulates*)," *Animal Behaviour* 18, part 4 (November 1970): 621–24; Gordon G. Gallup Jr. and John Y. Hess, "Preference for Mirror-Image Stimulation in Goldfish (*Carassius auratus*)," *Psychonomic Science* 23 (1971): 63–64.

86 生物学者のニコラス・ティンバーゲンは、自然の刺激と比べて誇張された特徴を示す刺激、たとえば鮮やかな色をした人工の卵などを作った。すると、鳥は自然な卵よりも人工の卵の方を好むことがわかった。Niko Tinbergen, *The Study of Instinct* (Oxford: Clarendon, 1951).

87　R. Baenninger, "Visual Reinforcement, Habituation, and Prior Social Experience of Siamese Fighting Fish," *Journal of Comparative and Physiological Psychology* 71 (1970): 1–5; J. A. Hogan, "Fighting and Reinforcement in the Siamese Fighting Fish (Betta splendens)," *Journal of Comparative and Physiological Psychology* 64 (1967): 356–59; K. B. Melvin and J. E. Anson, "Image-Induced Aggressive Display: Reinforcement in the Paradise Fish," *Psychological Record* 20 (1970): 225–28. 闘魚の鏡前行動は、少なくとも一九世紀中頃から知られていた。実際、セオドア・カンターが一八四九年に発表した*Betta splandens*の説明には、闘魚の鏡前行動に関する記述が含まれている。*Catalogue of Malayan Fishes* (Calcutta: Baptist Mission, 1849).

88　Gallup and Hess, "Preference for Mirror-Image Stimulation in Goldfish," 64.

89　Gallup and Hess, "Preference for Mirror-Image Stimulation in Goldfish," 63. ギャラップはさらに、魚類の行動には類型的な性質があるため、同種の魚との相互の交換によってのみ、一連の行動事象の終了に到達できるという可能性を検討したが、この論文ではそれを否定している。たとえば、鏡像が「攻撃的な表出に対して服従的な姿勢をとることは想定されず」、それは行動の「ループから脱出し」、行動エピソードを終了させるために必要なことかもしれない。しかし、これでは慣化が生じてしまうため、ギャラップはこの説明を否定した。Gallup and Hess, "Preference for Mirror-Image Stimulation in Goldfish," 64.

90　Gordon G. Gallup Jr., W. A. Montevecchi, and E. T. Swanson, "Motivational Properties of Mirror-Image Stimulation in the Domestic Chicken," *Psychological Record* 22 (1972): 193–99, on 199

91　Gallup, "Mirror-Image Stimulation and Psychological Research."

92　Gallup, "Chimpanzees: Self-Recognition," 87.

93　Gallup, "Towards an Operational Definition of Self-Awareness," 330.

94　Gallup, "Towards an Operational Definition of Self-Awareness," 329.

95　このような議論は、動物愛護に関する言説の高まりの一部だった。Edward Baring, "The Human Self: After the Death of Man," in Stefanos Geroulanos, ed., *A Cultural History of Ideas in the Modern Age* (Bloomsbury, forthcoming) を参照。しかし、ギャラップはそれほど関心を示していないようだった。

96　Gordon G. Gallup Jr. and J. R. Anderson, "Self-Recognition in Animals: Where Do We Stand 50 Years Later? Lessons from Cleaner Wrasse and Other Species," *Psychology of Consciousness: Theory, Research, and Practice* 7, no. 1 (2020): 46–58. たとえばイヌの「嗅覚鏡」では、イヌは別のにおいによって自分のにおいが変化している時間が長いほど、そのにおいを調べるため、自分のにおいを認識していることを示唆しているなど、視覚以外の異なる感覚様相における自己認知を説明するために、科学者がオリジナルのミラーテストを修正した研究もある。Alexandra Horowitz, "Smelling Themselves: Dogs Investigate Their Own Odours Longer When Modified in an 'Olfactory Mirror' Test," *Behavioural Processes* 143 (2017): 17–24.

97　Peter Singer, *Animal Liberation* (New York: Harper

Collins, 1975). 一九八一年、哲学者のバーナード・ローリンは、動物意識への関心がより広範に高まっていることを指摘した。Bernard E. Rollin, *Animal Rights and Human Morality* (Buffalo, NY: Prometheus Books, 1981).

98 Diana Reiss, *The Dolphin in the Mirror: Exploring Dolphin Minds and Saving Dolphin Lives* (Boston: Houghton Mifflin Harcourt, 2011). たとえば23ページに次のような記述がある。「イルカは地球上で最も賢い生き物のひとつである。……にもかかわらず……人類は驚くべき速度でイルカを殺戮している」。

99 人間とクジラの相互作用については、D. Graham Burnett, *The Sounding of the Whale: Science and Cetaceans in the Twentieth Century* (Chicago: University of Chicago Press, 2012) を参照。

幕間

1 René Zazzo, *Reflets de miroir et autres doubles* (Paris: Presses universitaires de France, 1993), 13.

2 ザゾは当時、子どもは一般的に「一歳よりかなり前に」鏡の中の自分を認知すると考えていたが、その差異を指摘することはなかった。一九七二年、再び自身の観察をするようになって初めて、一歳より前に子どもが自分を認知した形跡を記録していなかったことに気づいた。自分の子どもには発達障害があると結論づけざるを得ないという思いから、彼は「自分が驚いていないことに驚いた」と書いている。Zazzo, *Reflets de miroir*, 14.

3 René Zazzo, «Autobiographie,» in *Psychologues de la langue française: Autobiographies*, ed. F. Parot and M. Richelle (Paris: Nathan, 1992), 51–77, on 54.

4 René Zazzo, «La genèse de la conscience de sci (La reconnaissance de soi dans l' image du miroir),» in *Psychologie de la connaissance de soi: Symposium de l' association de psychologie scientifique de langue française* (Paris, 1973) (Paris: Presses universitaires de France, 1975), 145–213, on 146.

5 Zazzo, «La genèse de la conscience de soi,» 155–56.

6 Zazzo, «La genèse de la conscience de soi,» 152.

7 一九四〇年、ザゾは、攻撃するドイツ軍に追われてパリを脱出した心理学者ジャン＝モーリス・ラヒーの一時的な後任として、またヴィシー政権の掌握から自身の地位を守るため、第二の役職を与えられた。ラヒーが戻ってこなかった（彼はドイツ軍から逃げる途中で死去した）ため、ザゾは臨床業務と研究所での研究活動が両立できる兼職にとどまった。一九六七年、ザゾはパリ大学の新ナンテール校で別の役職を与えられ、一九八〇年にすべての役職を退くまで兼務を続けた。Zazzo, "Autobiographie."

8 これらの会議の結果、一巻ずつ各会議についてまとめた『児童発達論』全四巻の出版に至った。J. M. Tanner and Bärbel Inhelder, eds., *Discussions on Child Development*, 4 vols. (1956; New York: International Universities Press, 1971).

9 René Zazzo, *Les jumeaux, le couple et la personne* (Paris: Presses universitaires de France, 1960), 28.

10 Zazzo, *Les jumeaux*, 28–29.

11 Zazzo, «La genèse de la conscience de soi,» 148.

12 Zazzo, «La genèse de la conscience de soi,» 149. ここでザゾは、再びウォルターに言及しているが、人間にはウォルターのロボットにはないもの――つまり「意識」があると主張している (150)」。

13 Zazzo, «La genèse de la conscience de soi,» 156, 158.

14 たとえばザゾは、著書『鏡の反射』全体でアムステルダムとギャラップに言及している。また、この時代のもうひとりの学問的リーダーともつながっていた。一九五八年、彼はスイスの心理学者ジャン・ピアジェの指導のもとで博士号取得を目指した（ザゾは当時四八歳で、組織的に安定した地位にあった）。ピアジェは一九五二年から一九六四年までソルボンヌ大学で遺伝心理学の教授を務めていたため、ザゾはピアジェがパリにいることを利用したと思われる。ザゾは以前、子どもの心理学的発達に関する研究グループでピアジェと交流があり、そこでW・グレイ・ウォルターにも会っている。一九五五年、ザゾはピアジェとポール・フレイズと共に、アレクセイ・レヴォンティエフとアレクサンドル・ルリアに招かれ、フランスを代表する心理学者らの小さな代表団としてソ連を訪問したことがある。Jean Piaget, "Some Impressions of a Visit to Soviet Psychologists," *Canadian Psychologist* 5, no. 2 (1956): 32–35. ピアジェとワロンの理論の比較と、フランス語圏の心理学以外への影響については、Beverly Birns, "Piaget and Wallon: Two Giants of Unequal Visibility," in *The World of Henri Wallon, ed. Gilbert Voyat* (New York: Jason Aronson, 1984), 59–69 を参照。

15　ザゾとその同僚らの双子研究については、特にRené Zazzo, "Des jumeaux devant le miroir: Questions de méthode, "*Journal de psychologie normale et pathologique* 4 (1975): 389–413; Zazzo, *Reflets de miroir; Anne-Marie Fontaine, L' enfant et son image* (Paris: Nathan, 1992); René Zazzo, with Anne-Marie Fontaine, *A travers le miroir—étude sur la découverte de l' image de soi chez l' enfant* (1973, 1 janvier), CERIMES, Canal-U, https://www.canal-u.tv/40869; René Zazzo and Anne-Marie Fontaine, *L' image qui devient un reflect: De l' illusion spéculaire à l' espace des representations*, CNRS audiovisuel (1980) を参照。

シースルーと鏡の状況間を交互に変えた双子の実験については、Dorothy Dixon, "The Mirror Behavior of Twins" (MA thesis, University of Florida, 1952) および J. C. Dixon, "Development of Self Recognition," *Journal of Genetic Psychology* 91 (1957): 251–56 を参照。

16　Zazzo, "La genèse de la conscience de soi," 151.

17　Zazzo, «La genèse de la conscience de soi,» 157–59

18　ザゾは、自身の研究を一般人も専門家も含めたより多くの聴衆に紹介するために映画を利用した。彼の五本の映画のうち、三本は国立科学研究センターのコミュニケーション部門であるCNRSの視聴覚設備によって制作されたもので、CNRSが資金を提供した研究を一般大衆に紹介することを使命としていた。しかしザゾの映画は科学会議でも上映・議論された。たとえば、ザゾの初期の作品 *A travers le miroir: Étude sur la découverte de l' image de soi chez l' enfant* (1973) は、フランス語科学心理学協会の年次総会（議題は「自意識」）で上映された。

19　Zazzo, «La genèse de la conscience de soi,» 180.

20　Zazzo, «La genèse de la conscience de soi,» 180.

21　Zazzo, «La genèse de la conscience de soi,» 183. 後にザゾはこの仮説を撤回し、子どもが自分自身を認識することを学んだのは、鏡の同時性の経験によるものではないとした。Zazzo, *Reflets de miroir*.

22　Zazzo, «La genèse de la conscience de soi,» 188.

23　Zazzo, «La genèse de la conscience de soi,» 176.

24　Zazzo, «La genèse de la conscience de soi,» 175.

25　Zazzo, «La genèse de la conscience de soi,» 148.

26　Zazzo, «La genèse de la conscience de soi,» 179.

27　Zazzo, «Autobiographie,» 53.

28　たとえば Zazzo, «Autobiographie,» 52 を参照。

29 *Zazzo*, «La genèse de la conscience de soi,» 175. ラカンは鏡像認知を生後六か月に位置づけていた。そして彼はこれを、最終的にはダーウィンに由来するプライヤーとワロンの、すでに異議が唱えられていた年齢設定から得た。この論文に関する会話の中で、精神分析医のオデット・ブリュネがこの異議に反論した。その数日前、彼女は生後四か月の赤ん坊を鏡に向かわせ、「ラカンが語る歓喜の場面を、私はまさに目撃した」と証言している。その赤ん坊は、「かつてないほど誰に対しても笑い、それが自分であることを知っているというような印象を受けた」と語っている。Zazzo, "La genèse de la conscience de soi," 209 から引用。

第五章　実現しなかったミラーテスト

1 後述するように、ラカンにとって、実際の鏡は鏡像段階では必要がなかった。自我は、ある子どもが他の子どもと自分を同一視したときにも形成されうる。

2 Jacques Lacan, "The Mirror Stage as Formative of the I Function as Revealed in Psychoanalytic Experience" (1949), in *Écrits: The First Complete Edition in English, trans. Bruce Fink* (New York: W. W. Norton, 2006), 75–81, on 76.

3 ラカンに関する最近の歴史的研究はそれほど多くないが、本章はラカンの研究の臨床的・実践的側面を強調した書物を基礎としている。たとえば、Dany Nobus, *Jacques Lacan and the Freudian Practice of Psychoanalysis* (London: Routledge, 2000) や Bruce Fink, *A Clinical Introduction to Lacanian Psychoanalysis: Theory and Technique* (Cambridge, MA: Harvard University Press, 1997) などである。

4 Jacques Lacan, "Some Reflections on the Ego," *International Journal of Psycho-analysis* 34 (1953): 11–17, on 14. この論文は、一九五一年五月二日のイギリス精神分析学会大会でラカンが朗読したものである。

5 René Zazzo, *Reflets de miroir et autres doubles* (Paris: Presses universitaires de France, 1993), 175.

6 バートランド・オギルヴィーは年齢設定をめぐる議論を軽視し、重要なのは結果ではなく、子どもの行動であることを示唆している。*Lacan: La formation du concept de sujet, 1932–1949* (Paris: Presses universitaires de France, 1987), 103–4. しかし彼は、年齢設定はラカンの解釈に不可欠な行動の相対的順序を決定するという事実を無視している。

7 ラカンの描く光景を取り巻く空気を思い起こしてほしい——子どもは大人や通行人に抱きかかえられることもある——このことは、この出来事をある特定の事例から切り離す。

8 Henri Wallon, *Les origines du caractère chez l'enfant: Les préludes du sentiment de personnalité* (1934; Paris: Presses universitaires de France, 2009), 184.

9 Wallon, *Les origines*, 7.

10 Wallon, *Les origines*, 8.

11 Wallon, *Les origines*, 8.

12 Wallon, *Les origines*, 23. 彼はここで一九二五年の研究、*L'enfant turbulent: Etude sur les retards et les anomalies du développement moteur et mental* (Paris: Alcan, 1925) に言及している。

13 Wallon, *Les origines*, 208–9.

14 Wallon, *Les origines*, 195.

15 Wallon, *Les origines*, 198–99; 342 も参照。

16 Wallon, *Les origines*, 206. ここでワロンは鏡について簡単に触れているものの、これをなんとかして鏡の真の責務と区別しようとした。チンパンジーと一歳の子どもが鏡を使ってすることの類似性を認識した上で、ワロンは「彼らの行動の本質的な動機は鏡であり、自分の像ではない」(233) と明言した。「チンパンジー年齢」については、Karl Bühler, *Die geistige Entwicklung des Kindes*, 3rd ed. (1918; Jena: Fischer, 1922), 82 を参照。

17 Shuli Barzilai, "Models of Reflexive Recognition: Wallon's Origines du caractère and Lacan's 'Mirror Stage,'" *Psychoanalytic Study of the Child* 50 (1995): 368–82 を参照。しかし、ワロンがヒトと動物の違いをどのように扱ったかという点については、私の解釈と異なる。

18 Wallon, *Les origines*, 218–19.

19 ここで自己と他者が融合していることに注意。

20 Wallon, *Les origines*, 220.

21 Wallon, *Les origines*, 221.

22 Wallon, *Les origines*, 221.

23 Wallon, *Les origines*, 223.

24 Wallon, *Les origines*, 224.

25 Wallon, *Les origines*, 227.

26 後に彼は年齢設定を二歳に修正した。Henri Wallon, «Kinesthésie et image visuelle du corps propre chez l'enfant,» *Bulletin de psychologie* 7, no. 5 (1954): 239–46.

27 Wallon, *Les origines*, 225.

28 Wallon, *Les origines*, 226.

29 Wallon, *Les origines*, 226.

30 Wallon, *Les origines*, 230.

31 Wallon, *Les origines*, 227.

32 Wallon, *Les origines*, 230.

33 育児日記のようなギヨームの本は、ワロンが検討し、その理論のもとになった資料のひとつである。Paul Guillaume, *L'imitation chez l'enfant: Étude psychologique* (Paris: Alcan, 1925).

34 Wallon, *Les origines*, 231.

35 Wallon, *Les origines*, 232.

36 Wallon, *Les origines*, 234.

37 Wallon, *Les origines*, 235.

38 Wallon, *Les origines*, 254.

39 Wallon, *Les origines*, 257.

40 Wallon, *Les origines*, 231.

41 Wallon, *Les origines*, 231.

42 Henri Wallon, «The Psychological Development of the Child,» in *Gilbert Voyat, The World of Henri Wallon* (New York: Jason Aronson, 1984), 133–46, on 140. 以下に再録。*International Journal of Mental Health* 1, no. 4 (1973): 29–39; これは *L'évolution psychologique de l'enfant* (Paris: Armand Calin, 1941) からの抜粋に基づく。

43 Henri Wallon, "Genetic psychology," in *Voyat, World of Henri Wallon*, 15–32, on 17–18. 初版は "La psychologie génétique," *Bulletin de psychologie* 10, no. 1 (1956): 3–10。その後、*Enfance* 12, nos. 3–4 (1973): 220–34 に再録。

44 Henri Wallon, «Psychological Development,» 138–39.

45 Jacques Lacan, «Le stade du miroir comme formateur de la fonction du je, telle qu'elle nous est révélée dans l'expérience psychanalytique,» *Revue française de psychanalyse* 13, no. 4 (1949): 449–55. 紙の歴史については、Elisabeth Roudinesco, «The Mirror Stage: An Obliterated Archive,» in *The Cambridge Companion to Lacan*, ed. Jean-Michel Rabaté (Cambridge: Cambridge University Press, 2003), 25–34 を参照。

46　Jacques Lacan, *De la psychose paranoïaque dans les rapports avec la personnalité* (Paris: E. Le François, 1932; Paris: Le Seuil, 1975).

47　襲撃後、アンジューは警察署へ連行され、そこから特別診療所とサンラザールの女子刑務所に送られ、そこで妄想状態に陥った。三週間後、彼女はサンタンヌ病院に送られ、ラカンの患者となった。Elisabeth Roudinesco, *Jacques Lacan & Co.: A History of Psychoanalysis in France, 1925–1985* (Chicago: University of Chicago Press, 1990), 33.

48　Quoted in Roudinesco, *Jacques Lacan & Co.*, 114.

49　彼の訓練分析は大失敗に終わり、一九五三年に停止となった。ラカンは、ローウェンシュタインとの分析を終えるという約束でSPPの正会員になった――しかし約束を守ることはなかった。Roudinesco, *Jacques Lacan & Co.*, 122.

50　ラカンはこの出来事を"Presentation on Psychical Causality," in *Écrits*, 123–58, on 150–51で回想している。

51　Roudinesco, "Mirror Stage," 25.

52　これは「J・ラカン博士（パリ）。鏡像段階」として以下にリストされている。"Report of the Fourteenth International Psycho-analytical Congress," *International Journal of Psycho-analysis* 18 (1937): 72–107, on 78.

53　Roudinesco, *Jacques Lacan & Co.*, 142.

54　学会での彼の評判や反応については、Roudinesco, "Mirror Stage," 25–27を参照。Roudinesco, *Jacques Lacan & Co.*, の特に第一章も参照。

55　Roudinesco, "Mirror Stage," 27. ワロンとラカンの違いについては、Barzilai, "Models of Reflexive Recognition" など多くの解説がある。最も広範な分析は以下に収録されている。Emile Jalley, *Freud, Wallon, Lacan: L'enfant au miroir* (Paris: EPEL, 1998); Juan Pablo Lucchelli, *Lacan: De Wallon à Kojève* (Paris: Edition Michèle, 2017)。マイケル・ビリグは、ラカンが他の心理学者を誤読し、誤って引用していることを「修辞的に分析」し、ワロンの引用が不十分であることも指摘している。"Lacan's Misuse of Psychology: Evidence, Rhetoric and the Mirror Stage," *Theory, Culture and Society* 23, no. 4 (2006): 1–26.

56　Jacques Lacan, «Les complexes familiaux dans la formation de l'individu: Essay d'analyse d'une function en psychologie,» in *L'encyclopédie française*, vol. 8, *La vie mentale*, ed. Henri Wallon (Paris: Société nouvelle de l'encyclopédie française, 1938), 23–78, on 33, 40, 45. このテキストは後にLacan, *Autres écrits* (Paris: Le Seuil, 2001), 23–84に再録された. Lacan, "Mirror Stage," 99にあるエディプス・コンプレックスの議論も参照。

57　Lacan, «Les complexes familiaux,» 33, 38.

58　Lacan, «Les complexes familiaux,» 37.

59　Lacan, «Les complexes familiaux,» 37–38.

60　Lacan, «Les complexes familiaux,» 42.

61　Lacan, «Les complexes familiaux,» 43–44.

62　Lacan, «Les complexes familiaux,» 41. Wallon, Les origines, 233も参照。

63　Lacan, «Les complexes familiaux,» 43.

64　Lacan, «Les complexes familiaux,» 43.

65　Lacan, «Some Reflections on the Ego,» 14. ラカンはここで「八か月にわたって」関心を示していると言ったが、（この場合英語で書いているため）実際は八か月目にという意味だったと思われる。

66　ラカンは生後六か月という年齢設定をボールドウィンに帰

結させたが、学者らはその文献を探し出すことができていない。René Zazzo, «La genèse de la conscience de soi (La reconnaissance de soi dans l'image du miroir),» in *Psychologie de la connaissance de soi: Symposium de l'association de psychologie scientifique le langue française* (Paris, 1973) (Paris: Presses universitaires de France, 1975), 145–213, on 175. 多くの人は、彼が情動的反応を生後六か月に設定したダーウィンのことを指しているのではないかと考えている。Billig, «Lacan's Misuse of Psychology,» 10–11; Zazzo, «La genèse de la conscience de soi,» 175.

67 Lacan, «Les complexes familiaux,» 41. 鏡前での同一視と自己の意識の違いを理解させてくれたヤエル・ゲラーに感謝する。

68 彼は実際に、家族構成の違い、つまり成長可能なライバルがいるかいないかによって発達に大きなばらつきがあることを示唆した。Lacan, «Les complexes familiaux,» 37.

69 Lacan, «Les complexes familiaux,» 42.

70 Wallon, *Les origines*, 213.

71 Lacan, «Les complexes familiaux,» 42（強調は筆者による）.

72 Wallon, *Les origines*, 199.

73 Lacan, «Les complexes familiaux,» 32.

74 ラカンは、実存主義者らが否定性の役割を認識したことを賞賛したが、それが自我の統一性と自律性を損なうものとするのではなく、それらと結びつけたとして彼らを批判した。Lacan, "Mirror Stage," 79–80.

75 Lacan, "Mirror Stage," 78.

76 Lacan, "Mirror Stage," 75–76（括弧内原文のまま）.

77 しかしラカンは、この段階は「個人の差別化を制御［支配］するのにじゅうぶんなほど迅速かつ深遠な神経構造の変容によって特徴づけられる」と主張した。Lacan, «Les complexes familiaux,» 38.

78 Wallon, *Les origines*, 230.

79 Lacan, «Les complexes familiaux,» 42–43.

80 See Billig, "Lacan's Misuse of Psychology," 14.

81 Lacan, «Les complexes familiaux,» 41–42

82 ミケル・ボルク＝ヤコブセンは著書の中で、ラカンの社会性の説明を考慮に入れると、一九三八年の論文にはワロンの別バージョンの残余があると主張し、同様の二重性を設定している。Mikkel Borch-Jacobsen, *Lacan: The Absolute Master* (Stanford, CA: Stanford University Press, 1991), 67–71.

83 Lacan, «Les complexes familiaux,» 34.

84 Lacan, «Les complexes familiaux,» 40; Lacan, «Mirror Stage,» 79.

85 Lacan, «Presentation on Psychical Causality,» 151.

86 Lacan, «Les complexes familiaux,» 42.

87 Sigmund Freud, "The 'Uncanny' (1919)," in *The Standard Edition of the Complete Psychological Works of Sigmund Freud, ed. James Strachey*, vol. 17, "An Infantile Neurosis, and Other Works" (1917–1919) (London: Hogarth, 1955), 217–56. これは最初、"Das Unheimliche," Imago 5, nos. 5–6 (1919): 297–324 として発表された. 分身と精神分析については、Otto Rank, *The Double: A Psychoanalytic Study* (1925; London: Karnac, 1989) を参照。

88 ランクによるフロイトの"'Uncanny,'" 235 からの引用。

89 Freud, "'Uncanny,'" 235.

90 Freud, "'Uncanny,'" 235. 電車の中で窓ガラスに映った自分の姿を見たフロイトは、「自分の外見が徹底的に嫌いになった」

(247n1)という(247n1)。

91 Freud, "'Uncanny,'" 235.

92 Sigmund Freud,'" On Narcissism: An Introduction (1914)," in *The Standard Edition*, vol. 14, "On the History of the Psycho-Analytic Movement," "Papers on Metapsychology," and Other Works (1914–1916) (London: Hogarth, 1957), 67–102, on 94. これは最初'" Zur Einführung des Narzißmus," Jahrbuch der Psychoanalyse 6 (1914): 1–24 として出版された。

93 ボルク＝ヤコブセンは、ラカンがフロイト、特にフロイトのナルシシズムの理論を初期に読んでいたことが、実はラカンがヘーゲルに傾倒していたことを裏づけていると主張している。Borch-Jacobsen, *Lacan*, 28–29, 50.

94 Lacan, "Mirror Stage," 79.

95 ジャン・ラプランシュとジャン＝ベルトラン・ポンタリスは、ナルシシズムに関する論文で同様の転換をおこなっているが、それはフロイトの中で完全に発展することはなかったとしても、暗黙のうちに存在していたと主張している。J. Laplanche and J.-B. Pontalis, *The Language of Psycho-analysis*, trans. Donald Nicholson-Smith (London: Hogarth, 1973), s.v. "Narcissism," 255–57.

96 たとえば Jacques Lacan, *The Seminar of Jacques Lacan*, ed. Jacques-Alain Miller, bk. 1, *Freud' s Papers on Technique, 1953–1954*, trans. John Forrester (1975; New York: W. W. Norton, 1988), 129–42 を参照。

97 またラカンが、高等師範学校でアレクサンドル・コジェーヴがおこなったヘーゲルに関する有名なセミネールに参加したこともその一因だった。このセミネールは、自意識に関する議論の中で無からの欲望の問題を強調するものだった。Roudinesco, *Jacques Lacan & Co.*, 141 を参照。

98 ラカンのいわゆるローマ講演は、一九五三年九月二六日から二七日にかけてローマ大学心理学研究所の会議で発表された論文で、これは以下として出版された。Jacques Lacan, "The Function and Field of Speech and Language in Psychoanalysis," in *Écrits*, 197–268.

99 Lacan, "Function and Field of Speech," 223.

100 談話療法について、また世紀末ウィーンの医療と広範な文化における「会話をする」ことの位置づけについての考察は、Joshua Bauchner, "The Lives of the Mind: Scientific Concept and Everyday Experience from Psychophysics to Psychoanalysis" (PhD diss., Princeton University, 2021) を参照。

101 Lacan, "Function and Field of Speech," 216.

102 Lacan, "Function and Field of Speech," 219.

103 Lacan, *Seminar*, bk. 1, 138. ラカンはローマ講演の中で、動物も記号を使うが、意味されるものとの関係性が固定されているため、それらはまだ言語のような構造にはなっていないことを明らかにした。Lacan, "Function and Field of Speech," 228.

104 だからこそ、エリザベト・ルディネスコが主張するように、ラカンにとって鏡像段階は結局のところ、人間の発達における一時的な瞬間ではなかった。Roudinesco, *Jacques Lacan & Co.*, 142–47.

105 Jacques Lacan, "Seminar on 'The Purloined Letter,'" in *Écrits*, 6–48, on 40.

106 Lacan, "Function and Field of Speech," 250.

107 Jacques-Alain Miller, «A Critical Reading of Jacques Lacan' s Les complexes familiaux,» trans. Thomas Svolos, Lacanian International Review, summer 2005, https://www.lacan.

com /frameX14.htm; Roudinesco, *Jacques Lacan & Co.*; Jalley, *Freud, Wallon, Lacan*.

108 Miller, "Critical Reading."

109 Miller, "Critical Reading."

110 シュリ・バルジライは、この点についてワロンとラカンの説明の違いを指摘しているが、ワロンが象徴的なものに訴えざるを得ないと感じた理由がラカンにもあったという事実を見逃している。Barzilai, "Models of Reflexive Recognition."

111 Sigmund Freud, "Beyond the Pleasure Principle (1920)," in *The Standard Edition*, vol. 18, "*Beyond the Pleasure Principle*," "*Group Psychology*," *and Other Works* (1920–1922) (London: Hogarth, 1955), 1–64, on 15.

112 Lacan, "Seminar on 'The Purloined Letter,'" 35.

113 Lacan, "Function and Field of Speech,'" 228（括弧内の補完は原文のまま）.

114 Lacan, "Function and Field of Speech,'" 229.

115 Henri Bouasse, *Optique géométrique élémentaire: Focométrie, optométrie* (Paris: Delagrave, 1917).

116 Lacan, *Seminar*, bk. 1, 78–79. その後、ラカンは実験をひっくり返し、箱の中で花瓶が反転するようにした。この実験は、自我の想像的性質と欲望の現実性を強調した (123–24)。

117 Lacan, *Seminar*, bk. 1, 74.

118 Lacan, *Seminar*, bk. 1, 80.

119 Lacan, *Seminar*, bk. 1, 140–41 も参照。

120 Jacques Lacan, *The Seminar of Jacques Lacan*, ed. Jacques-Alain Miller, bk. 10, Anxiety, trans. A. R. Price (Cambridge, UK: Polity, 2014), 30.

121 Lacan, *Seminar*, bk. 10, 32（強調は原文のまま）.

122 Lacan, *Seminar*, bk. 10, 32.

123 Lacan, "Mirror Stage," 76.

124 Lacan, "Presentation on Psychical Causality," 149.

125 Lacan, "Presentation on Psychical Causality," 150.

126 Lacan, *Seminar*, bk. 1, 119.

127 Lacan, "Some Reflections on the Ego," 11.

128 Lacan, "Mirror Stage," 79（強調は原文のまま）.

129 この後の時間的複雑さについては、Jane Gallop, "Lacan's 'Mirror Stage': Where to Begin," *SubStance* 11/12, no. 4/1 (1982–83): 118–28 を参照。

130 Lacan, "Function and Field of Speech," 213.

131 Lacan, "Function and Field of Speech," 211–13.

132 Lacan, "Presentation on Psychical Causality," 149–50.

第六章　ニューギニアには鏡がない

1 Letter, Edmund Carpenter to Marshall McLuhan. October 15, 1969, Papers of Edmund Snow Carpenter, Rock Foundation, New York. 『カーペンター・ペーパー』は現在、スミソニアン協会の国立人類学アーカイブに保管されている。

2 Edmund Carpenter, "The Tribal Terror of Self-Awareness," in *Principles of Visual Anthropology*, 2nd rev. ed., ed. Paul Hockings (1975; Berlin: Mouton de Gruyter, 1995), 481–91, on 482.

3 この思考実験は、知覚が正規のルートであるにもかかわらず、自己の感覚を構築するために感覚による知覚を必要としなかったアヴィセンナの「浮遊する人間」と類似している。

4 René Zazzo, «La genèse de la conscience de soi (La reconnaissance de soi dans l'image du miroir),» in *Psychologie de*

la connaissance de soi: Symposium de l'association de psychologie scientifique de langue française (Paris, 1973) (Paris: Presses universitaires de France, 1975), 145–213, on 161–62.

5　Edmund Carpenter, *Oh, What a Blow That Phantom Gave Me!* (New York: Holt, Rinehart and Winston, 1972), 113. カーペンターの正式な任務の一環ではなかったようだが，ビアミ族間でカニバリズム（人肉食）に関わる問題があり，オーストラリア政府はその抑制を図ろうとした。カーペンターは，この章で後述するものと似た提言（告発された原住民の名前をポラロイド写真とともに国勢調査簿に記載し，その結果を見せる）をおこなっている。Letter, Carpenter to parent-in-law, December 31, 1969, Papers of Edmund Snow Carpenter.

6　Carpenter, "Tribal Terror," 482.

7　このテーマに関する彼の広範な出版物は以下にリストされている。Harald E. L. Prins and John Bishop, "Edmund Carpenter: Explorations in Media and Anthropology," *Visual Anthropology Review* 17, no. 2 (2001–2): 110–40.

8　その成果のひとつが，ヤコブ・ブロノフスキーとの共同制作による受賞短編映画『カレッジ』（一九六四年，一九分，一六ミリ）である。

9　カーペンターによると，その学校は存在しなかった。「それは，地球上で最も偉大なショーを見る島民の集まりに過ぎなかった。美術館の喫茶店のテーブルが集合場所となっていた」。Edmund Carpenter, "That Not-So-Silent Sea," appendix to *The Virtual Marshall McLuhan*, by Donald F. Theall (Montreal: McGill-Queen's University Press, 2001), 236–61, on 251. しかし，メンバー全員が共有する一貫した考えがあった。その考えはドロシー・リーの研究からも影響を受けていた。アイデンティティと社会性に対する言語の影響については，Dorothy Lee, "Being and Value in Primitive Culture," *Journal of Philosophy* 46 (1949): 401–15を参照。Benjamin Lee Whorf, *Language, Thought and Reality* (Cambridge, MA: MIT Press, 1956)も参照。トロント・グループと*Explorations*については，Michael Darroch "Bridging Urban and Media Studies: Jaqueline Tyrwhitt and the Explorations Group, 1951–1957," *Canadian Journal of Communication* 33, no. 2 (2008): 147–69; Michael Darroch, "Sigfried Giedion und die Explorations: Die anonyme Geschichte der Medien-Architektur," *Zeitschrift für Medienwissenschaft* 11, no. 2 (2014): 144–54を参照。

10　Carpenter, "Tribal Terror," 481.

11　Marshall McLuhan, *The Gutenberg Galaxy: The Making of Typographic Man* (1962; Toronto: University of Toronto Press, 2017), e.g., 26.

12　McLuhan, *Gutenberg Galaxy*, 286.

13　McLuhan, *Gutenberg Galaxy*, 286.

14　Edmund Carpenter and Ken Heyman, *They Became What They Beheld* (New York: Outerbridge and Dienstfrey / Ballantine Books, 1970). この書籍は――アフォリズム的，非線形的なスタイルに対応して――ページ番号がない。

15　McLuhan, *Gutenberg Galaxy*, 248. メディアがどのように自己―他者関係を形成してきたかについての他の説明は，特にLisa Gitelman, *Scripts, Grooves and Writing Machines: Representing Technology in the Edison Era* (Stanford, CA: Stanford University Press, 1999); Lisa Gitelman, *Always Already New: Media, History and the Data of Culture* (Cambridge, MA: MIT Press, 2006); Friedrich Kittler, *Gramophone, Film, Typewriter* (Stanford, CA: Stanford University Press, 1999); Jeffrey Sconce,

Haunted Media: Electronic Media from Telegraphy to Television (Durham, NC: Duke University Press, 2000) を参照。

16 このふたりに共通するニューメディアに対する楽観的な考え方は、指導上の懸念にも表れていた。たとえば彼らの一九五七年の論文を参照。"Classrooms without Walls," reprinted in *Explorations in Communication: An Anthology*, ed. Edmund Carpenter and Marshall McLuhan (Boston: Beacon, 1960), 1–3.

17 Marshall McLuhan, *The Mechanical Bride: Folklore of Industrial Man* (Berkeley, CA: Gingko, 1951), v.

18 マクルーハンは電子メディアを論じるにあたって、ナルキッソスの神話などを引き合いに出し、反射像について述べているが、彼にとって重要だったのは、ここでの鏡は自己認知のための道具ではなかったということである。Marshall McLuhan, *Understanding Media: The Extensions of Man* (1964; Cambridge, MA: MIT Press, 1994), chap. 4.

19 "A Candid Conversation with Marshall McLuhan, the High Priest of Popcult and Metaphysician of Media," in *Voices of Concern: The Playboy College Reader, ed. the Editors of Playboy* (New York: Harcourt Brace Jovanovich, 1971): 448–88. Reprinted from Playboy magazine, March 1969.

20 "Candid Conversation," 462.「触覚（*tactile*）」の意味については、Philip Marchand, *Marshall McLuhan: The Medium and the Messenger, a Biography* (1989; Cambridge, MA: MIT Press, 1998), 153を参照。触覚メディアの歴史と哲学については、Henning Schmidgen, *Horn oder Die Gegenseite der Medien* (Berlin: Matthes und Seitz, 2018), esp. chap. 4を参照。

21 McLuhan, *Understanding Media*, 22. 冷たいメディアの効果は文脈に依存していた。熱い（ホット）産業社会では、それらは冷却効果があるため有益だった。にもかかわらずマクルーハンは、冷たいメディアは、寒い部族社会では、既存の傾向を強調するという理由で、破壊的になりうると主張した。

22 "Candid Conversation," 462.

23 "Candid Conversation," 477.

24 "Candid Conversation," 477.

25 Carpenter and Heyman, *They Became What They Beheld*.

26 Carpenter and Heyman, *They Became What They Beheld*.

27 Carpenter and Heyman, *They Became What They Beheld*.

28 Edmund Carpenter, "Space Concepts of the Aivilik Eskimos," *Explorations* 5 (1955): 131–45. カーペンターは別のところで、ポール・クリーやジョアン・ミロの研究など、そうした空間の感覚を取り戻そうとする西洋美術との重なりを指摘している。

29 Edmund Carpenter, interview, in *Oh, What a Blow That Phantom Gave Me!*, dir. John M. Bishop and Harald E. L. Prins (Watertown, MA: Documentary Educational Resources, 2003), video, at 8:08.

30 Carpenter, "Space Concepts," 144.

31 Edmund Carpenter, *Eskimo Realities* (New York: Holt, Rinehart and Winston, 1973), 195. カーペンターは、イヴィルリングミウトとアイヴィリングミウトの両方を指すために植民地時代のエスキモーという名称を使用した。

32 カーペンターは当初、映画を肯定的に評価していたが、映画を熱いメディアとした点でマクルーハンとは異なっていた。しかしマクルーハンにとっては、すべての映画が同じように作用すると考えていたわけではないことに注意したい。サイレント映画がトーキーよりも優れていたのは、観客が音を埋める必要があるため、より能動的な映画だったからである。

33　カーペンターはこのフィルムについて何度か言及している。たとえば Edmund Carpenter, "Television Meets the Stone Age," *TV Guide* 19, no. 3 (1971): 14–16 を参照。

34　Éclair advert, Papers of Edmund Snow Carpenter.

35　Edmund Carpenter, "Frank Speck, Quiet Listener," in *The Life and Times of Frank G. Speck, 1881–1950*, ed. Roy Blankenship (Philadelphia: University of Pennsylvania Publications in Anthropology, 1991), 78–83.

36　Edmund Carpenter, "Arctic Witnesses," in *Fifty Years of Arctic Research: Anthropological Studies from Greenland to Siberia*, ed. Rolf Gilberg and Hans Christian Gullov, Publications of the National Museum Ethnographical Series 18 (Copenhagen: National Museum of Denmark, Department of Ethnography, 1997), 303–10. *Nanook of the North* および非西洋の先住民の映画的表現については、Fatimah Tobing Rony, *The Third Eye: Race, Cinema, and Ethnographic Spectacle* (Durham, NC: Duke University Press, 1996), 特に第四章を参照。Karl Heider, *Seeing Anthropology: Cultural Anthropology through Film* (Boston: Allyn and Bacon, 2001) も参照。映像人類学の歴史については、Anna Grimshaw, "Visual Anthropology," in *A New History of Anthropology*, ed. Henrika Kucklick (Malden, MA: Blackwell, 2008), 293–309 を参照。

37　Edmund Carpenter, interview by Bunny McBride, in McBride, "A Sense of Proportion: Balancing Subjectivity and Objectivity in Anthropology" (MA thesis, Colum" ia University, 1980), 110.

38　Edmund Carpenter, *Frederick Varley, and Robert Flaherty, Eskimo* (Toronto: University of Toronto Press, 1959); the book also served as *Explorations* 9.

39　Carpenter, *Oh, What a Blow That Phantom Gave Me!*, 180.

40　Letter. Carpenter to McLuhan, September 23, 1969, Papers of Edmund Snow Carpenter.

41　Carpenter, CBC Interview, 5, Papers of Edmund Snow Carpenter.

42　このセクションの見出しの引用は、*Oh, What a Blow That Phantom Gave Me!*, 115 からのもの。この引用は、巡回報告書、Papers of Edmund Snow Carpenter にも走り書きされている。

43　Carpenter, "Tribal Terror," 488.

44　この本の核心は、カーペンターがパプアニューギニアを旅する前に、マクルーハン名義の『ハーパーズ・バザー』の記事をもとに書かれたものであるが、旅行後に一部が追加された。しかし、電子メディアに対する否定的な評価はまだ見られない。Marshall McLuhan, "Fashion Is Language," *Harper' s Bazaar* 101, no. 3077 (April 1968): 150–67.

45　Carpenter and Heyman, *They Became What They Beheld*.

46　同様にマクルーハンは、表音文字の誕生と印刷機の発達の両方を特定の歴史的瞬間に分類していたが、同じくトロント校のハロルド・イニスが最初に提唱したカドマス神話からインスピレーションを得ている。Harold Innis: "The Greek King Cadmus, who introduced the phonetic alphabet to Greece, was said to have sown the dragon' s teeth and that they sprang up armed men." *McLuhan, Gutenberg Galaxy*, 56.

47　Carpenter, "Television Meets the Stone Age."

48　Carpenter, "Tribal Terror," 481.

49　Carpenter, "Tribal Terror," 481. パプアニューギニアの言

語は、大きくふたつのグループに分かれている。オーストロネシア語族（エンガ、クアヌア、メルパ、クマン、フリなど）は人口の約六分の一が話している。それ以外の人々は、他の七〇〇を超える言語を話している。さらに、植民地主義の出現により、ヒリ・モツとトク・ピシンというふたつのピジン言語も発達した。トク・ピシンは国の共通語となっている。Angela M. Gilliam, “Language and ‘Development’ in Papua New Guinea,” *Dialectical Anthropology* 8, no. 4 (1984): 303–18.

50　カーペンターは、パプア部族が完全に孤立した存在であると誤解していた。パプアニューギニアは、よりアクセスしにくい高地も含め、一九世紀後半から金鉱探鉱者、巡察官、宣教師、人類学者など多くの部外者の標的になっていた。三つの波が一九三〇年代、一九五〇年代、一九七〇年代（カーペンターの波）に押し寄せた。Terence E. Hays, ed., *Ethnographic Presents: Pioneering Anthropologists in the Papua New Guinea Highlands*, Studies in Melanesian Anthropology 12 (Berkeley: University of California Press, 1992), 特に第一章を参照。

51　これらはカーペンターの *Oh, What a Blow That Phantom Gave Me!* に転載されている。

52　政府の巡回報告書、1962, 1960, Papers of Edmund Snow Carpenter.

53　Carpenter, “Tribal Terror,” 488.

54　Carpenter, “Tribal Terror,” 489.

55　Leter, Carpenter to DeMenil family, December 31, 1969, Papers of Edmund Snow Carpenter.

56　Carpenter, *Oh, What a Blow That Phantom Gave Me!*, 48.

57　たとえば Charles W. Abel, *Savage Life in New Guinea: The Papuan in Many Moods* (London: London Missionary Society, [1902?]), 32; Sidney Spencer Broomfield, *Karachola; or, The Mighty Hunter: The Early Life and Adventures of Sidney Spencer Broomfield* (New York: W. Morrow, 1931), 164; Antwerp Edgar Pratt, *Two Years among New Guinea Cannibals: A Naturalist's Sojourn among the Aborigines of Unexplored New Guinea* (Philadelphia: Lippincott, 1906) を参照。Edward L. Schieffelin and Robert Crittenden, *Like People You See in a Dream: First Contact in Six Papuan Societies* (Stanford, CA: Stanford University Press, 1991) も参照。

58　Jack Hides, *Papuan Wonderland* (Glasgow: Blackie and Son, 1936), 85. プーヤ・インデーンは、ハイズから贈られたビーズやナイフなどの交易品も拒否し、彼を困らせたという。

59　Carpenter, *Oh, What a Blow That Phantom Gave Me!*, 120.

60　私の知る限り、マクルーハンは鏡を熱い／冷たいという軸では分類しなかったが、鏡について次のように語っている。「青年ナルキッソスは、水面に映る自分の姿を他人と見間違えた。鏡による自己の拡張は彼の知覚を麻痺させ、ついに彼は、自分自身の拡張された、あるいは繰り返されるイメージの追従機構となった」。McLuhan, *Understanding Media*, 41.

61　Carpenter, “Tribal Terror,” 483. これも初期の人類学文献にある、鏡に映った自分を見たときの衝撃を記すという比喩に対応している。Ilana Gershon, “Mirrors and Numbers among Others: Technologies of Identification in Papua New Guinea,” *Paideuma* 54 (2008): 85–108.

62　Carpenter, “Tribal Terror,” 485.

63　Carpenter, CBC Interview.

64　Carpenter, *Oh, What a Blow That Phantom Gave Me!*, 124. 「臓器を吐いた」というのは、さらにその例である。Carpenter,

"Tribal Terror," 483.

65 Carpenter, "Tribal Terror," 485.

66 Carpenter, *Oh, What a Blow That Phantom Gave Me!*, 129.

67 Carpenter, *Oh, What a Blow That Phantom Gave Me!*, 130.

68 これは、カーペンターのチームがこの出会いを撮影したBishop and Prins, *Oh, What a Blow That Phantom Gave Me!* に含まれているフィルムを見れば一目瞭然である。もちろん、羞恥心をもたらしたのが彼の声だったのか、それともカーペンターたちがこの男性に課したより大きな状況だったのかは不明である。

69 Carpenter, CBC Interview.

70 Carpenter, *Oh, What a Blow That Phantom Gave Me!*. 130. パプアニューギニアにおける自己同定の技術については、Gershon, "Mirrors and Numbers" を参照。他の文脈における自己同定の技術については、特に Jean Comaroff and John Comaroff, *Of Revelation and Revolution*, vol. 1, *Christianity, Colonialism and Consciousness in South Africa* (Chicago: University of Chicago Press, 1991); Andrew Lattas, "Technologies of Visibility: The Utopian Politics of Cameras, Televisions, Videos and Dreams in New Britain," *Australian Journal of Anthropology* 17, no. 1 (2006): 15–31 を参照。植民地主義、脱植民地化、テクノロジーに関する文献の優れた概観については、David Arnold, "Europe, Technology, and Colonialism in the 20th Century," *History and Technology* 21, no. 1 (2005): 85–106; Warwick Anderson, introduction to "Postcolonial Technoscience," special issue, *Social Studies of Science* 32, no. 5/6 (2002): 643–58 を参照。

71 Carpenter, "Television Meets the Stone Age," 16.

72 Carpenter, *Oh, What a Blow That Phantom Gave Me!*, 130.

73 Carpenter, *Oh, What a Blow That Phantom Gave Me!*, 130.

74 Carpenter, "Television Meets the Stone Age," 15.

75 Carpenter, interview, in Bishop and Prins, *Oh, What a Blow That Phantom Gave Me!*

76 Carpenter, "Television Meets the Stone Age," 16.

77 Carpenter, "Television Meets the Stone Age," 16.

78 強調はカーペンターによる。Letter, Carpenter to McLuhan, September 23, 1969, Papers of Edmund Snow Carpenter. これは、撮影されているときも、自分で撮影しているときも、どちらにも当てはまる――カーペンターにとってこのふたつは同じ効果を持っていた。

79 Carpenter, *Oh, What a Blow That Phantom Gave Me!*, 119.

80 Edward Carpenter interview with Bunny McBride, 1980. インタビュー原稿を共有してくれたハロルド・プリンスとバニー・マックブライドに感謝する。

81 Carpenter, *Oh, What a Blow That Phantom Gave Me!*, 119

82 註70を参照。

83 Prins and Bishop, "Edmund Carpenter," 134.

84 Carpenter, interview, in Bishop and Prins, *Oh, What a Blow That Phantom Gave Me!*

85 Carpenter, *Oh, What a Blow That Phantom Gave Me!*, 139.

86 Carpenter, *Oh, What a Blow That Phantom Gave Me!*, 99.

87 Prins and Bishop, "Edmund Carpenter," 131.

88 あるいはその一部である。カーペンターは、人類学の知覚の次元（空間定位に関する初期の研究、メディア実験など）を強調してきたため、クリフォード・ギアツのような支持者の「テキスト革命」に、たとえ彼らと自己批判を共有していたとしても、落胆した可能性は高い。知覚人類学とテクスト人類学の対立については、David Howes, "Controlling Textuality: A Call for a Return

to the Senses," *Anthropologica* 32, no. 1 (1990): 55–73を参照。

89　カーペンターは、ルソーの「高貴な野蛮人」ではなくマクルーハンの「部族民」を選び、西洋の「われわれの分身の役割を果たす……原始的なるものへの探求」を批判していた。Carpenter, *Oh, What a Blow That Phantom Gave Me!*, 102. この批判には、もちろん自分自身も含まれているはずだ（そして時に、実際に含まれていた）。

90　Carl Schuster and Edmund Snow Carpenter, *Materials for the Study of Social Symbolism in Ancient and Tribal Art: A Record of Tradition and Continuity*, ed. Edmund Snow Carpenter and Lorraine *Spiess*, 3 vols., 12 bks. (New York: Rock Foundation, 1986–88).

91　Schuster and Carpenter, *Materials,* vol. 1, 40–41.

92　Schuster and Carpenter, *Materials,* vol. 1, 33.

93　Schuster and Carpenter, *Materials*, vol. 3, part 1, 30, 23, 27.

94　Schuster and Carpenter, *Materials*, vol. 1, 821.

95　Carpenter, *Oh, What a Blow That Phantom Gave Me!*, 101–2.

96　Adrianna Link, "Documenting Human Nature: E. Richard Sorenson and the National Anthropological Film Center, 1965–1980," *Journal of the History of the Behavioral Science* 52, no. 4 (2016): 371–91. Brian Hochman, *Savage Preservation: The Ethnographic Origins of Modern Media Technology* (Minneapolis: University of Minnesota Press, 2014)も参照。

97　Matti Bunzl, "Anthropology beyond Crisis: Toward an Intellectual History of the Extended Present," *Anthropology and Humanism* 30, no. 2 (2005): 187–95. プロジェクトキャメロットについては、David Price, *Cold War Anthropology: The CIA, the Pentagon, and the Growth of Dual Use Anthropology* (Durham, NC: Duke University Press, 2016), 258–62を参照。

98　Jay Ruby, "Is an Ethnographic Film a Filmic Ethnography?," *Studies in the Anthropology of Visual Communication* 2 (1975): 104–10, on 104. Grimshaw, "Visual Anthropology"; Anna Grimshaw, *The Ethnographer's Eye: Ways of Seeing in Modern Anthropology* (Cambridge: Cambridge University Press, 2001); Anna Grimshaw and Amanda Ravetz, *Observational Cinema: Anthropology, Film, and the Exploration of Social Life* (Bloomington: Indiana University Press, 2009)も参照。

99　この現象についてはサイモン・シャッファーの論文を参照。"'On Seeing Me Write': Inscription Devices in the South Seas," *Representations* 97, no. 1 (2007): 90–122.

100　Claude Lévi-Strauss, "A Writing Lesson," in *Tristes Tropiques*, trans. John Weightman and Doreen Weightman (1955; New York: Penguin Books, 2012), chap. 28.

101　Claude Lévi-Strauss, "Anthropology: Its Achievements and Future," *Current Anthropology* 7 (1966): 124–27, on 127.

102　このやりとりについてはEdward Baring, *The Young Derrida and French Philosophy, 1945–1968* (Cambridge: Cambridge University Press, 2011), chap. 8を参照

103　Jacques Derrida, *Of Grammatology*, trans. Gayatri Spivak (1967; Baltimore: Johns Hopkins University Press, 1976), 119, 118.

104　「アーチライティング」はデリダの『グラマトロジーについて』の中心となる用語である。

105　Lévi-Strauss, "Writing Lesson," 290.

第七章　身体イメージの疾患とあいまいな鏡

1　Tanja Legenbauer and Silja Vocks, *Manual der kognitiven*

Verhaltenstherapie bei Anorexie und Bulimie (Berlin: Springer, 2006), 266 (括弧は原文どおり).

2 The English physician Richard Morton, quoted in Joan Brumberg, *Fasting Girls: The History of Anorexia Nervosa*, rev. ed. (New York: Vintage, 2000), 46.

3 Randy Schmidt, *Little Girl Blue: The Life of Karen Carpenter* (Chicago: Chicago Review Press, 2010).

4 たとえば、*People magazine*, November 21, 1983 を参照。

5 Brumberg, *Fasting Girls*, 7. 他の歴史家はこの解釈に異議を唱え、時代によって異なる断食の歴史的特異性を主張した。特に Caroline Walker Bynum, *Holy Feast and Holy Fast: The Religious Significance of Food in Medieval Women* (Berkeley: University of California Press, 1987) を参照。ブラムバーグ自身は、中世と現代の拒食、「奇跡の拒食症」と「神経性拒食症」の間の単純な連続性を主張しないよう注意している。たとえば Brumberg, *Fasting Girls*, 44 を参照。

6 Hilde Bruch, *The Golden Cage: The Enigma of Anorexia Nervosa* (1978; Cambridge, MA: Harvard University Press, 2001), 5.

7 H. Bruch, *Golden Cage*, 3.

8 ヒルデ・ブルックは、後年の作品では身体イメージから離れ、欠陥のある自己のより一般的な知覚へ移行した。Hilde Bruch, *Conversations with Anorexics, ed. Danita Czyzewiski and Melanie A. Suhr* (1988; Northvale, NJ: Jason Aronson 1994), 4–5. しかしこのことは、拒食症患者が「自分の中から生じる衝動、感情、欲求の意識を呼び起こすことによって、自律性と自己主導的なアイデンティティを求める」ことを支援するという、彼女の治療上の勧告を変えるものではなかった」(8)。

9 *Diagnostic and Statistical Manual of Mental Disorders*, 5th ed. (DSM-5), s.v. "Feeding and Eating Disorders: Anorexia Nervosa," https://doi.org/10.1176/appi.books.9780890425596.dsm10#CIHFFIAE.

10 Henry Head and Gordon Holmes, "Sensory Disturbances from Cerebral Lesions," *Brain* 34, nos. 2–3 (1911): 102–254, on 189.

11 Head and Holmes, "Sensory Disturbances," 188.

12 Paul Schilder, *The Image and Appearance of the Human Body* (1935; New York: International Universities Press, 1950), 11.

13 Katja Guenther, *Localization and Its Discontents: A Genealogy of Psychoanalysis and the Neuro Disciplines* (Chicago: University of Chicago Press, 2015) を参照。

14 Schilder, *Image and Appearance*, 11.

15 Paul Schilder, *Das Körperschema: Ein Beitrag zur Lehre vom Bewusstsein des eigenen Körpers* (Berlin: Springer, 1923), 2–3.

16 Hilde Bruch, *Eating Disorders: Obesity, Anorexia Nervosa, and the Person Within* (New York: Basic Books, 1973), 89. J. R. Smythies, "The Experience and Description of the Human Body," *Brain* 76 (1953): 132–45 も参照。身体イメージの歴史については、特に L. C. Kolb, "Disturbances of Body-Image," in *American Handbook of Psychiatry*, ed. Silvano Arieti, vol. 1 (New York: Basic Books, 1959) を参照。Seymour Fisher and Sidney E. Cleveland, *Body Image and Personality* (Princeton, NJ: Van Nostrand, 1958); Josef Gerstmann, "Psychological and Phenomenological Aspects of Disorders of Body Image," *Journal of Nervous and Mental Disease* 126, no. 6 (1958): 499–512; Douwe Tiemersma, *Body Schema and Body Image: An Interdisciplinary and Philosophical Study* (Amsterdam: Swets en Zeitlinger, 1989) も参照。

17 シンポジウムのスポンサーは、テキサス州ヒューストンのベイラー大学医学部精神科、ヒューストン州立精神医学研究所、退役軍人管理病院である。Papers of Hilde Bruch, Manuscript Collection No. 7 of the John P. McGovern Historical Collections and Research Center, Houston Academy of Medicine, Texas Medical Center Library, MS007 Bruch SV, box 1, folder 25, Research in Body Image Symposium, 1965.

18 Papers of Hilde Bruch, MS007 Bruch SV box 1, folder 25, body image note cards.

19 Hilde Bruch, "Perceptual and Conceptual Disturbances in Anorexia Nervosa," *Psychosomatic Medicine* 24, no. 2 (1962): 187–94, on 188.

20 H. Bruch, "Perceptual and Conceptual Disturbances," 189.

21 H. Bruch, *Eating Disorders*, 88. 一部の論者が主張するように、ブルックは母親を責めることが医学、特に精神力動的学派で広くおこなわれていた時代に研究をおこない、執筆をしていた。ブルーノ・ベッテルハイムの『空っぽの要塞』(New York: Free Press, 1967) のような本は、母親が自分の子ども、たいていは息子に自閉症を与えたとして非難する一方で、「統合失調症の母親」は子どもを窒息させて狂気に陥れたとした。親の愛の可能性と病理については、特に Deborah Weinstein, *The Pathological Family: Postwar America and the Rise of Family Therapy* (Ithaca, NY: Cornell University Press, 2013) を参照。Edward Dolnick, *Madness on the Couch: Blaming the Victim in the Heyday of Psychoanalysis* (New York: Simon and Schuster, 1998); Marga Vicedo, *The Nature and Nurture of Love: From Imprinting to Attachment in Cold War America* (Chicago: University of Chicago Press, 2013); Anne Harrington, "Mother Love and Mental Illness: An Emotional History," Osiris 31 (2016): 94–115 も参照。

22 もうひとつの重要な背景は、環境に依存する時期である乳幼児期という見方を改め、環境を積極的に形成する存在として子どもを重視した児童心理学の近代的発展である。この見方の歴史については、Felix Rietmann, "The Mind of the Child" (PhD diss., Princeton University, 2019) を参照。

23 Susanne Gallo, "Short Biographies of Mabel Giddings Wilkin, MD, and Hilde Bruch, MD," Texas Medicine 90, no. 10 (October 1994): 60–70.

24 Hilde Bruch, "Fromm-Reichmann, Frieda (1889–1957)," in *International Encyclopedia of Psychiatry, Psychology, Psychoanalysis and Neurology, ed. Benjamin B. Wolman*, vol. 5 (New York: Aesculapius, 1977), 140–41. ブルックはさらに、もうひとりの新フロイト派のハリー・スタック＝サリヴァンが彼女の思考に与えた影響についても言及している。Hilde Bruch, "The Constructive Use of Ignorance," in *Explorations in Child Psychiatry, ed. James E. Anthony* (New York: Plenum, 1975), 247–64, on 255。Gallo, "Short Biographies," 64; Joanne Hatch Bruch, *Unlocking the Golden Cage: An Intimate Biography of Hilde Bruch, M.D.* (Carlsbad, CA: Gürze Books, 1996), 190 も参照。

25 J. Bruch, *Unlocking the Golden Cage*, 163–64.

26 H. Bruch, "Constructive Use of Ignorance," 255.

27 もちろん、ジャン・ピアジェなど、子どもの発達の重要性を訴えた人たちもいた。

28 H. Bruch, "Perceptual and Conceptual Disturbances," 193.

29 Hilde Bruch, "Falsification of Bodily Needs and Body Concept in Schizophrenia," *Archives of General Psychiatry* 6, no. 1 (1962): 18–24, 20.

30 H. Bruch, "Perceptual and Conceptual Disturbances," 192–93.

31 H. Bruch, "Perceptual and Conceptual Disturbances," 193. H. Bruch, "Falsification" も参照。

32 公平のためにいうと、父親が加害者になることもあるが、そのケースは少ないように思われる。

33 H. Bruch, *Golden Cage*, 41, 40.

34 H. Bruch, *Eating Disorders*, 56.

35 H. Bruch, *Golden Cage*, 48.

36 ただしこれは毒性飢餓状態で起こったということができ、少女の体重が回復すると、その感覚は消失した。

37 H. Bruch, *Eating Disorders*, 252.

38 H. Bruch, *Eating Disorders*, 51.

39 Hilde Bruch, "Hunger and Instinct" *Journal of Nervous and Mental Disease* 149 (1969): 91–114 を参照。

40 H. Bruch, *Golden Cage*, 45.

41 H. Bruch, *Golden Cage*, 46.

42 H. Bruch, *Golden Cage*, 4.

43 H. Bruch, *Golden Cage*, 5.

44 H. Bruch, *Eating Disorders*, 252.

45 H. Bruch, "Perceptual and Conceptual Disturbances," 194.

46 H. Bruch, "Perceptual and Conceptual Disturbances," 194.

47 H. Bruch, "Perceptual and Conceptual Disturbances," 194.

48 H. Bruch, *Golden Cage*, 102.

49 H. Bruch, *Golden Cage*, 102.

50 Hilde Bruch, "Perils of Behavior Modification in Treatment of Anorexia Nervosa," *Journal of the American Medical Association* 230 (1974): 1419–22 も参照。

51 H. Bruch, *Golden Cage*, 97, 98ff. 多くの場合、体重の回復は、経管栄養や静脈内過栄養など、さまざまな形態の強制的栄養補給によって達成された。体重は増やしたいが進んで食べる気はしないという患者には、液状の栄養剤を服用することも可能だった。

52 H. Bruch, *Eating Disorders*, 343.

53 H. Bruch, *Golden Cage*, 117.

54 H. Bruch, *Golden Cage*, 117.

55 Hilde Bruch, "Must Mothers Be Martyrs?," 1952.（ブルックがどこで講演したかは不明。アーカイブには彼女の講演のタイプスクリプトが保管されているのみ。）Papers of Hilde Bruch, MS070 Bruch S3b1f26, on 2. この講演は、彼女の大きなプロジェクトである両親教育の一環だった。彼女の著書、*Don't Be Afraid of Your Child: A Guide for Perplexed Parents* (New York: Farrar, Straus, and Young, 1952) を参照。

56 Papers of Hilde Bruch, MS070 Bruch S3b1f26.

57 彼女の後期の著書 *Eating Disorders* を参照。この著書はほとんどの部分で社会批評を回避している。

58 H. Bruch, *Eating Disorders*, 285. このような見方は一九七〇年代には一般的で、男性の拒食症について書いた著者が複数の症例に言及することは稀だった。にもかかわらず、男性の拒食症は多くの人に深刻に受け止められ、ブルック自身、このテーマに丸一章を割き、別の論文も書いている。H. Bruch, *Eating Disorders*, chap. 15; Hilde Bruch, "Anorexia Nervosa in the Male," *Psychosomatic Medicine* 33 (1971): 31–47. 全米摂食障害協会（ＮＥＤＡ）によると、現在の摂食障害患者の約三人にひとりは男性である。https:// www.nationaleatingdisorders.org/statistics-research-eating-disorders.

59 H. Bruch, *Golden Cage*, xx. H. Bruch, *Eating Disorders*, 99も参照。

60 H. Bruch, *Golden Cage*, viii.

61 H. Bruch, *Eating Disorders*, xx. ジェンダーに関する彼女の議論はごく一般的なレベルに留まり、フェミニスト批評家を引用することもなかった。臨床心理学者のキャサリン・シュタイナー＝アデアは、この本の後の版の序文で、摂食障害の発生にファッションの理想が果たす役割について、ブルックの「批判的思考能力の欠如」を指摘している。Catherine Steiner-Adair, foreword to *The Golden Cage*, by Hilde Bruch, new ed. (Cambridge, MA: Harvard University Press, 2001), vii–xvii, on xi.

62 少なくとも、これは「正真正銘の」拒食症の場合である。体重を少ない状態に保つために常にダイエットをしている「痩せ太り」のカテゴリーは、より文化に縛られた病因がある。H. Bruch, *Eating Disorders*, 198.

63 たとえばH. Bruch, "Perceptual and Conceptual Disturbances"を参照。

64 Kim Chernin, *The Hungry Self: Women, Eating, and Identity* (New York: Times Books, 1985); Susie Orbach, *Hunger Strike: The Anorectic's Struggle as a Metaphor for Our Age* (London: Faber and Faber, 1986); Susie Orbach, *Fat Is a Feminist Issue: The Anti-diet Guide to Permanent Weight-Loss* (New York: Galahad Books, 1978); Mara Selvini Palazzoli, *Self-Starvation: From Individual to Family Therapy in the Treatment of Anorexia Nervosa, trans. Arnold Pomerans* (1973; New York: Jason Aronson, 1974)を参照。この分類にきっちりと収まらないフェミニズムの学説は他にもあった。その中には、精神分析的な視点に直接関わるものも含まれている。たとえばMarlene Boskind-Lodahl, "Cinderella's Stepsisters: A Feminist Perspective on Anorexia Nervosa and Bulimia," *Signs: Journal of Women in Culture and Society* 2, no. 2 (1976): 342–56など。

65 Chernin, *Hungry Self*, 49.

66 Chernin, *Hungry Self*, 136.

67 Chernin, *Hungry Self*, 17.

68 Kim Chernin, *Womansize: The Tyranny of Slenderness* (London: Women's, 1983)も参照。

69 Orbach, *Fat Is a Feminist Issue*, 175.

70 Orbach, *Fat Is a Feminist Issue*, 178.

71 Orbach, *Fat is a Feminist Issue*, 5.

72 たとえばNaomi Wolf, *Fire with Fire: The New Female Power and How It Will Change the 21st Century* (New York: Random House, 1993)を参照。

73 Naomi Wolf, *The Beauty Myth: How Images of Beauty are Used against Women* (1990; New York: Perennial, 2002), 198.

74 Wolf, *Beauty Myth*, 189.

75 一ストーン（イギリスで現在も一般的に使われている質量の帝国単位）は、一四ポンド（約六・三五キログラム）に相当。

76 Wolf, *Beauty Myth*, 186.

77 Sandra A. Birtchnell, J. Hubert Lacey, and Anne Harte, "Body Image Distortion in Bulimia Nervosa," *British Journal of Psychiatry* 147 (1985): 408–12; Mary E. Willmuth et al., "Body Size Distortion in Bulimia Nervosa," *International Journal of Eating Disorders* 4 (1985): 71–78. 体格を実際よりも大きく評価することは肥満者にも見られた。Albert J. Stunkart and Myer Mendelson, "Obesity and the Body Image: I. Characteristics of

Disturbances in the Body Image of Some Obese Persons," *American Journal of Psychiatry* 123 (1967): 1296–300.

78 Sandra A. Birtchnell, Bridget M. Dolan, and J. Hubert Lacey, "Body Image Distortion in Non-Eating Disordered Women," *International Journal of Eating Disorders* 6, no. 3 (1987): 385–91. バーチネル、ドラン、レイシーの研究では、非摂食障害の正常体重の女性を対象に、視覚的サイズ推定装置を用いて身体イメージを測定した。アスケヴォル線描テスト（後述）と同様の実験設計で、被験者は「バー上のふたつのライトを、その間の距離が、ウエスト、バスト、ヒップの高さでの実際の体幅に、できる限り正確に対応するまで動かすよう求められた」(386)。また、同じ手順で中立的な物体の幅を推定するようにも求められた。その結果、中立的な物体は大多数の参加者が正しく評価したが、すべての被験者（摂食障害グループと非摂食障害グループの両方）が自分の体の大きさを実際よりも大きく評価していることがわかった。他の研究でも同様の結果が得られた。視覚的なサイズ推定装置が最初に取り上げられたのは、以下の文献である。P. D. Slade and G.F.M. Russell in 1973: "Experimental Investigations of Bodily Perception in Anorexia Nervosa and Obesity," *Psychotherapy and Psychosomatics* 22 (1973): 359–63.

79 Susan Bordo, *Unbearable Weight: Feminism, Western Culture, and the Body*, new ed. (1993; Berkeley: University of California Press, 2003), xxi.

80 Bordo, *Unbearable Weight*, 55.

81 Bordo, *Unbearable Weight*, 57.

82 Nathan G. Hale, *The Rise and Crisis of Psychoanalysis in the United States: Freud and the Americans, 1917–1985* (New York: Oxford University Press, 1995); John Burnham, ed., *After Freud Left: A Century of Psychoanalysis in America* (Chicago: University of Chicago Press, 2012).

83 Karl Popper, *The Logic of Scientific Discovery* (New York: Basic Books, 1959).

84 Hans J. Eysenck, "The Effects of Psychotherapy: An Evaluation," *Journal of Consulting Psychology* 16 (1952): 319–24, on 323. Hans J. Eysenck, *Behavior Therapy and the Neuroses* (Oxford: Pergamon, 1960) も参照。

85 また、行動主義と精神分析の間には、相当の共通点と協力関係があった。Rebecca Lemov, *World as Laboratory: Experiments with Mice, Mazes, and Men* (New York: Hill and Wang, 2005), part 2 を参照。

86 Joseph Wolpe, *Psychotherapy by Reciprocal Inhibition* (Stanford, CA: Stanford University Press, 1958). Joseph Wolpe and Vivienne C. Rowan, "Panic Disorder: A Product of Classical Conditioning," *Behaviour Research and Therapy* 26, no. 6 (1988): 441–50 も参照

87 以下の研究を参照。David M. Clark in the UK and D. H. Barlow in the United States, discussed in S. Rachman, "The Evolution of Cognitive Behavior Therapy," in *Science and Practice of Cognitive Behaviour Therapy*, ed. David M. Clark and Christopher G. Fairburn (Oxford: Oxford University Press, 1997), 1–26.

88 新世代（ニューウェイブ）のメタファーは論争の対象となった。Rachman, "Evolution" を参照。

89 たとえば Katherine Phillips and Raymond Dufresne Jr., "Body Dysmorphic Disorder: A Guide for Primary Care Physicians," *Primary Care* 29, no. 1 (2002): 99–111 を参照。

90　CBTのアプローチでは、患者の顕在的な症状を解釈して、そのより深い意味に到達する分析者がもはや必要なくなったため、患者が自分の手で改善するようになった。学者らは、CBTとこんにちのメディアベースの自己啓発アプローチ（少なくとも特定の障害を対象とするもの）との親和性を指摘している。このようなアプローチには、グループベース（アルコホーリクス・アノニマスはその典型）からメディアベース（例えば「ビブリオセラピー」など）まで、さまざまなものがある。これは、構造化されたプロトコルの使用という点でCBTと共通しているため、驚くべきことではない。Patti Lou Watkins, "Self-Help Therapies: Past and Present," in *Handbook of Self-Help Therapies*, ed. Patti Lou Watkins and George A. Clum (New York: Routledge, 2007), 1–24, on 3.

91　Quoted in H. Bruch, *Eating Disorders*, 90.

92　H. Bruch, *Eating Disorders*, 189.

93　H. Bruch, *Eating Disorders*, 90.

94　Arthur C. Traub and J. Orbach, "Psychophysical Studies of Body-Image: I. The Adjustable Body-Distorting Mirror," *Archives of General Psychiatry* 11 (1964): 53–66, on 54. トラウブとオーバックは、身体イメージの歪曲処置に取り組む大規模なグループの一員だった。概要については、S. Skrzypek, P. M. Wehmeier, and H. Remschmidt, "Body Image Assessment Using Body Size Estimation in Recent Studies on Anorexia Nervosa: A Brief Review," *European Child and Adolescent Psychiatry* 10 (2001): 215–21を参照。注目すべきは、体の一部（主に推定の反映）と全身（主に歪みの反映）の処理を区別していることである。身体知覚に関する研究書は、Franklin C. Shontz, *Perceptual and Cognitive Aspects of Body Experience* (New York: Academic, 1969)を参照。

95　Traub and Orbach, "Psychophysical Studies of Body-Image," 60–61. 著者らは、発見的《ヒューリスティック》な理由から視覚に焦点を当てた。「感覚モダリティ間の相互作用は明らかであるが、それぞれの寄与を別個に考えることには発見的な利点がある」(54)。

96　Traub and Orbach, "Psychophysical Studies of Body-Image," 61.

97　ただし、トラウブとオーバックは、身体イメージが可塑性のものであることも認めている。その結果の一部として、彼らは次のように報告している。「数分間の調整の後、多くの被験者は、自分がどのように見えるか正確には忘れてしまったと、しばしばかなりきまり悪そうに宣言する。被験者の中には、先に進む前に普通の鏡で自分を見ることを許可してほしいと切に要求する者もいる」。Traub and Orbach, "Psychophysical Studies of Body-Image," 65.

98　Finn Askevold, "Measuring Body Image: Preliminary Report on a New Method," *Psychotherapy and Psychosomatics* 26 (1975): 71–77, on 71.

99　Askevold, "Measuring Body Image," 76.

100　Slade and Russell, "Experimental Investigations"も参照。

101　鏡療法は、もちろん摂食障害のためのCBTの一部に過ぎない。より詳細な説明については、David Garner and Kelly Bemis, "A Cognitive-Behavioral Approach to Anorexia Nervosa," *Cognitive Therapy and Research* 6, no. 2 (1982): 123–50を参照。

102　治療を始めるには、鏡に対する情動的な抵抗感を克服する必要があるが、強い情動反応は治療をより効果的にするため、良いことだとも考えられていた。Adrienne Key et al., "Body Image Treatment within an Inpatient Program for Anorexia Nervosa:

The Role of Mirror Exposure in the Desensitization Process," *International Journal of Eating Disorders* 31, no. 2 (2002): 185–90.

103　Thomas F. Cash and Jill R. Grant, "The Cognitive-Behavioural Treatment of BodyImage Disturbances," in *Sourcebook of Psychological Treatment Manuals for Adult Disorders*, ed. Vincent B. Van Hasselt and Michel Hessen (New York: Plenum, 1996), 567–614, on 593. Thomas F. Cash の自己啓発書『*What Do You See When You Look in the Mirror? Helping Yourself to a Positive Body Image* (New York: Bantam, 1995), chap. 3 も参照。

104　Cash and Grant, "Cognitive-Behavioural Treatment," 593.

105　Legenbauer and Vocks, *Manual der kognitiven Verhaltenstherapie*, 250.

106　Legenbauer and Vocks, *Manual der kognitiven Verhaltenstherapie*, 250.

107　Legenbauer and Vocks, *Manual der kognitiven Verhaltenstherapie*, 250.

108　Legenbauer and Vocks, *Manual der kognitiven Verhaltenstherapie*, 252.

109　Silja Vocks and Tanja Legenbauer, *Körperbildtherapie bei Anorexia und Bulimia Nervosa: Ein kognitiv-verhaltenstherapeutisches Behandlungsprogramm* (Göttingen: Hogrefe, 2005), 96. 三面鏡は万能の推奨事項ではないが、ほとんどすべての論文が鏡にじゅうぶんな大きさがあることを強調している。マニュアルは女性代名詞と男性代名詞の間を行ったり来たりしている。その理由のひとつは、ドイツ語では、過去数十年の言語学的政治活動にもかかわらず、男性名詞が依然として両性の代名詞として使われているため、ある種の不確定性を許容しており、それを著者は利用している。

110　たとえば Cash and Grant, "Cognitive-Behavioural Treatment" を参照。

111　Vocks and Legenbauer, "Körperkonfrontation," chap. 9 in *Körperbildtherapie bei Anorexia und Bulimia Nervosa*, 92–113, on 97.

112　またこの手順のバリエーションとして、患者が鏡に身をさらす練習をしている様子をビデオに撮り、後日、セラピストと一緒にビデオを見る際に、鏡に映った自分の姿と自分の説明を比較することができるようにした。Vocks and Legenbauer, "Körperkonfrontation," 102.

113　たとえば Garner and Bemis, "Cognitive-Behavioral Approach to Anorexia Nervosa" を参照。

114　Vocks and Legenbauer, *Körperbildtherapie*, 269.

115　Vocks and Legenbauer, *Körperbildtherapie*, 269.

116　Vocks and Legenbauer, *Körperbildtherapie*, 269.

117　Vocks and Legenbauer, *Körperbildtherapie*, 269.

第八章　不完全な反射

1　人間生理学研究所は二〇〇四年に神経科学部門となり、現在はパルマ大学医学部・外科学部の一部となっている。

2　Giacomo Rizzolatti et al., "Premotor Cortex and the Recognition of Motor Actions," *Cognitive Brain Research* 3 (1996): 131–41. ミラーニューロンという言葉は、その後の論文に再び登場した。Vittorio Gallese et al., "Action Recognition in the Premotor Cortex," *Brain* 119 (1996): 593–609. ミラーリング現象を示す運動前野ニューロンのクラスを最初に説明したのは、以下の論文である。G. Di Pellegrino et al., "Understanding Motor Events: A Neurophysiological Study," *Experimental Brain*

Research 91 (1992): 176–80.

3　リゾラッティの博士号取得者やポスドクには、レオナルド・フォガッシ、アンナ・ベルティ、カルロ・ポッロ、ヴィットーリオ・ガレーゼ、ルチアーノ・ファディガ、クリスチャン・キーザースがいた。

4　G. Rizzolatti et al., "Functional Organization of Inferior Area 6 in the Macaque Monkey: II. Area F5 and the Control of Distal Movements," *Experimental Brain Research* 71 (1988): 491507, on 503.

5　Wilder Penfield and Theodore Rasmussen, *The Cerebral Cortex of Man: A Clinical Study of Localization of Function* (New York: Macmillan, 1950).

6　C. N. Woolsey et al., "Patterns of Localization in Precentral and 'Supplementary' Motor Areas and Their Relation to the Concept of a Premotor Area," *Research Publications—Association for Research in Nervous and Mental Disease* 30 (1952): 238–64. ウールジーの「シミウスキュラス」は、ペンフィールドの表現に基づくものだった。ウィスコンシン大学でウールジーの同僚だった医学史家アーウィン・アッカークネヒトが、この類人猿に相当するものをウールジーに提案した。その四年前、ウールジーはラットの大脳皮質にある触覚領域をマッピングしていた。C. N. Woolsey and D. H. Le Messurier, "The Pattern of Cutaneous Representation in the Rat's Cerebral Cortex," *Federation Proceedings* 7 (1948): 137.

7　機能のローカライゼーションという大きな伝統の中でのこのアプローチの歴史については、Katja Guenther, *Localization and Its Discontents: A Genealogy of Psychoanalysis and the Neuro Disciplines* (Chicago: University of Chicago Press, 2015) を参照。

8　Giacomo Rizzolatti and Corrado Sinigaglia, *Mirrors in the Brain: How Our Minds Share Actions and Emotions*, trans. Frances Anderson (Oxford: Oxford University Press, 2008), 3.

9　専門用語に関する注：ペンフィールドとウールジーは、4野を「一次運動野」とし、6野をそれに従属する領域と考え、機能的に別個の「運動前野」という概念を否定した。リゾラッティらは、運動前野（6野）に4野から独立した機能を認めようとし、この見解に反論した。

10　M. Gentilucci et al., "Functional Organization of Inferior Area 6 in the Macaque Monkey: I. Somatotopy and the Control of Proximal Movements," *Experimental Brain Research* 71 (1988): 475–90, on 476. この論文は対の最初の部分である。G. Rizzolatti et al., "Functional Organization."

11　Gentilucci et al., "Functional Organization," 476.

12　Rizzolatti et al., "Functional Organization," 506.

13　Gentilucci et al., "Functional Organization," 481, 485.

14　Rizzolatti et al., "Functional Organization," 506.

15　Gentilucci et al., "Functional Organization," 487.

16　Gentilucci et al., "Functional Organization," 487.

17　G. Rizzolatti et al., "Neurons Related to Reaching-Grasping Arm Movements in the Rostral Part of Area 6 (Area 6a β)," *Experimental Brain Research* 82 (1990): 337–50.

18　複雑さの議論をするため、研究者らは、これらが「セット関連」のニューロンであるという可能性を脇に置く必要があった。セット関連ニューロンは、さまざまな運動野で発見されており、「感覚的・動機的要因よりも、動作準備の運動的側面を反映している」と考えられていた。Rizzolatti et al., "Neurons Related," 347.

19 Di Pellegrino et al., “Understanding Motor Events,” 176.
20 Di Pellegrino et al., “Understanding Motor Events,” 177.
21 Rizzolatti et al., “Premotor Cortex,” 135. Gallese et al., “Action Recognition,” 600–602 も参照。
22 Gallese et al., «Action Recognition,» 601–2.
23 Gallese et al., «Action Recognition,» 601.
24 Rizzolatti et al., “Premotor Cortex,” 135.
25 皮肉なことに、実験が変化し、ミラーリングが議論の明確な要素として出現したことで、一方向性の鏡は不要になった。刺激が食べ物の一部ではなく科学者の動作であるとしたら、もはやマジックミラーの後ろに隠しておく意味はない。
26 ミラーニューロンに関する誇大広告については、たとえば Gregory Hickok, *The Myth of Mirror Neurons: The Real Neuroscience of Communication and Cognition* (New York: Norton, 2014) を参照。昨今のミラーニューロンへの関心の希薄化については、Cecilia Heyes and Caroline Catmur, “What Happened to Mirror Neurons?,” *Perspectives on Psychological Science* 17, no. 1 (2022): 153–68 を参照。
27 Bruno Wicker et al., “Both of Us Disgusted in My Insula: The Common Neural Basis of Seeing and Feeling Disgust,” *Neuron* 40 (2003): 655–64, on 660.
28 Wicker et al., “Both of Us Disgusted,” 660.
29 Wicker et al., “Both of Us Disgusted,” 661.
30 Wicker et al., “Both of Us Disgusted,” 661.
31 ウィッカーが想定する「基本的情動」は、アメリカの心理学者シルヴァン・S・トムキンスとポール・エックマンの研究にまで遡ることができる。Ruth Leys, “‘Both of Us Disgusted in My Insula’: Mirror-Neuron Theory and Emotional Empathy,” in *Science and Emotions after 1945: A Transatlantic Perspective*, ed. Frank Biess and Daniel M. Gross (Chicago: University of Chicago Press, 2014): 67–95, on 73.
32 TTは、外界の理解、特に他者の精神状態の理解を説明するために、より広義の「心の理論」（ToM）と一括りにされることが多い。ここでは、「心の理論」をより広い意味で、すなわちSTでもTTでもよいという意味で使っている。TTの簡単な歴史については、Marco Iacoboni, *Mirroring People: The Science of Empathy and How We Connect with Others* (New York: Farrar, Straus and Giroux, 2008), 168–69 を参照。
33 Vittorio Gallese and Alvin Goldman, “Mirror Neurons and Simulation Theory of Mind-Reading,” *Trends in Cognitive Science* 2, no. 12 (1998): 493–501, on 493. ナイーブ理論の別称はフォーク心理学またはコモンセンス心理学で、他者の精神状態を理解する能力を指す。理論説は一九八〇年代に発達心理学の内部で初めて定式化された。Margaret Boden, *Mind as Machine: A History of Cognitive Science* (Oxford: Oxford University Press, 2006).
34 J.H.G. Williams et al., “Imitation, Mirror Neurons and Autism,” *Neuroscience and Biobehavioral Reviews* 25 (2001): 287–95, on 288.
35 Vittorio Gallese, “The ‘Shared Manifold’ Hypothesis: From Mirror Neurons to Empathy,” *Journal of Consciousness Studies* 8 (2001): 33–50, on 45（強調は筆者による）。
36 主要な論文は Leys, “‘Both of Us Disgusted’” である。（情動の歴史に関する彼女のより広範な説明は、Ruth Leys, *The Ascent of Affect: Genealogy and Critique* [Chicago: University of Chicago Press, 2017] を参照）、Allan Young, “The Social Brain and the Myth of Empathy,” *Science in Context* 25, no. 3 (2012):

401–24; Allan Young, "Mirror Neurons and the Rationality Problem," in *Rational Animals, Irrational Humans*, ed. S. Watanabe, A. P. Blaisdell, L. Huber, A. Young (Tokyo: Keio University Press, 2009), 67–80. スーザン・ランゾーニはとりわけ、ミラーニューロン研究が、共感の理論を裏づけるものとして、プラグマティズムや現象学をいかに利用しているかを示している。Susan Lanzoni, "Imagining and Imaging the Social Brain: The Case of Mirror Neurons," *Canadian Bulletin of Medical History* 33, no. 2 (2016): 447–64. 共感に関するより広範な歴史、およびその内部におけるミラーニューロンの位置については、Susan Lanzoni, *Empathy: A History* (New Haven, CT: Yale University Press, 2018), esp. chap. 9を参照。

37　Leys, "'Both of Us Disgusted,'" 72. この議論の重要な展開については、Ruth Leys, *Newborn Imitation: The Stakes of a Controversy* (Cambridge, UK: Cambridge University Press, 2020), 特に27–37を参照。

38　Leys, "'Both of Us Disgusted.'" ヤングは、ミラーリングが直接的なプロセス、つまり「精神状態に媒介されない、脳から脳への生成物」として説明されている点で、レイズに同意している。Young, "Social Brain," 403.

39　私がここで自閉症とサイコパスを対にしているのは、その対立が、私の研究対象である科学者にとって重要だったからに他ならない。

40　Harma Meffert et al., "Reduced Spontaneous but Relatively Normal Deliberate Vicarious Representations in Psychopathy," *Brain* 136 (2013): 2550–62.

41　Christian Keysers, *The Empathic Brain: How the Discovery of Mirror Neurons Changes Our Understanding of Human Nature* (n.p.: Social Brain, 2011), 205–19.

42　Keysers, *Empathic Brain*, 206.

43　彼らの診断はDSM－4の基準に従っておこなわれた。Meffert et al., "Reduced Spontaneous."

44　Meffert et al., "Reduced Spontaneous," 2558. つまり、Philips Intera 3 T Quasar: 2559, 2553でスキャンされたということ。

45　Christian Keysers, "Inside the Mind of a Psychopath—Empathic, but Not Always," *Psychology Today* (blog), July 24, 2013, http://www.psychologytoday.com/blog/the-empathic-brain/201307/inside-the-mind-psychopath-empathic-not-always.

46　Keysers, "Inside the Mind of a Psychopath."

47　ミラーニューロンという言葉を避けているのは、「二〇〇二年から二〇〇七年までの最も関心が高かった時期」を経て、ミラーニューロン研究への関心が低下したことと一致する。Young, "Social Brain," 403.

48　Meffert et al., "Reduced Spontaneous," 2552.

49　Meffert et al., "Reduced Spontaneous," 2552.

50　Meffert et al., "Reduced Spontaneous," 2559.

51　Keysers, "Inside the Mind of a Psychopath." 研究者たちにとって、これは治療の可能性を示唆するものだった。Meffert et al., "Reduced Spontaneous," 2560.

52　Meffert et al., "Reduced Spontaneous," 2560.

53　Shirley Fecteau, Alvao Pascual-Leone, and Hugo Théoret, "Psychopathy and the Mirror Neuron System: Preliminary Findings from a Non-psychiatric Sample," *Psychiatry Research* 160 (2008): 137–44, on 143.

54　Fecteau, Pascual-Leone, and Théoret, «Psychopathy,» 142. A. Avenanti, D. Bueti, G. Galati, S. M. Aglioti,

«Transcranial Magnetic Stimulation Highlights the Sensorimotor Side of Empathy for Pain,» *Nature Neuroscience* 8, no. 7 (2005): 955–60. ブレアの認知的共感、運動的共感、情動的共感の区別(143)など、共感の形態の区別に関する論文の議論も参照。R. J. Blair, "Responding to the Emotions of Others: Dissociating Forms of Empathy through the Study of Typical and Psychiatric Populations," *Consciousness and Cognition* 14, no. 4 (2005): 698–718.

55　Fecteau, Pascual-Leone, and Théoret, «Psychopathy,» 142.

56　Fecteau, Pascual-Leone, and Théoret, «Psychopathy,» 142.

57　Lindsay M. Oberman et al., «EEG Evidence for Mirror Neuron Dysfunction in Autism Spectrum Disorders,» *Cognitive Brain Research* 24 (2005): 190–98; Justin H. G. Williams et al., «Neural Mechanisms of Imitation and 'Mirror Neuron' Functioning in Autistic Spectrum Disorder,» *Neuropsychologia* 44 (2006): 610–21. ラマチャンドランのグループは、二〇〇〇年の神経科学学会の年次総会で初めて脳波実験の結果を発表した。E. L. Altschuler et al., "Mu Wave Blocking by Observation of Movement and Its Possible Use to Study the Theory of Other Minds," annual meeting of the Society for Neuroscience (2000), abstract 68.1.

58　ラマチャンドランのより思索的な論文は、通常、共著でないことが多く、このこと自体、科学的共同研究の時代には例外的なことだった。パルマのグループとのつながりの欠如は、ラマチャンドランのチームが同じ研究パラダイムを共有していなかったという事実によって説明できる。ラマチャンドランのグループは、イタリア人のようにサルを使ったかなり精巧な電気生理学的研究ではなく、ヒトを使った脳波や行動学研究など、よりローテクな装置で研究をおこなった。

59　Oberman et al., "EEG Evidence," 195.

60　V. S. Ramachandran and Lindsay M. Oberman, "Broken Mirrors," *Scientific American*, November 2006, 63–69.

61　Williams et al., "Neural Mechanisms." イアコボニの論文は以下のとおり。Marco Iacoboni et al., "Cortical Mechanisms of Human Imitation," *Science* 286 (1999): 2526–28.

62　Williams et al., "Neural Mechanisms," 620.

63　Williams et al., "Neural Mechanisms," 618.

64　被験者は静止画で提示された唇の形を模倣するよう要求された。Nobuyuki Nishitani, Sari Avikainen, and Riitta Hari, "Abnormal Imitation-Related Cortical Activation Sequences in Asperger's Syndrome," *Annals of Neurology* 55 (2004): 558–62.

65　心の理論については、たとえばSimon Baron-Cohen and Uta Frith、共感についてはAlyson Bacon、言語についてはMargaret Kjelgaard and Helen Tager-Flusburgを参照。Simon Baron-Cohen, "Theory of Mind and Autism: A Review," in *International Review of Research in Mental Retardation: Autism*, vol. 23, ed. Laraine Masters Glidden (San Diego: Academic, 2001), 169–84; Uta Frith, *Autism: Explaining the Enigma* (Oxford: Basil Blackwell, 1989); Alyson L. Bacon et al., "The Responses of Autistic Children to the Distress of Others," *Journal of Autism and Developmental Disorders* 28 (1998): 129–42; Margaret M. Kjelgaard and Helen Tager-Flusburg, "An Investigation of Language Impairment in Autism: Implications for Genetic Subgroups," *Language and Cognitive Processes* 16 (2001): 287-308.

66　Williams et al., "Imitation, Mirror Neurons and Autism."

67　Williams et al., "Imitation, Mirror Neurons and Autism,"

289.

68　Williams et al., "Imitation, Mirror Neurons and Autism," 291.

69　Paul D. McGeoch, David Brang, and V. S. Ramachandran, "Apraxia, Metaphor and Mirror Neurons," *Medical Hypotheses* 69 (2007): 1165–68. 現在ノースウェスタン大学にいるデヴィッド・ブラングは、当時ラマチャンドランの博士課程の学生だった。

70　McGeoch, Brang, and Ramachandran, "Apraxia, Metaphor and Mirror Neurons" 1167.

71　Oberman et al., "EEG Evidence," 196.

72　しかしサイコパスでは、一般的に情動が平坦になることを示唆するものもあることに注意。

73　Fecteau, Pascual-Leone, and Théoret, «Psychopathy,» 142.

74　しかし残念なことに、その関係は必ずしも明確ではなかった。オバーマンらの論文に反応した編集者宛ての手紙の中で、メファートらは、自閉症においても、「自発的な経験と意図的な経験の間に解離がある」と指摘している。たとえばアスペルガー症候群の人は、自発的におこなうことに困難を示したにもかかわらず、「欲望や信念といった精神状態を、明示的に促されたときに理解する（メンタライジング）」ことができたという。Steven M. Gillespie, Joseph P. McCleery, and Lindsay M. Oberman, "Spontaneous versus Deliberate Vicarious Representations: Different Routes to Empathy in Psychopathy and Autism," *Brain* 137 (2014): e272 (1–3), on 1. しかし、自閉症の人とサイコパスの人では「共感へのルート」に違いがあった。自閉症者は、「観察された個人が自分と社会的・情動的に関係がある場合、あるいはそのように明示的に指示された場合に、社会的・共感的活性化［つまり、社会的行動や情動の処理に関わる脳領域の活性化］を比較的そのまま示す」(2)。しかし、彼らは未知の個人と直面したときに活性化の低下を示した。一方サイコパス患者は、社会的状況下ではなく、情動的な刺激を扱うときにのみ自発的な活性化の低下を示した。彼らの「社会的な脳領域は自発的な条件でも意図的な条件でも活発だった」(2)。また、鏡は類似だけでなく反転を示すことも念頭に置く必要がある。

75　Di Pellegrino et al., "Understanding Motor Events," 176.

76　L. Fadiga et al., "Motor Facilitation during Action Observation: A Magnetic Stimulation Study," *Journal of Neurophysiology* 73, no. 6 (1995): 2608–11. これは、理学博士のグループとパルマの臨床神経学センターとの共同研究から生まれた。研究においては、研究者らは、人間の被験者の手の筋肉から、いわゆる運動誘発電位（MEP）を測定した。このMEPは、経頭蓋磁気刺激（TMS）を脳の運動野に同時に適用することで誘発された。そして、観察された行為と実行された行為の「相関」を探るために、同じ研究を追加で試行し、被験者が把持などの動作を実行している間に、最初の実験で探索した一連の筋肉の筋電活動を記録した。換言すれば、MEPで測定した脳活動と筋電図で測定した筋肉活動を比較した、すなわち観察と実行を比較したということである。その結果、筋電図実験ではMEPのパターンが「筋活動のパターンを反映」し、それが「非常に類似している」ことを発見した（2608、2609）。

77　G. Rizzolatti et al., "Localization of Grasp Representations in Humans by PET: 1. Observation versus Execution," *Experimental Brain Research* 111 (1996): 246–52.

78　ミラーニューロンが実際の記録に基づいてヒトで初めて記述されたのは、二〇一〇年、てんかん患者の手術のときだった。Roy Mukamel et al., "Single-Neuron Responses in Humans during Execution and Observation of Actions," *Current Biology* 20 (2010):

750–56.

79 Rizzolatti et al., "Localization of Grasp," 250.

80 Rizzolatti et al., "Localization of Grasp," 249, 250. 45野は、より一筋縄ではいかない状況で、細胞建築学的にはサルとヒトは似ている点があったが、機能的には両種の間で相同性があるかどうかは定かではなかった。

81 Rizzolatti et al., "Localization of Grasp," 250.

82 Rizzolatti et al., "Localization of Grasp," 250.

83 V. S. Ramachandran, "The Neurology of Self-Awareness: The Edge 10th Anniversary Essay," *Edge* (website), January 8, 2007, http://edge .org /3rd _culture /ramachandran07 / ramachandran07_index.html. See also V. S. Ramachandran, *The Tell-Tale Brain: A Neuroscientist' s Quest for What Makes Us Human* (New York: W. W. Norton, 2011).

84 V. S. Ramachandran, "Mirror Neurons and Imitation Learning as the Driving Force behind the Great Leap Forward in Human Evolution," *Edge* (website), May 31, 2000, https:// edge. org/conversation/mirror-neurons-and-imitation-learning-as-the-driving-force-behind-the-great-leap-forward-in-human-evolution/.

85 V. S. Ramachandran, "The Neurons That Shaped Civilization," TED talk, November 2009, https://www.ted.com/talks/vilayanur_ramachandran_the_neurons_that_shaped_civilization.

86 Ramachandran, «Mirror Neurons.»

87 Ramachandran, «Mirror Neurons.»

88 Ramachandran, "Neurology of Self-Awareness." Both arguments were also put forward in Ramachandran' s book *The Tell-Tale Brain*.

89 Iacoboni, Mirroring People, 202. リゾラッティは、ヒトの「次第に明瞭かつ複雑になるミラーニューロンシステム」について、同様の観点から論じた。Rizzolatti and Sinigaglia, *Mirrors in the Brain*, 192.

90 この理由から、それらは「アンチミラーニューロン」とも呼ばれている。Christian Keysers and Valeria Gazzola, "Social Neuroscience: Mirror Neurons Recorded in Humans," *Current Biology* 20 (2010): R353–R354.

91 Iacoboni, Mirroring People, 193.

92 Mukamel et al., "Single-Neuron Responses," 754.

93 Mukamel et al., «Single-Neuron Responses,» 754–55.

94 Giacomo Rizzolatti and Michael A. Arbib, "Language within Our Grasp," *Trends in Neurosciences* 21, no. 5 (1998): 188–94.

95 Rizzolatti and Arbib, "Language within Our Grasp," 190.

96 Rizzolatti and Arbib, "Language within Our Grasp," 190.

97 Rizzolatti and Arbib, "Language within Our Grasp," 191.

98 Rizzolatti and Arbib, "Language within Our Grasp," 193.

99 Rizzolatti and Arbib, "Language within Our Grasp," 193.

100 Maurizio Gentilucci et al., "Grasp with Hand and Mouth: A Kinematic Study on Healthy Subjects," *Journal of Neurophysiology* 86 (2001): 1685–99. 二〇〇三年、ジェンティルッチは、被験者が単に把持の動きを観察しているときにも同様の反応を示すことを発見した。Maurizio Gentilucci, "Grasp Observation Influences Speech Production," *European Journal of Neuroscience* 17 (2003): 179–84.

101 Rizzolatti and Arbib, "Language within Our Grasp," 193.

102 V. S. Ramachandran, "Phantom Limbs, Neglect Syndromes, Repressed Memories, and Freudian Psychology,"

International Review of Neurobiology 37 (1994): 291–333. ラマチャンドランの幻肢は、もちろんエドマンド・カーペンターの幻肢と共鳴する。電子メディアを人間の延長と見たマーシャル・マクルーハンは、身体イメージを空間に投影したラマチャンドランの幻肢の意味にさらに接近した。

103 V. S. Ramachandran and William Hirstein, "The Perception of Phantom Limbs: The D. O. Hebb Lecture," *Brain* 121 (1998): 1603–30, on 1604.

104 V. S. Ramachandran, «Phantom Limbs,» 317.

105 V. S. Ramachandran and Sandra Blakeslee, *Phantoms in the Brain: Probing the Mysteries of the Human Mind* (New York: Harper Perennial, 1998), 46.

106 Ramachandran, "Phantom Limbs," 302; Ramachandran and Hirstein, "Perception of Phantom Limbs," 1621.

107 V. S. Ramachandran and Diane Rogers-Ramachandran, "Synaesthesia in Phantom Limbs Induced with Mirrors, " *Proceedings of the Royal Society of London* B 263 (1996): 377–86, on 383.

108 V. S. Ramachandran et al., "Illusions of Body Image: What They Reveal about Human Nature," in *The Mind-Brain Continuum: Sensory Processes*, ed. Rodolfo Llinás and Patricia S. Churchland (Cambridge: MIT Press, 1996), 29–60, on 31.

109 Ramachandran and Rogers-Ramachandran, "Synaesthesia," 381.

110 V. S. Ramachandran and Diane Rogers-Ramachandran, "Sensations Referred to a Patient' s Phantom Arm from Another Subject' s Intact Arm: Perceptual Correlates of Mirror Neurons," *Medical Hypotheses* 70, no. 6 (2008): 1233–34, on 1233. 彼は二〇〇〇年のよく知られた記事で初めて、ミラーニューロンの働きを「VR仮想現実シミュレーション」と呼んだ。Ramachandran, "Mirror Neurons." 以下も参照。V. S. Ramachandran and David Brain, "Sensations Evoked in Patients with Amputation from Watching an Individual Whose Corresponding Intact Limb Is Being Touched," *Archives of Neurology* 66 (2009): 1281–84, on 1281.

111 V. S. Ramachandran and Eric L. Altschuler, "The Use of Visual Feedback, in Particular Mirror Visual Feedback, in Restoring Brain Function," *Brain* 132 (2009): 1693–710, on 1702.

112 Ramachandran and Altschuler, "Use of Visual Feedback," 1702.

113 "The 2011 Time 100," Time, April 21, 2011, http://content.time.com/time/specials/packages/completelist/0,29569,2066367,00.html.

114 たとえば Ramachandran and Blakeslee, *Phantoms in the Brain; Ramachandran, Tell-Tale Brain*; V. S. Ramachandran, *A Brief Tour of Human Consciousness: From Impostor Poodles to Purple Numbers* (New York: Pi, 2004), 1, 7–8; Ramachandran et al., "Illusions of Body Image" ; Ramachandran, "Phantom Limbs."

115 Ramachandran et al., "Illusions of Body Image," 29.

116 Ramachandran et al., "Illusions of Body Image," 30.

117 「神経精神分析」の批評については、Nima Bassiri, "Freud and the Matter of the Brain: On the Rearrangements of Neuropsychoanalysis," *Critical Inquiry* 40 (Autumn 2013): 1–26 を参照。

118 Ramachandran, "Phantom Limbs," 316.

119 Ramachandran et al., "Illusions of Body Image," 39.

120 Ramachandran et al., "Illusions of Body Image," 39–40.
121 V. S. Ramachandran and Paul D. McGeoch, "Occurrence of Phantom Genitalia after Gender Reassignment Surgery," *Medical Hypotheses* 69, no. 5 (2007): 1001–3. しかしラマチャンドランはこの本で，フロイトや精神分析には言及していない。おそらくフロイトの性転換，同性愛，両性愛に関する見解が複雑であるためだろう。
122 V. S. Ramachandran and Diane Rogers-Ramachandran, "It's All Done with Mirrors," *Scientific American Mind* 18, no. 4 (August/September 2007): 16–18, on 16.

おわりに

1 Katja Guenther, *Localization and Its Discontents: A Genealogy of Psychoanalysis and the Neuro Disciplines* (Chicago: University of Chicago Press, 2015).
2 たとえば Ian Hacking, *Representing and Intervening: Introductory Topics in the Philosophy of Natural Science* (Cambridge: Cambridge University Press, 1983) を参照。
3 これらの本は主に哲学的発展に焦点を当てているが，そのうちのいくつかは，科学にも章を割いている。Charles Taylor, *Sources of the Self: The Making of the Modern Identity* (Cambridge, MA: Harvard University Press, 1989); Jerrold Seigel, *The Idea of the Self: Thought and Experience in Western Europe since the Seventeenth Century* (Cambridge: Cambridge University Press, 2005); Gerald Izenberg, *Identity: The Necessity of a Modern Idea* (Philadelphia: University of Pennsylvania Press, 2016); George Makari, *Soul Machine: The Invention of the Modern Mind* (New York: Norton, 2015); Raymond Marin and John Baresi, *The Rise and Fall of Soul and Self: An Intellectual History of Personal Identity* (New York: Columbia University Press, 2006); Dror Wahman, *The Making of the Modern Self: Identity and Culture in Eighteenth-Century England* (New Haven, CT: Yale University Press, 2004). 心理学的言説に触れる自己の歴史については，特に Jan Goldstein, *The Post-revolutionary Self: Politics and Psyche in France, 1750–1850* (Cambridge, MA: Harvard University Press, 2008) および *Nikolas Rose: Inventing Our Selves: Psychology, Power, and Personhood* (Cambridge: Cambridge University Press, 1998) を参照。
4 Fernando Vidal and Francisco Ortega, *Being Brains: Making the Cerebral Subject* (New York: Fordham University Press, 2017).
5 脳死と脳の主体については，特に Margaret Lock, *Twice Dead: Organ Transplants and the Reinvention of Death* (Berkeley: University of California Press, 2002) を参照。
6 ロボトミーについては，Jack Pressman, *Last Resort: Psychosurgery and the Limits of Medicine* (Cambridge: Cambridge University Press, 1998); Mical Raz, *The Lobotomy Letters: The Making of American Psychosurgery* (Rochester, NY: University of Rochester Press, 2013); Joel Braslow, *Mental Ills and Bodily Cures: Psychiatric Treatment in the First Half of the Twentieth Century* (Berkeley: University of California Press, 1997) を参照。
7 "The Brain in a Vat," ed. Cathy Gere, special issue, *History and Philosophy of Science Part C: Studies in History and Philosophy of Biological and Biomedical Sciences* 35, no. 2 (2004), 特に以下を参照。Charlie Gere, "Brains-in-Vats, Giant Brains and World Brains: The Brain as a Metaphor in Digital Culture," 351–66. Fernando

Vidal, "Ectobrains in the Movies," in *The Fragment: An Incomplete History, ed. William Tornzo* (Los Angeles: Getty Research Institute, 2009): 193–211 も参照。

8　もちろん心身の問題はひとつではなく、むしろ意識と物質の関係についての一連の疑問であり、時代によって異なる表現がなされた。心と物質の関係についての哲学的な説明には以下のようなものがある。David M. Armstrong, *A Materialist Theory of the Mind* (London: Routledge and Kegan Paul, 1968); Daniel Dennett, *Consciousness Explained* (Boston: Little, Brown, 1991); Jerry Fodor, *The Mind Doesn't Work That Way: The Scope and Limits of Computational Psychology* (Cambridge, MA: MIT Press, 2000); Saul Kripke, *Naming and Necessity* (Oxford: Blackwell, 1980); Roger Penrose, *The Emperor's New Mind: Concerning Computers, Minds, and the Laws of Physics* (Oxford: Oxford University Press, 1990); Karl Popper and John Eccles, *The Self and Its Brain* (New York: Springer, 1977); Gilbert Ryle, *The Concept of Mind* (London: Hutchinson, 1949). 哲学的な心身問題のより広範な歴史については、Tim Crane and Sarah Patterson, *History of the Mind-Body Problem* (London: Routledge, 2000) を参照。また、二元論の問題を回避するために身体性認知を利用した哲学的な作品も参照のこと。たとえば Maurice Merleau-Ponty, *Phenomenology of Perception*, trans. C. Smith (1945; London: Routledge and Kegan Paul, 1962); Francisco Varela, *Evan Thompson, and Eleanor Rosch, The Embodied Mind: Cognitive Science and Human Experience* (Cambridge, MA: MIT Press, 1991); James J. Gibson, *The Ecological Approach to Visual Perception* (Boston: Houghton Mifflin, 1979); Alva Noë, *Action in Perception* (Cambridge, MA: MIT Press, 2004) など。心身問題の歴史性の言明については、Larry Sommer McGrath, *Making Spirit Matter: Neurology, Psychology, and Selfhood in Modern France* (Chicago: University of Chicago Press, 2020) および Joshua Bauchner, "The Lives of the Mind: Scientific Concept and Everyday Experience from Psychophysics to Psychoanalysis" (PhD diss., Princeton University, 2021) を参照。隠喩と現実の両方の透明性の歴史については、Stefanos Geroulanos, *Transparency in Postwar France: A Critical History of the Present* (Stanford, CA: Stanford University Press, 2017); Daniel Jütte, "Window Gazes and World Views: A Chapter in the Cultural History of Vision," *Critical Inquiry* 42 (2016): 611–46 を参照。

9　Cecilia Heyes and Caroline Catmur, "What Happened to Mirror Neurons?," *Perspectives on Psychological Science* 17, no. 1 (2022): 153–68.

10　René Zazzo, «La genèse de la conscience de soi (La reconnaissance de soi dans l'image du miroir),» in *Psychologie de la connaissance de soi, Symposium de l'association de psychologie scientifique de langue française* (Paris, 1973) (Paris: Presses universitaires de France, 1973), 145–213, on 146.

訳者あとがき

本書は *The Mirror and the Mind: A History of Self-Recognition in the Human Sciences* (Princeton University Press, 2022) の全訳である。著者カーチャ・グンターはプリンストン大学教授、近代医学史と精神科学を専門とする。ドイツ、フランス、イギリスの病院勤務を経て、神経科学の学位を取得、その後ハーバード大学科学史学科で博士号を取得している。

前著『局在化への不満——精神分析と神経学の系譜』（未邦訳）から一貫して、グンターは心と脳の科学を研究の中心に据え、人間の主観性について、また文化的・科学的規範の相互作用によって近代的な自己の観念がどのように構成されてきたかに焦点を当ててきた。その原点ともなるのが、大学院を修了した翌年、ワシントンD・Cの国会図書館でたまたま出会ったフロイトの未発表原稿、“Critical Introduction to Neuropathology”（「神経病理学批判序説」）だった。一九世紀後半の神経精神医学を鋭く批判したこの書物の編集と翻訳に携わったことにより、グンターはフロイトの精神分析を脳科学に対する批判として捉え直し、心の科学と脳の科学の関係を新しい方法で理解することへと導かれたという。

心と脳の科学の歴史をひもといてみると、そこには“Psy-”の学問（心理学、精神医学、精神分析など）と“Neuro-”の学問（神経学、脳神経外科、神経科学など）が、複雑かつ密接に関わりあいながら発展してきたことがわかる、とグンターはあるインタビューで語っている。[*] 本書『鏡のなかの自己』は、この両学問の歴史の中で、あるときは実際の道具として、またあるときは比喩として使用されてきた鏡に着目し、自己認知の問題を多方面から探求した、いわば一大ミラープロジェクトである。

一八世紀後半、人間と動物を分かつものとされていたのは言語だった。ところがダーウィンがこれに異議を唱えたのをきっかけに、それまで科学的道具でしかなかった鏡が、人間を他の動物と区別するための試みとして使用されるようになった。こうして、鏡像自己認知テスト《ミラーテスト》は、科学者が自己認知の問題を探究するための糸口として脚光を浴びるようになったのだ。その根底にあったのは、「人間とは何か？　人間を人間たらしめるものは何か？」という長年の疑問だった。つまりミラーテストは、人間と動物の境界をあいまいにしようとする傾向に対する防衛手段として発展していったのだ。

一九世紀後半以降、精神分析、精神医学、発達心理学、動物心理学、サイバネティクス、人類学、臨床心理学、神経科学といったさまざまな分野の研究者が鏡を利用し、鏡によって引き起こされる特異な行動を読み取ろうとしてきた。グンターは、ウォルターのロボット亀、アムステルダムとギャラップのマークテスト、ラカンの鏡像段階、ブルックの拒食症研究、ラマチャンドランの幻肢治療、リゾラッティのミラーニューロンなどを例に挙げ、鏡がなぜ幅広い研究者の心を魅了してきたのか、動物や赤ん坊など言語に頼ることのできない被験者の自己認知を判断するためにどのような改革が必要だったか、心の科学やさまざまな疾患の治療法の発展を鏡がどのように促してきたかを検証している。

ミラーテストの歴史を辿っていくうちに、私たちは、真実を語るものであると同時に錯覚を引き起こすものでもあるという、鏡が持つ二重の意味に気づかされる。本書ではこの二重性が、第一部の「自己同定」と第二部の「誤認」というふたつのパートに分けて分析されている。たとえばザゾは、「鏡像は錯視である」として、「鏡に映し出される姿の奇妙さと異質性を強調」した。またワロンは、「私たちが鏡を理解するのは、鏡像に自分自身を認知したときではなく、鏡に映る自己を現実のものではないと認知したとき」であるとし、同一化の問題に焦点を当ててきたそれまでの伝統から離れ、「誤認を前面に押し出し、鏡像と自己を切り離して考えた」。しかし鏡像が持つこうした二重の側面こそが、ミラーテストの幅広い再考につながった、とグンターはいう。鏡は「自己へのアクセスを提供」しているように見えるだけでなく、「介入する手段も提供」しているのだ、と。鏡が魅力的なのは、それが「現実的なものと想像的なもの、神経学的なものと心理的なもの、物質的なものと非物質的なものの間の、通り抜けることのできない、それでいて奇妙な透明の境界を作り出」すからであり、その境界の奇妙な空間に存在する、いわば「神経学的自己」あるいは「仮想化された脳」を理解するための手段として機能してきたからなのだ。

一方でグンターは、神経倫理学や神経経済学といった、"Neuro-"学問化した昨今の学問分野の台頭は、神経科学者が既存の思想体系を再定義することができるということを前提とした甚だしい楽観主義の証であるとの警鐘も鳴らしている。私たちは、神経科学の可能性を認識しつつ、同時にその限界もしっかりと認め、理解しなければならない。そのためには、自分自身を「脳の主体」とする現代の見方の背景となる歴史を理解し、その複雑さを認識することが必要なのである。その意味で本書は、"Psy-"学問と"Neuro-"学問に共通する遺産を見出し、現代の心身問題、心と脳の科学についての新しい考え方を私たちに提供してくれるといえるだろう。

結局のところ、本書で取りあげられているさまざまな実験は、人間の特異性を決定することにはならなかったし、「人間とは何か？　人間を人間たらしめるものは何か？」という長きにわたる疑問にも回答を与えてはいない。しかしその回答は永遠に得られないのかもしれないし、むしろ答えを出す必要もないのかもしれない。鏡が心身問題の理論や治療への新しいアプローチの発展に貢献してきたことは確かだし、グンターがいうように、これらの実験の失敗は既存の学問を見つめ直し、新たな歴史を形成する糧になるのだから。

最後に、本書の刊行にあたっては、青土社書籍編集部の篠原一平氏をはじめ、数多くの方々にお世話になった。難解な用語の解釈には苦労すること頻りであったが、書籍編集部の方々の助力のおかげでここまで辿り着くことができた。この場を借りて心より御礼申し上げたい。

二〇二三年六月

飯嶋貴子

*Katja Guenther, "Perspective on history of medicine," April 23, 2014. https://research.princeton.edu/news/katja-guenther-perspective-history-medicine.

索引

あ行

か行

さ行

な行

は行

わ行

【著者】カーチャ・グンター（Katja Guenther）
プリンストン大学教授（科学史）。著書に *Localization and Its Discontents*、*A Genealogy of Psychoanalysis and the Neuro Disciplines* がある。

【訳者】飯嶋貴子（いいじま・たかこ）
翻訳家。訳書にフレンドリー＋ウェイナー『データ視覚化の人類史』、アレキサンダー『世界を変えた10のトマト』（以上青土社）などがある。

鏡のなかの自己
ミラーテストと「自己認知」の歴史

著　者　カーチャ・グンター
訳　者　飯嶋貴子

2023年6月25日　第一刷印刷
2023年7月10日　第一刷発行

発行者　清水一人
発行所　青土社

〒101-0051　東京都千代田区神田神保町1-29　市瀬ビル
［電話］03-3291-9831（編集）　03-3294-7829（営業）
［振替］00190-7-192955

印刷・製本　シナノ印刷
装丁　大倉真一郎

ISBN978-4-7917-7565-1　Printed in Japan